呼吸专科护士
临床教学实践手册

主编 ▶

王丽芹　张俊红　张　燕　张晓琳　范泽云　邓　玲　李　谦

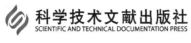
科学技术文献出版社
SCIENTIFIC AND TECHNICAL DOCUMENTATION PRESS

·北京·

图书在版编目（CIP）数据

呼吸专科护士临床教学实践手册 / 王丽芹等主编. —北京：科学技术文献出版社，2022. 8
（2025.2重印）
ISBN 978-7-5189-8918-8

Ⅰ.①呼… Ⅱ.①王… Ⅲ.①呼吸系统疾病—临床医学—手册 Ⅳ.① R56-62

中国版本图书馆 CIP 数据核字（2022）第 017400 号

呼吸专科护士临床教学实践手册

策划编辑：袁婴婴　责任编辑：帅莎莎　袁婴婴　责任校对：张吲哚　责任出版：张志平

出　版　者	科学技术文献出版社	
地　　　址	北京市复兴路15号　邮编　100038	
编　务　部	(010) 58882938，58882087（传真）	
发　行　部	(010) 58882868，58882870（传真）	
邮　购　部	(010) 58882873	
官方网址	www.stdp.com.cn	
发　行　者	科学技术文献出版社发行　全国各地新华书店经销	
印　刷　者	北京虎彩文化传播有限公司	
版　　　次	2022 年 8 月第 1 版　2025 年 2 月第 3 次印刷	
开　　　本	787×1092　1/16	
字　　　数	305 千	
印　　　张	21	
书　　　号	ISBN 978-7-5189-8918-8	
定　　　价	138.00元	

Editor information 编者信息

主　　编　王丽芹　张俊红　张　燕　张晓琳

范泽云　邓　玲　李　谦

副 主 编　惠亚楠　王羽飞　张亚倩　陈鹏卉

孟　萌　白　颖　高　岩

编　　者　（按姓氏拼音排序）

白　颖　柏　瑞　陈鹏卉　陈肖肖

邓　玲　范泽云　范真真　高　岩

谷红俊　郭　立　郭灵怡　韩　舒

惠亚楠　籍晟丽　贾彩彦　姜亚威

寇宝晶　李　静　李久香　李　谦

李　娅　李子琪　刘寒雪　刘庆娟

刘婷婷　刘亚楠　马晓靖　孟　萌

渠晓雯　石佳昕　苏天娇　陶如英

汪建永　王丽丽　王丽芹　王　琦

王绪玲　王亚君　王艺静　王羽飞

肖红弟　谢金凤　袁熹娜　张海楠

张　晗　张　娟　张俊红　张晓琳

张亚倩　张　燕　张赢予

王丽芹

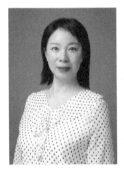

硕士学位，硕士研究生导师，中国人民解放军总医院第八医学中心呼吸与危重症医学部副主任护师。兼任中华医学会结核病学分会护理专业委员会副主任委员，中国研究型医院学会护理专业委员会常务理事，全军护理创新发展专家组委员，《中华护理杂志》《解放军护理杂志》《中华现代护理杂志》编委等。先后承担中华感染基金课题、军队保健课题等，获军队医疗成果 3 项，发表核心期刊论文 30 余篇，主编专著 40 余部，获批国家专利 50 余项。

张俊红

学士学位，副主任护师，中国人民解放军总医院第八医学中心呼吸与危重症医学部护士长。兼任北京护理学会老年护理专业委员会委员，中国人民解放军总医院胸肺物理治疗护理专项组副组长。从事临床护理工作 30 余年，具有丰富的呼吸危重症护理及临床教学管理经验。以第一作者发表核心期刊论文 23 篇，被 SCI 收录 1 篇，主编专著 7 部，获得国家发明专利 2 项，国家实用新型专利 10 项，获军队医疗成果"三等奖" 3 项。

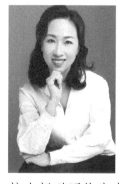

张燕

护理学学士学位，教育学硕士学位，中国人民解放军总医院第八医学中心护理部主任。兼任第十一届护理信息管理专业委员会委员，中国医药教育协会护理专业委员会委员。多年来从事院校教学和护理管理、护理人力资源管理等工作，曾2次参加国庆阅兵、野战医疗所、抗击新型冠状病毒肺炎疫情等军地大项活动，2019年被联勤保障部队表彰为"正规化建设先进个人"，先后荣立"二等功"1次、"三等功"2次等。参编专著7部，其中教材类2部，发表论文10余篇，参与完成课题2项，2020年承担国家科技部重点研发计划子课题1项，2021年承担联勤保障部队"十四五"规划建设项目1项。

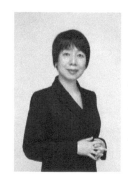

张晓琳

硕士学位，副主任护师，中国人民解放军总医院第八医学中心重症医学科护士长。兼任全军重症医学专业委员会重症学组委员，全军医院感染专业委员会重症监护室感染防控学组成员。从事重症护理工作22年，其中担任护士长13年，具有丰富的危重症护理及临床教学管理经验。发表核心期刊论文10余篇，获批国家实用新型专利9项，主编、参编专著5部，获军队科技进步奖"二等奖"1项。

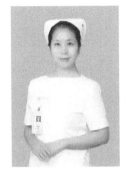

范泽云

　　本科，学士学位，主管护师，中国人民解放军总医院第八医学中心呼吸与危重症医学部一病区护士长。兼任中国康复医学会康复护理专业委员会委员。从事呼吸护理工作 20 年，其中担任呼吸科监护室负责人 4 年余。在临床护理、肺康复锻炼、护理管理、危重患者抢救等方面具有丰富的经验。带领科室护士成立呼吸康复门诊，从患者评估、运动锻炼、营养干预到社会心理支持等方面加强科室肺康复学科的建设。先后获三等功、总院优秀护士长等荣誉，获批国家实用新型专利 4 项，发表核心期刊论文 10 余篇，参编专著 5 部。

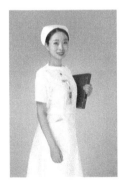

邓玲

　　护理学学士学位，主管护师，毕业于西南医科大学护理系，中国人民解放军总医院第八医学中心干部诊疗科护士长。从事老年护理、干部保健、护理教学及护理管理工作，是北京护理学会老年专科护士临床教学基地和中华护理学会呼吸专科护士临床教学基地带教老师，以及老年健康照护培训师、临床医务礼仪培训师。多次参加临床教学授课比赛，曾获医院"教学先进个人"奖，2019 年中华护理学会全国康复护理优质案例大赛"三等奖"等荣誉称号。发表论文 5 篇，参编专著 4 部，获批国家实用新型专利 3 项。

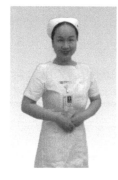

李谦

护理学硕士，主管护师，毕业于中国人民解放军医学院，中国人民解放军总医院第八医学中心呼吸与危重症医学部二病区护士长。从事临床呼吸感染、呼吸危重症护理工作多年，先后主持中国人民解放军总医院院级课题2项，参编专著4部，以第一作者或通讯作者发表论文9篇，获批国家实用新型专利2项。

近年来，临床工作者对呼吸系统疾病的病因和发病机制的认识有了很大的提高，诊断技术也在进一步精确和简化，治疗方法更加多样化，知识也在不断更新。在护理领域，为了紧跟医疗发展的脚步，临床上对呼吸专科护士的专科理论和技能水平的要求越来越高，患者对其需求量也日益增加，但目前针对如何系统培训呼吸专科护士的教学用书还相对匮乏。为了帮助各临床教学基地优质、高效地培养呼吸专科护士，中国人民解放军总医院部分有着丰富带教经验的呼吸专科护理才俊编写了这本《呼吸专科护士临床教学实践手册》。

该书内容具有实用性、权威性和先进性，在详尽的文字描述基础上，配有大量的照片和流程图，是培养呼吸专科护士的教学指导用书。相信此书的出版不仅能够提高呼吸专科护士的培养质量，还能够帮助现有呼吸专科护士更新专科护理知识、提升专科护理水平。该书是中国人民解放军总医院呼吸与危重症医学部培养呼吸专科护士的理论、实践和经验的全面总结，凝聚着这支优秀护理教学团队的智慧和汗水。我们在祝贺该书出版的同时，更要感谢她们的辛勤努力和耕耘！

中国人民解放军总医院呼吸与危重症医学部主任

解立新

Preface 前言

近年来，呼吸内科医疗技术飞速发展，医疗护理技术不断更新，呼吸专科护士的工作要求和内涵也在随之相应地提高和完善。在培养呼吸专科护士时，教师应在充分掌握临床带教理论的基础上，根据不同的学习要点采取恰当的教学模式和方法，同时要求学生加强临床操作实践，并对其严格考核，从而保障专科护士的教学质量。

本书对呼吸专科护士的临床教学实践进行了系统的介绍，共四章，第一章为总论，阐述了呼吸专科护士教学基地的管理制度、临床教学模式、临床常用教学方法；第二章结合实例讲述了各种教学模式在呼吸系统疾病中的临床应用；第三章讲解了四十余种常见呼吸专科护理技术操作流程和考核标准，并对教学进行了总结和分析；第四章全面介绍了肺康复相关技术，并给出了清晰的操作流程图。本书具有以下特点：①以充分学习临床教学模式和方法为基础，保证了临床教学的规范性和系统性。②将各种教学方法巧妙地运用到各种呼吸系统疾病的教学中，使教学新颖独特，也更利于学生掌握。③护理技术均以操作流程图的形式展示，每项操作都附有相应的考核标准，便于教学实施和验收。④突出了对肺康复相关理论和技能的培训，有助于提升专科护理水平。本书针对呼吸专科护士临床教学实践进行了细致设计，结构合理，内容丰富，重点突出，便于临床开展呼吸专科护士的培训和考核。

　　本书编者均为中国人民解放军总医院呼吸与危重症医学部有丰富呼吸专科护士带教经验的护理教员，并拥有多年的带教经验，本书在广泛查阅国内外相关资料的基础上，总结出了最贴近现今临床需求的呼吸专科护士培养方法和内容。本书不仅适合各大教学基地作为培养呼吸专科护士的教学指导用书，也适用于已取得呼吸专科护士证书的护士进一步完善和提升自己的专科护理水平。限于编者知识面和写作水平，书中错误和疏漏之处在所难免，恳请广大读者批评指正。

Contents 目录

第四章　肺康复技术

第一章 总 论

第一节 教学基地管理制度

一、教学基地日常管理制度

（1）专科护士临床实践期间接受护理学会及医院的双重管理，在医院期间由护理部和教学基地履行相关职责。

1）护理部职责：负责对临床基地进行统筹管理，制定临床教学基地相关管理规定；接受护理学会专科护士临床实习任务，规范并审核各基地的带教流程、课程设置、带教计划，负责基地带教师资的认证管理，制定相关规章制度；负责定期对基地的教学管理工作及教学质量进行督导，发现问题及时反馈和改进。

2）教学基地职责：严格执行护理学会及医院对教学基地的要求；结合学会专科实习的要求，制订详细的课程内容和带教计划；带教老师应按照学会教学计划的要求完成基地学员的带教任务，监督管理学员实习期间的表现，定期与学员、学会沟通，按要求填写学员实习手册，及时对学员进行评价；实习结束后，征集专科护士对教学基地及带教老师的意见和建议，并根据学员提出的问题进行持续改进。

（2）教学基地成立领导小组，下设办公室，由医院领导分管培训工作，配备专门人员负责培训管理工作。领导小组包括院长、副院长、护理部主任；下设督导组和教学组。督导组组长为护理部主任，组员为护理部科训助理员。教学组组长为教学基地负责人，教学组下设总带教老师和教学基地科室护士长及带教老师。教学组负责教学计划的制订、实施，对学员的评估，征求临床实践专科护士的意见，做好教学质量持续改进等。督导组负责督导教学计划是否落实、教学质量是否优质、学员反馈是否良好等工作。

（3）教学基地有健全的规章制度，包括质量控制、技术管理、学术管理、人员管理、师资管理、训练与考核、新技术准入等管理制度。

（4）教学基地经费的使用采用逐级审批程序。专项经费严格遵守相关财经制度，专款专用。

二、教学基地教学管理制度

（1）教学基地在学会的监督指导下招收学员，严格管理，保证教学质量。

（2）教学基地指导老师要求具有本科以上学历、中级及以上专业技术职务；指导老师的临床工作能力和教学工作能力符合教学基地标准的要求。

（3）保证医疗条件能够达到教学基地标准要求。科室业务范围全面，收治的疾病种类基本覆盖常见呼吸专科疾病种类，开展的诊疗、护理活动能够满足教学需求。

（4）教学基地领导小组对教材、课程设置、教学计划、教学评价等进行审核，确保教学过程质量得到保证。

（5）教学基地领导小组负责对临床实践的专科护士的考核进行监督，并负责向学会进行工作汇报。

三、教学基地技术管理制度

（1）教学基地领导小组严格制定各项技术的操作规范并监督执行。

（2）对新技术按照新技术准入制度管理，并对新技术的使用情况进行登记记录，定期组织检查、考核和评价。

（3）积极开展新技术的研发工作，并对研发工作给予大力支持。

（4）定期组织教学基地教师外出学习和技术交流。

（5）定期对教学基地带教人员进行检查，鼓励技术创新。

四、教学基地教师管理制度

（一）聘任条件

（1）热爱临床护理教育，积极承担教学任务。吃苦耐劳，富于自我牺牲精神，有高度的责任感。关心学员身体健康，尊重信任学员，严格要求学员。

（2）具有广博坚实的临床医学理论基础和护理专业知识，丰富的临床经验，较高的学术造诣和深厚的专业功底，学风端正。

（3）具有良好的组织能力、语言表达能力和沟通能力。

（4）具有一定研究能力，在教学实践中不断总结经验，积极探索教学新途径、新方法。

（5）教学老师通过医院的聘任考核，认真完成临床实践的专科护士带教任务。

（6）通过各级教师的岗前培训、有教学论文发表、近三年被评为优秀临床教师者优先聘任。

（二）岗位职责

（1）认真执行教学基地各项制度。

（2）按时按标准完成各项教学任务。

（3）每年至少撰写1篇临床护理教学论文。

（4）执行每年的教学计划、教学方案与实施细则，创新教学方法，提高教学质量。

（5）参加师资培训相关的教学科研活动。

（三）聘任管理

（1）本人自愿申请，由医院进行考核，教研室进行评审。

（2）教学老师每2年进行一次资格认定工作。

（3）对违反规定者（如泄露试题、弄虚作假等违背教师职业道德者）取消资格，并进行通报。

（4）对教学基地办公室考核不合格者，取消教学资格。

五、教学基地科研管理制度

（1）教学基地定期举行学术讨论会，讨论重点为近段时间专科护理研究工作情况。

（2）定期组织教学基地专科护士外出学习和学术交流。

（3）鼓励所有人员发表专科护理的学术论文。

（4）按教学基地人员级别制定各级人员的学术要求和标准，建立基地专科护理学术奖惩制度，推动专科护理学术的发展。

（5）对于学术成绩突出者，给予表彰。

六、教学基地学员管理制度

（1）临床实践的专科护士纪律要求：须遵守医院规章制度，按具体实习大纲要求，认真完成临床实践。

（2）严格遵守考勤纪律，如遇特殊原因需离岗，须提前向教学基地科室护士长请假，基地负责人审批，并在医院护理部和护理学会备案。因公请假：由学员所在工作单位出示公函。因病请假：须提交诊断证明书并加盖本人工作单位护理部公章，原则上事假不予批准。请假累计超过 3 日（含）者，需在临床实践结束后补充实践时间。违反请假制度按旷工处理。

（3）着装整洁，仪表大方，态度和蔼，时刻注意自身言行举止。

（4）讲文明、懂礼貌，尊敬带教老师、医护人员及医院领导，尊重患者。

（5）实习评价等级分为优、良、合格、不合格，实习期间无故缺勤超过 2 日（含）者，不得评"优"。

（6）出现下列情况之一，不能获得专科护士资格证书。

1）临床实践期间发生护理纠纷和事故。

2）严重违反临床基地医院的各项规章制度。

3）临床实践期间出现旷工行为。

第二节 临床教学模式概述

一、临床教学的发展概述

国外学者 Schweery 将临床教学（clinical teaching）定义为：为学生提供把基础理论知识转移到以患者为中心的高质量护理所必需的不同的智力技能和精神运动技能的媒介。根据临床教学的界定，临床护理教学则是帮助护理学生将课堂上所学到的专业知识和技术运用到临床护理实践中，使之获得应有的专业技能、态度和行为的教学组织形式。由于护理实践范围的扩大，现代临床教学的场所不仅包括医院，也包括家庭、社区各类医疗卫生预防保健康复机构。

二、临床教学的目标

临床教学的目标包括三个领域，即知识、技能及态度。

（一）知识目标

知识目标包括两个方面，即关于具体事实、信息知识的目标，以及关于如何将理论知识运用于实践的目标。后者包括问题解决、评判性思维和临床决策等高层次认知技能。

（1）基本理论知识：临床实践的专科护士在校已经学习了各学科的理论知识，为临床实践奠定了一定的理论基础。在实习中，专科护士将这些知识运用于实践，并在实践中验证和巩固这些知识。同时，在临床学习中专科护士还接触到大量的书本上没有的知识，如各专科治疗和护理的新理论、新概念、新方法等，通过临床实习，专科护士可以充实或更新自己的知识体系、知识领域。目标陈述举例：能将奥瑞姆（Orem）的自护学说应用于对老年肺炎患者自护能力的评估中。

（2）高层次认知技能：①解决问题：临床学习活动给专科护士提供了大量有待解决的真实问题，获得解决这些临床问题的能力是临床教学的一个重要目标，但临床问题常常需要新的推理方法和策略来解决，因此，临床教学活动应将专科护士置于真实问题的情境中，并采用相应的教学方法。解决问题的能力目标陈述举例：临床实践的专科护士能识别支气管哮喘患者现存的和潜在的护理问题。②评判性思维：培养临床实践的专科护士评判性思维是护理教育的一个重要目标。评判性思维是态度、知识和技能结合的产物，它包含了个体以开放的心态、自信、成熟和探究的态度对真相的寻求和系统的分析。评判性思维也是个体做出正确临床决策的重要能力。有效的临床教学活动为专科护士提供了观察、参与和评价护患活动效果的机会，从而发展了专科护士在护理专业领域的评判性思维能力。评判性思维的教学目标举例：能提出减轻肺癌患者疼痛的多种护理措施，并判断出每种措施的可能效果。③临床决策：护理专业实践需要护士做出有关患者、护理人员，以及临床环境等的决策。临床决策制定过程包括收集、分析、权衡及判断资料的价值，以便在若干可行的方案中选出最佳的一种。这种选择是一个理性的决定。临床教学应促使实践的专科护士参与到制定真实决策的过程中来，以促使该教学目标的顺利实现。决策制定目标陈述举例：能选择一种减轻肺癌患者疼痛的最佳方法，并描述其理由。

（二）技能目标

护士除了应具备丰富、扎实的护理专业理论知识之外，还要具备熟练的护理操作技能、护患沟通能力和组织管理能力。

（1）护理操作技能：护理操作技能包括基础护理操作技能和专科护理操作技能。护理操作技能的学习需要不断的练习和反馈，以便使操作更准确、更娴熟，直到达到预期的目标。因此，临床教学应为专科护士提供大量的实践机会并给予及时有效的反馈。对于某些涉及服务对象，甚至对服务对象有侵害性的操作，如气管切开患者的吸痰，专科护士必须在示教室内经过反复训练达到教师认为熟练的标准之后方可用于服务对象。操作技能目标陈述举例：能按操作规程成功实施气管切开患者的吸痰。

（2）护患沟通能力：专科护士在临床实习期间，需要与很多人发生联系，但最主要的是护患关系，因此，护理实践的整个过程旨在帮助专科护士形成良好的护患沟通能力，要提供机会让专科护士与患者沟通交流，学会建立起治疗性关系。护患沟通能力的目标举例：在与服务对象的沟通中，能展示恰当的沟通技巧。

（3）组织管理能力：在临床实践中，护士每天要面对大量的护理工作任务并要在一定的时间内完成。要将这些任务排好顺序并井井有条地完成任务，需要具备一定的组织管理能力。因此，在临床护理教学中，必须注重专科护士组织管理能力的培养，以使他们在未来复杂的环境中有效地、称职地完成护理管理、教学等工作。管理能力目标陈述举例：能在教师的指导下有效地承担慢性阻塞性肺疾病（chronic obstructive pulmonary disease, COPD）患者个案管理者的职责。

（三）态度目标

态度目标包含了形成专业信念、价值观、人道主义和专业伦理道德，并体现在专业行为中。专科护士在工作和学习的过程中，已初步形成了关于护理专业、护士角色等的理解和价值取向。进入临床实习阶段，专科护士有机会对此进行检验，并修正、巩固、发展更明确、坚定的信念和积极的专业价值观。临床教学应为专科护士提供专业的角色榜样，以促使专科护士形成正确的态度和价值观念。态度学习目标陈述举例：能自觉地维护患者个人隐私。

三、临床护理教学环境

临床护理教学环境是指组成临床教学的场所和人员，是影响临床教与学的各种因素。它由人文环境和自然环境两部分组成。

（一）人文环境

临床护理教学的人文环境包括临床护理人员、临床护理教师、临床基地其他专业人员、护理服务对象，以及由以上人员组成的人际关系、护理类型等。临床各种人员的态度、言行等都对专科护士产生直接或间接的影响，进而影响临床教学的效果。

（1）临床护理人员：临床护理人员是临床学习环境最主要的因素。他们不仅控制和管理着这一实践场所，而且是护理实践的角色榜样。病房护士长的领导方式及性格特征等直接影响学习环境的有效性。良好的临床护理人员的特征将有利于专科护士的临床学习。这些特征包括：①以人道主义态度对待专科护士；临床护理人员对专科护士热情友好，宽容和蔼，关心体贴，支持和帮助等人道主义态度可以促进专科护士自尊、自信的发展。②小组团队精神：临床护理人员是一个工作小组，他们之间相互支持及相互合作的良好氛围有助于专科护士发展集体主义精神，从而促进学习。③专业的临床实践能力：由于"角色榜样"的作用，护理人员自身的实践能力和工作质量将直接影响专科护士的学习。因此，临床护理人员的这种能力是专科护士临床学习环境中必不可少的条件。④利于教学的管理方式：在整个组织结构中，教学应占有一定的位置，并且临床所进行的护理实践应该与专科护士在培训时所接受的教育保持一致。⑤教学意识：临床护理人员作为学习环境的一个重要方面，应愿意用各种方法进行教学，并尽可能为专科护士提供各种学习机会，如鼓励她们提问，参加医疗查房、护理查房，执行各种护理操作，以及观察学习新的技术操作过程等。⑥学习氛围：临床护理人员互相学习，积极钻研业务知识，努力提高专业技术水平，有助于建立良好的学习气氛，从而促进临床实践的专科护士积极主动的学习。

（2）临床护理教师：一个好的临床护理教师对于临床学习环境起着举足轻重的作用。临床护理教师与专科护士密切接触，其言行举止、思想风貌、专业水平、工作态度等都会对专科护士产生潜移默化的作用。临床教师的教学水平、责任感、与专科护士的关系等也会直接影响教学效果。

（3）临床基地其他专业人员：专科护士实践场所中的其他专业人员（如医生、理疗师、营养师等）对临床实践中的呼吸专科护士的态度，以及他们自身的实践能力及教学意识等同样影响专科护士的学习。因此他们也需要了解临床教学的意义，并认识到自己是专科护士学习的一个重要资源，从而尽可能地为专科护士提供各种学习机会，如医疗查房、观察新技术和新操作等。

（4）临床实践的呼吸专科护士：实践的专科护士也是临床学习环境的重要组成部分。专科护士身心方面的准备是临床学习的重要因素。一般来说，专科护士进入临床时都会有一种焦虑感。过分焦虑会妨碍专科护士的学习。因此，专科护士要做好充分的心理准备。临床教学基地也应采取措施减轻专科护士的焦虑，如在专科护士进院的第一天安排实习导向活动、讲解教学计划、介绍带教老师等。

（5）护理服务对象及服务场所：护理对象的许多特征可以对学习环境产生很大影响，如病种、病区的"情感气氛"、护理对象的性格特点、是否与医护人员合作等。例如，在呼吸监护室实习的专科护士，在增加专科护士工作兴奋性的同时，也会使这些还没有足够信心来完成技术操作的专科护士感到有压力。

（6）护理类型：临床护理分工方式同样影响专科护士临床学习的效果。在实施功能制护理的病区里，专科护士组织机构培训了如何完成任务，但失去了系统地照顾患者的机会。在实行责任制护理的病区，专科护士可以应用护理程序对患者进行护理，这样既可以帮助他们学习整体护理患者的方法，又可以发展他们分析问题、解决问题的能力。同时，专科护士还获得了承担责任、做出决策的机会。

（7）教育机会及教育资源：教育机会及教育资源的多少也会影响临床实践的专科护士学习。所有临床工作人员都应该尽可能地为专科护士的临床实习提供学习机会。教育机会包括：制订一些正式的学习计划如专题教学讨论、临床专家讲座，为专科护士提供临床疾病指南、网上资源、病例记录等供专科护士自己阅读。教育资源包括人力资源和物质资源。人力资源指临床护理教师和临床护理人员。临床教师或护理人员的短缺会直接影响专科护士临床实践中获得指导和教育的质量。因为人员缺乏时，不但不能保证教师指导的时间，专科护士还可能被要求学习时参与一些非护理专业的工作。必要时临床教学老师进行专职带教。

（二）自然环境

临床教学的自然环境主要指对专科护士的临床学习产生直接影响的各种自然因素，它包括医院的地理位置、医院的性质和规模、医院的物理环境等因素。

（1）医院的地理位置：如所处的地区地段、交通情况、离学校和专科护士宿舍的距离、医院周围的环境、安全性等都是构成自然环境的因素。它们会对专科护士的学习产生一定的影响。

（2）医院的性质和规模：医院的性质和规模影响着专科护士学习对象的种类及数量，因而也是临床学习环境中的重要组成部分。

（3）医院的物理环境：包括医院的环境、设施、设备等。室内清洁、光线适宜、温湿度合适、无特殊气味、噪声得到有效控制等是保障患者休养和专科护士学习的重要条件。医院的设施和设备先进齐全，可为专科护士提供更多的见习和实践的机会。

四、专科护士临床护理教学的形式

临床实习（clinical practice），是指全部课堂教学完成后，集中时间对专科护士进行临床综合训练的一种教学形式。临床实习是护理教学过程中重要的教学阶段，是继续完成和达到教学计划所规定的培养目标的最后阶段，是整个专业教学计划的重要组成部分。安排专科护士直接到医院科室担任护士工作，巩固强化理论课所学知识和技能，培养专科护士良好的职业道德和行为，是检验教学质量的手段。

组织临床实习的主要环节如下。

（1）全面认识临床实习的目的：临床实习的主要目的是通过临床实习，使专科护士将所学的理论知识和技能，正确地运用于护理实践，从而巩固和充实理论知识以进一步获得和掌握护理专业的各种技能，培养科学思维能力、优良的工作作风和职业道德，为毕业后独立从事护理临床、教学管理等打下良好的基础。

（2）联系安排好实习场所：建立实习基地（医院），取得专科护士实习基地（医院）的支持是搞好实习的重要条件。因此，一般应选择具有一定资质和带教能力的综合性或专科性医院作为实习基地。

（3）制订实习计划和大纲：根据教学计划，首先应编写相应的实习大纲、实习讲义并制定实习管理制度。在此基础上，护理学会教师与实习基地的临床教师共同制订完整的、切实可行的实习计划。实习计划包括：目的要求、起止时间、实习科目、轮转安排、带教师资、实习内容、实习形式和方法、实习考核和评定方式等。

（4）加强临床实习的指导和组织工作指导：组织工作是完成实习任务的关键。每个实习基地（医院）都必须在教学基地的负责人领导下，组织科室护士长成立该教学基地的实习指导小组。每个实习科室均应有1名专门负责实习带教的临床教师，执行和落实实习计划，做出具体的实习安排，保证实习计划的实施质量和实习任务的完成。专科护士进入临床实习后，护理学会教师应经常与实习基地保持联系，定期到各实习点了解专科护士实习情况，及时与实习基地有关部门沟通，并协助解决专科护士在实习中发生的问题。

五、临床教学中的伦理与法律问题

临床教学是在一个复杂的社会情景中进行的。临床教师、临床实践中的专科护士、医护人员，以及患者等均有其各自的角色、权利和职责，但他们之间又是相互矛盾的。这些矛盾有可能导致伦理、法律方面的问题。应注意预防并妥善处理这些问题，以保证临床教学的安全和高质量。

（一）临床教学中的伦理问题

随着社会的变迁、科技的发展、价值观的不同，以及护理学科逐渐向专业化、人性化及整体化演变，伦理的问题由简单变得更为复杂。临床教与学的过程中所涉及的伦理问题主要有以下方面。

（1）临床实践教学中的问题：绝大部分临床护理教学活动都发生在有患者存在的场所，护理教育场所不仅包括传统的医疗机构，如医院、康复中心等，还包括家庭、社区及学校等场所。护理人员的首要职责是为患者提供护理服务，而专科护士的身份是学习者。在护理服务机构中的多数患者期望得到高质量的服务，而提供给专科护士学习的机会则被置于次要的地位。另外，作为带教教师的护士可能需要花费大量的时间和精力来指导专科护士，如对专科护士进行提问、讲解、示范操作等。这些教学活动也占去了他们对患者直接进行护理的时间和精力，干扰了其护理工作的顺利进行。但是由于专业的特点，专科护士必须在真实的临床环境中学习，才能达到教学目标。因此，教师在计划教学活动时，必须充分考虑专科护士、患者、工作人员的权利和需求。临床教师有责任使各方人员都清楚了解学习目标并保证学习活动不影响护理质量。临床教师应保证专科护士对实习做好充分的准备，具有一定的技术操作基础，并保证其进行操作时自己在场观察指导。

（2）师生关系：①尊重他人：在临床教学中，师生双方应当相互信任和尊重，临床教师应该首先表达对专科护士的信任和尊重，主动建立信任关系。同时，临床教师应有意识指导专科护士确立尊重患者的伦理价值观，使自己的护理行为始终符合护理伦理准则。②公平与公正：临床教师应为实习专科护士提供同样的学习机会，并用同一标准对不同专科护士进行评价。应避免与某些专科护士建立某种特殊社交关系，以致其他专科护士感觉不公平。教师与实习中专科护士的关系应该是同事性的、协作性的，而不能过分地私人化和社交化。③临床实践中专科护士的合理评价：专科护士在不同科室实习的过程中，要接受不同教师的指导，教师彼此之间交流专科护士的实习情况有助于持续了解专科护士的学习需要、学习特点并为其设计相应的教学方法。但在介绍专科护士的情况时，教师应侧重对专科护士实习表现实际情况的描述，而不应对专科护士的智力等进行评判，如某护士很聪明或某护士反应很迟钝等。④教学质量达标：将"有益性"的伦理准则运用到教学中，则专科护士享有由称职、负责及知识渊博的教师带教的权利。丰富的知识和娴熟的技能对一个临床教师来说是必需的。此外还必须能够称职地促进、帮助专科护士在临床的学习，包括设计学习活动、帮助专科护士将知识运用到实践、培养专科护士的独立性、提问并回答专科护士的问题、评价专科护士的表现、与专科护士有效沟通等。⑤学术不端行为：学术方面的不端行为也同样发生在临床教学中。如专科护士临床实践时抄袭同学作业，写论文时借用了他人的观点而不注明出处临床教师应严肃对待专科护士的学术不端行为，因为这些行为会对患者、学习者、师生关系及护理学会产生危害。临床教师可以采取多种方法来控制学术不诚实行为。首先教师应成为专科护士学术诚实的角色榜样。教师应认可在学习过程中出现错误是正常的事，并创造允许专科护士在安全环境中出现错误的气氛。但应让专科护士意识到，教师不允许他们出现损害患者的行为。每个院校和实习基地都应该制定学术不端行为条例，以及对这些行为进行惩罚的具体条例或规定，以此为准绳，反复向专科护士强调。

（二）临床教学中的法律问题

临床带教教师不仅自己应有很强的法律意识，还应教育专科护士明确自己的合法身份，了解患者的基本权利和在实际工作中与法律有关的潜在性问题，并采取一定的防范措施。

（1）专科护士临床实践时的权利：专科护士在临床实习中的权利表现在下列几方面：①知晓实习的安排：专科护士有权利知道实习过程的安排，有权利得到教师的引导以完成实习任务。教师应该向专科护士解释实习单位的政策、实习轮转的程序、临床教学方法及评价方法。②良好的学习环境：实习单位应为专科护士提供具有充分学习机会的环境，提供有助于专科护士达到实习目标的经历，提供必要的学习材料与学习活动。对于实习环境未提供的内容，则不应对专科护士进行这方面的评价。③有合格的带教教师：合格的教师有两个标准，具有在带教领域中丰富的专业知识和熟练的技能，有胜任临床教学的能力，有良好的师德。④有权询问评价结果：临床教师对专科护士的评价难免带有主观色彩，专科护士为确保自己得到相对客观的评价，有权询问临床评价的结果及依据，但同时专科护士应尊重教师对他们做出的专业性的评价。

（2）临床实践中专科护士的法律身份及法律责任：《中华人民共和国护士管理办法》第19条规定：护理专业在校或毕业生进行专业实习，必须按照卫生部的有关规定在护士的指导下进行。这里就明确指出了专科护士临床实践时的法律身份，即在带教教师的严格指导下认真执行操作规程。但是，专科护士对与实习中未曾学习过的技能或认为尚不成熟的技能，如果教师要他去执行，则专科护士有权拒绝。如果专科护士临床实践时导致了差错或事故，教师将要承担部分法律责任。

（3）带教教师应保持对学生适度的指导和监督：指导和监督的程度取决于带教教师对专科护士能力、悟性的了解及操作的水平。因为过分的监督会增加专科护士实习的压力，或者产生教师不信任自己的感觉，从而使师生关系紧张；监督不够，则容易导致发生差错事故的机会增加。临床护理教师和专科护士应了解患者的基本权利，如患者的知情同意权、患者的隐私权等，以避免在提供护理服务时侵犯患者的权利，从而引发一些不必要的医疗纠纷。

（4）潜在性的法律问题：每名临床实践中的专科护士不仅应该了解国家有关医疗护理法律的条文，而且应明确自己在实习工作中与法律有关的潜在性问题，如实习专科护士不具有单独执行医嘱、单独书写护理记录的权利，在教师指导下书写的护理记录应由教师签名等。

（5）临床实践的专科护士发生护理差错事故的预防与处理：专科护士临床见习发生差错的主要原因是未认真执行三查七对、理论知识不扎实、带教老师带教不严等。因此，应对带教教师和专科护士分别进行法律法规的教育。

六、临床教学的评价

（一）教学评价概念

教学评价是以教学目标为依据，运用可操作的科学手段，通过系统地收集有关教学的信息，依据一定的标准对教学活动的过程和结果做出价值判断的过程，从而为被评价者的自我完善和有关部门的科学决策提供依据。

（二）护理教学评价

护理教学评价是从设置护理教学目标入手，并以护理教学目标为依据对教学过程和教学效果进行价值的判断，其目的是保证最大限度地实现护理教学目标，提高护理教学质量，以及对培养对象做出某种资格证明。一般包括对教师授课能力及效果的评价、学生学习能力及效果的评价，对教学安排、教学方法改进，以及组织机构运行等考核评定等。在护理教学评价过程中，可通过考试、问卷调查等测量方式获得一定的量性资料，如临床实践的专科护士课程考试成绩、临床实习结束时考核技能成绩、护理学教师授课评分等，也可通过座谈、实地考察等多种途径来全面收集被评价者相关的非量化的质性信息资料，如临床实践的专科护士课外学习情况和临床学习表现、临床实践计划的制订和落实、教学计划实施反馈意见等。在此基础上，评价者依据一定的评价标准或者评估指标体系，对评价对象是否达到护理教学目标做出价值判断，如不合格、合格、良好、优秀等，必要时总结经验教训，剖析原因和症结，提出可行有效的整改和补救措施等，以此促进教学质量的提高。

（三）教学评价的分类

按评价的目的、作用和实践分类可分为诊断性评价、形成性评价、总结性评价。

（1）诊断性评价又称准备性评价，是护理教学活动开始之前进行的评价。

它主要是对教学背景及学生各方面的情况做出评价，并据此进行教学设计。此类评价可以在新的学习阶段开始前进行，其目的在于了解学生是否具有新的教学目标所必需的知识和能力水平，把不同程度的学生分置在最有益的教学序列中，以利于护理教学计划和教学内容的安排或因材施教。此外，还可以在新的学习阶段或学习新章节前进行，通过考核了解学生进入下阶段学习的准备情况，确定原有基础，发现学生存在的问题及原因所在，以便制订适合学生特点的护理学课程计划和选择适当的教学方法。

（2）形成性评价又称过程评价，是在护理教学过程中进行的评价。目的是及时了解护理教学进展情况，发现教学方法、计划和教学进程的问题，及时反馈，通过调控促使教学不断完善。形成性评价多用于教学内容、方法的改进和了解课程计划的执行情况、学生管理情况等。

（3）总结性评价又称终结性评价，是在相对完整的教学阶段结束时，对护理教学目标实现的程度做出的结论性评价。如临床实践后专科护士论文答辩、理论考核、技能考核等。

（四）教学评价的功能

（1）导向功能：是指护理教学评价本身所具有的引导评价对象朝着理想目标前进的功效和能力。护理教学评价可通过对以评价目标、指标和内容体系为核心的导向机制的引导，为教师和学生指明教与学的努力方向，使教学工作不断完善。

（2）调控功能：指护理教学评价对护理教学活动进行调节和控制的功效和能力。依据护理教学目标编制评价指标体系，在评价中对护理教学活动进行全面检测，获得信息，并做出目标达成度的判断，不断反馈给教育者和教学管理部门，使其采取有针对性的措施进行干预。对积极倾向给予表扬和肯定，对消极倾向给予否定和批评，甚至惩罚，从而调节教学活动过程，使其不断修正，实现良性循环，以达到护理教学目标所设定的要求。

（3）鉴定功能：护理教学评价具有认定、判断评价对象是否合格，优劣程度，水平高低等实际价值的功能，主要是通过总结性评价来实现。通过一定的评价标准，判断评价对象是否达到，在多大程度上达到所规定的标准。教学评价结果常常是学生学业考核和教师工作考核的重要依据，可作为认可性的评定和资格鉴定，也可作为评优和评先的参考。

（4）激励功能：护理教学评价具有激发评价对象（教师、学生）的情感、鼓励上进的功能。通过护理教学评价，可维持教学过程中教师和学生的适度紧张状态，调动教师教学工作积极性，激发学生进行学习的内部动因。适时地、客观地对教师教学工作做出评价，可以使教师明确自己在护理教学工作中需要努力的方向。对学生来说，定期的考核可以提高学习的积极性和学习效果。

（五）临床教学中学员临床护理能力评价方法

（1）观察法：观察法是通过观察学生的临床护理行为表现来做出评价，如学生的临床护理能力、护患沟通能力、工作态度等。一般由学生所在实习科室的临床带教老师和护士长负责实施，可采用轶事记录、检核表、等级评分表等方法，对护理学生在临床工作中自然表现的行为、态度和思想等进行及时、全面、客观地描写记录和评定。

（2）床边考核法：床边考核法是临床护理技能考核常用的方法，常利用临床实际病例进行。通常由考核组指定患者，考生须完成规定的护理项目，如健康评估、护理技术操作等，然后由主考人结合考核提纲或要求对临床病例或情境进行适当提问，最后根据考生的具体表现做出评定。这种考核方法的优点是：主考人既可以在真实的临床护理情境中，考查了解学生实际的临床护理操作能力、护患沟通能力、爱伤观念等，也可结合患者的实际问题灵活有效地考核学生的临床思维能力、对临床护理问题的认识判断、总体反应性，以及区分轻、重、缓、急的能力。其缺点是缺乏标准的考试环境，考核项目受病种、患者、时间和地点等因素限制，造成学生之间评价无绝对可比性。另外，如果大批量学生考核时，难以选择到充足的满足考核要求的合适病例和考评教师，有时评分也容易受到主考人主观因素的影响。

（3）模拟考核法：模拟考核法是应用模拟患者和模拟临床情境对学生进行考核的一种方式。模拟患者可以是学生自己扮演的患者、人体模型，也可运用高仿真模拟患者或者标准化患者来代替临床上真实的患者。评估者事先应根据考核目的创设接近临床实际情况的临床模拟情境或案例，尽可能地保证考核的标准化。同时，应对考核项目、要求、答案和评分等进行统一规定，使考核相对客观和公平。为了提高考核的有效性，考核组织人员需要对模拟患者进行专门的训练，使之能更加准确地表现出真实患者的实际临床问题，有时标准化患者也可作为评价者，参与对学生临床护理能力的考核。

（4）综合评定法：在组织学生毕业考核时采用。评价者首先要根据培养目标和有关护理学专业学生临床护理技能的总体要求，拟定评价指标体系。由教师、临床护理专家组成评价小组依据评价体系的要求，综合采用定量与定性方法、观察法、床边考核法等考核方法，对学生的临床技能做出综合评判，判断学生是否达到培养目标要求，能否毕业。这种方法的优点是对学生的评价比较全面，缺点是组织比较费时费力，评价结果受到主观因素的影响。根据多元智能理论与多元教学评价方法的应用原则，临床护理能力评价宜采用多种评价方法，从多重角度、各个阶段进行评价，实现评价主体的多方参与，注重学生自我评价、自我改进能力的培养。不管采用何种评价方法，都应特别注意评价结果的及时反馈，使评价能更好地发挥导向、调控和激励功能。

第三节 临床常用教学方法

一、传统教学法

（一）讲授法

1. 概述

讲授法又称口述教学法，是指教师运用口头语言系统连贯地向学生传授知识、进行教育教学的方法。由于教师通过讲授法可以在短时间内向学生传递较多的知识，因此，讲授法是教学的一种最基本的方法，常和其他教学方法配合使用。讲授法可以分为讲述、讲解、讲演三种。护理教师可通过讲授法向护理学生描绘情境、解释概念、论证病理机制和阐明诊断原理。

2. 特点

（1）教师发挥主导作用：利于将医学和护理学等知识系统、全面、连贯地传递给学生。

（2）传递信息密度大：讲授法适用于传授医学知识、阐明学习目的、教会学生学习方法和进行思想教育等，它能使学生通过教师的说明、分析、论证、描述、设疑、解疑等，在短时间内获得大量的系统医学知识。

（3）教学效率高：教师可同时向多名学生讲授，此法适用于各种课堂，传授效率高。

3. 优点

讲授法具有两个优点，即通俗化和直接性。教师的讲授能使深奥、抽象的医学理论知识变得具体形象、浅显通俗，利于学生理解。讲授法采取定论的形式，直接向学生传递现有医学知识，避免了学生在认识过程中的探索，可以让学生节约时间和精力，少走弯路。

4. 局限性

尽管讲授法是护理教学中应用最广泛的方法，但它也存在明显的局限性：①单向传授知识，不能充分发挥学生学习的主观能动性。②讲授面对大多数学生，难以因材施教和个体化教学。③提供结论性知识多，不利于培养学生的自主学习能力。

5. 基本要求

（1）讲授应有目的性：教师的授课应在教学大纲指导下，立足教学目标，有目的、有重点、有难点地进行讲解。

（2）讲授应有科学性：教师的护理专业理论和实践水平是讲授科学性的根本保证，应确保传授给护理学生的概念、机制、原理、症状、体征、评估、诊断等观点和方法的科学性。

（3）讲授要结合临床护理实际：护理是一门实践性很强的学科，护理教师在运用讲授法时，应注意将理论与实践有机结合，不仅要解释清楚理论产生的实践根据，还要注意说明理论在护理临床教学中的具体应用，必要时设疑启发学生思考，引导学生应用理论解决实际问题。

（4）讲授应具有感染力：讲授时，要充分运用好语言艺术和非语言行为，将生动的语言、语音、语调、语气与动作、表情等相结合，做到讲授生动、逻辑清晰、富有感染力，以便于学生理解和记忆。

（二）演示法

1. 概述

演示法是教师通过向学生展示实物、直观教具或进行示范性操作、实验等来传授知识和技能的一种方法。根据使用演示教具类型的不同，可分为四类：实物、标本和模型的演示；图片、图画和图标的演示；试验及实际操作的演示；幻灯、录像、录音等的演示。演示法在临床护理教学中应用较为普遍。

2. 特点

以实现教学目标为导向，借助教具使教学效果清晰、生动。实物教具应大小恰当，操作演示应注意面向学生，使学生处于最佳视角，确保每名学生都能看清演示的细节，以保证教学效果。

3. 优点

（1）形象、具体、直接和真实。能使护理学生获得较丰富的感性材料，加深对学习对象的印象，有利于把理论、书本知识和实际事物联系起来，形成正确、深刻的概念。

（2）能将知识与实物、想象等联系在一起，激发学生对知识的兴趣，集中学生的注意力，使抽象的医学知识易于理解和巩固。

（3）为学生提供了大量的观察具体实物或实践的机会，有利于培养学生的观察能力。

4. 局限性

不适用于理论教学，且不单独使用，常与讲授法、讨论法等结合起来应用。

5. 基本要求

（1）做好演示教具的准备：演示前应根据教学内容选择合适的直观教具并检查教具的功能状态，如果是示范护理操作，则要预先练习。

（2）演示过程：要尽可能让临床实践中的专科护士运用人体的各种感官充分感知。比如，听呼吸音，触摸胸部骨性标志、肿大的淋巴结等，可取得良好的教学效果。

（3）演示与讲解、提问密切结合：引导专科护士实习中边看边思考，在获得感性知识的同时加深对相关概念、原理的理解。

（三）床旁指导法

1. 概述

床旁指导法又叫床旁综合能力教学法。在临床环境中选择典型案例，让学生将所学的知识充分运用到临床实践中，有助于培养及提升学生临床分析问题和解决问题的能力。有学者将床旁教学定义为在患者面前进行的所有教学活动，不限地点在门诊、病房还是会议室。随着护理教学改革推进，床旁综合能力教学法已经越来越广泛地应用于临床教学，且在教育的早期阶段实施，被认为是提升护患沟通能力和临床技能的最有效方法之一。

2. 特点

贴近"实战"，将临床护理学理论知识、临床经验、最佳循证结论与实际病例相结合，在临床真实情境中针对患者健康问题进行评估、分析、决策和操作实践，在医院教学中最为常见。

3. 优点

（1）利于提升护理操作技能：床旁教学能促进带教老师进行规范性护理技术操作示范，同时利于学生专业技能的提高。随着先进的医疗设备、医疗用品的广泛使用及医疗护理事业的不断发展，专科新技术、新业务也不断开展，仪器的使用和应急处理、各检查项目的采样和指标解读、各种引流管的使用及伤口敷料的观察及护理、护理文件的书写及危重患者的护理等都常采取床旁示范和教学，这不仅可以提高老师的专业理论和各种操作技能，也可促进学生将理论知识和实践相结合，提高护理操作技能和规范护理行为。

（2）有利于提升沟通能力：床旁教学法使护士与患者和家属密切接触，这样可以充分了解患者的情况，及时解决问题。在教学时，教会学生要有同情心和爱伤观念，认真倾听患者的倾诉，让学生了解安慰性语言的积极作用，注意语言和态度上体现对患者的关怀。老师和善可亲的表情，详细的健康知识、饮食指导，系统全面的专科知识，不仅能增强患者治疗的信心，还能调动学生们的学习热情，帮助学生掌握和运用护患沟通技巧，增强患者对护理人员的信任感。

（3）有利于提高临床带教老师的业务水平：床旁教学法要求带教老师既要有全面、系统的理论知识和先进的循证护理理念，还要有熟练、规范的操作技能等，对带教老师的要求非常高。因此，床旁教学法促进带教老师加强学习、更新观念、了解专科护理发展的新动向。

4. 局限性

（1）教学效果受患者的配合程度影响。

（2）受限于临床环境，教学时间不可持续太长。特别是床旁教学时，部分教学内容不能完全在患者面前呈现，因此讲授理论的全面系统性一般不如课堂授课深入。

5. 基本要求

（1）以整体护理为基本指导：在临床带教中，针对典型病例，强调以患者为中心的整体护理理念，开展病史的采集、护理查体、患者心理、家庭状况、社会支持系统，以及各种辅助检查资料收集，提出护理问题、实施护理措施，并给予入院介绍、饮食指导、生活护理、健康教育、出院指导。

（2）以临床问题为导向，以临床实践的专科护士为主体，围绕教学内容进行床旁教学互动，以问题启发专科护士思考和回答；鼓励专科护士实习时参与患者照护，积极与患者沟通，了解患者的心理及社会支持系统情况，并参与护理计划的制订和实施；通过和患者及家属的密切接触与交流，建立起良好的护患关系。

（四）练习法

1. 概述

练习法是学生在教师的指导下，进入示教室或实训室，依靠自觉的控制和校正，反复地完成一定练习活动，借以形成技能、技巧或行为习惯的教学方法。

2. 特点

（1）练习法可以帮助学生更加牢固地掌握所学知识，并把知识转化为技能、技巧，有利于培养学生克服困难的毅力和严谨认真的态度。

（2）这种方法大量应用于护理学专业教学中，尤其是基础技能和专科技能的学习，使用相当普遍也非常重要。通过反复练习使学生顺利、成功地完成某种活动。它可以发展学生的观察力和思考力，培养学生的求实精神，提高学生的动手能力，并可巩固知识，促进知识应用于实际，对发展学生的临床能力、形成学生的职业道德品质等具有重要的作用。

（3）练习法的种类按照不同形式分为：①操作技能练习，如静脉输液、PICC 维护、测量血压等操作的练习。②解答问题练习，常见于《医学统计学》《医用化学》等学科的练习。③绘图、制图练习，如在护理学基础课程中绘制体温单等。④听说练习，如护理专业外语教学中的会话、听写。

3. 优点

练习法是培养专业技能和临床实践能力的基本方法。

4. 局限性

不适用于理论教学。

5. 基本要求

（1）与理论教学相结合，使实践中的专科护士明确操作的适应证、禁忌证、注意事项和常见不良反应及其处理预案，做到"知其然，且知其所以然"，避免机械、盲目地练习。

（2）帮助实践中的专科护士明确练习的目的和有关要求，提高练习的自觉性、积极性。

（3）应指导专科护士掌握正确的练习方法，提高练习的效果。教师首先要通过讲解，使实践中的专科护士理解正确的练习方法。同时，通过示范，使专科护士获得关于练习方法和实际动作的清晰表象，然后再让专科护士自己练习，必要时，在教师示范后，可安排数次示教，以加强印象，还要注意正确安排和科学分配练习的次数和时间，练习的方式要多样化，以保持专科护士练习的兴趣，减少疲劳。

（4）练习过程中要巡视检查专科护士练习的质量，根据专科护士练习中出现的问题的性质，做好集体或个体化的指导，使专科护士及时了解练习的效果，养成及时自我检查并主动纠正错误的习惯。

（5）练习结束时，教师要检查与讲评专科护士实践练习情况，使之及时得到反馈，根据练习中的不足及时查漏补缺。

（五）谈话法

1. 概述

谈话法又称问答法、提问法，是教师根据学生已有的知识和经验提出新的问题，引导学生积极思考，通过师生之间的问答，得出结论，获得知识和发展智力的教学方法。该方法对于老师的思维和语言能力要求很高，提问的内容、顺序和方式，以及对于学生回答的恰当应对，很大程度上影响着教学效果。谈话法有着悠久的历史，我国古代的《论语》，实际上是孔子运用谈话法对其弟子进行传道、授业、解惑的记录。古希腊哲学家苏格拉底也是运用谈话法传播自己的思想，在世界影响颇大。在当前临床教学中，单一使用谈话法并不多见，往往与讲授法、演示法等结合使用。

2. 特点

（1）谈话法能激发学生的思维活动，调动学生学习医学护理知识的积极性，使学生通过独立思考获取专业知识，有利于培养学生的语言表达能力和独立思考能力。

（2）通过谈话，教师也能了解专科护士对知识的接受能力和理解程度，及时获得有关学生学习的反馈，利于教师及时调整教学计划，有针对性地教学。

（3）谈话法可用于课堂教学，同时也可在临床参观、见习和实习等现场教学形式中使用，易于使学生保持注意力和兴趣，消除从课堂到临床的陌生感和神秘感，了解和模仿教师临床思维逻辑，培养分析和解决问题的能力。

3. 优点

从心理机制方面看，谈话法是探究性的，通过提问启发学生思考，使学生变被动学习为主动学习，利于发挥学生的主观能动性。

4. 局限性

存在耗时较多的问题；教师提问如果不科学，不得要领，易导致讨论停留于形式，不能起到促进和刺激学生思考的作用。

5. 基本要求

（1）谈话前，教师应精心设计问题，以教学目标为指引，以教学内容为依据，问题既包括基本概念、基本原理，也要涵盖教学的重点和难点内容。同时，问题还应有启发性，引发学生谈话的积极性。

（2）谈话中，教师要善于组织谈话过程，要围绕话题、线索、关键问题，选择不同性质、不同难度的问题，使每一名专科护士均能参与进来；注意提问的时机，在学生有疑问但还没有说出来时，抛出问题，利于提升学生的兴趣和注意力；老师要和蔼、包容，创造平等沟通的氛围，鼓励学生大胆说出自己的想法。

（3）谈话结束后，教师应进行小结，小结包括概括问题的正确答案，澄清谈话过程中的模糊观点，并指出谈话过程中的优缺点。

（六）讨论法

1. 概述

讨论教学法，是对所要学习的全部或部分内容、知识、观点由教师提出问题，然后在老师的引导下，以学生为主体，对提出的问题发表意见进行讨论研究的一种教学方法。讨论法既可以用于医学护理知识复习阶段，巩固原有内容；也可用于学习新知识，尤其是有探讨性、争议性的护理问题。

2. 特点

（1）由于学生在准备讨论护理问题时无现成答案可循，必须独立思考，自学教材并阅读参考资料，用自己的语言进行分析、归纳和表达，因此探讨法有助于师生交流思想，互相启发，共同切磋学术，集思广益，利用群体的智慧共同研究问题。

（2）讨论法对于增进师生之间和同学之间的了解、发展人际交往技能、培养学生的临床思维能力和语言沟通能力，以及运用理论知识解决临床实际问题的能力均有良好的作用。

3. 优点

利于发挥学生的主观能动性，提高语言表达、沟通交流，以及解决实际问题的能力。

4. 局限性

讨论法存在耗时较多；组织不当，可能偏离学习目标；教学效果不均衡、低能力学生易处于被动地位等缺陷。

5. 基本要求

（1）讨论前做好准备：教师应确定护理问题和讨论的具体内容，讨论题应结合临床实际，具有讨论的价值。预先拟定提纲，提供相应的材料，让学生做好准备。

（2）讨论中做好组织引导：在讨论中努力扮演好组织协调者的角色，深入参与讨论，认真听取和及时分析学生的发言，把讨论不断引向深入。

（3）讨论结束时做好小结：归纳讨论得出的护理观点，阐明正确的概念、观点，也可提出进一步讨论的护理问题，让学生学习和研究。

（七）参观法

1. 概述

参观法又称见习，是教师根据教学要求，组织学生到现场，观察、接触客观事物或现象，以获得新知识或巩固已学医学知识的一种教学方法。参观法是护理教育领域常用的教学方法。可分为三类：①预备性参观，一般在讲授某一课程前先组织学生去参观有关事物，目的是为学生学习新课提供必要的感性经验，引起学生兴趣，如在讲授肺康复前组织学生实地参观呼吸康复门诊，了解呼吸功能锻炼的方法。②并行性参观，指在讲授某一课程的进程中，为了使理论与实际更好地结合起来而进行的参观，如讲解造口护理时，带学生到病房见习患者的护理过程，并讲解护理要点。③总结性参观，即讲完课后，组织学生对已讲过的内容进行实地参观，巩固课堂内容。

2. 特点

（1）适用于知识的浅层次认知，以及情感类教学目标的教学。

（2）参观法能有效地将教学与临床实际紧密联系起来，帮助学生更好地领会理解所学的书本知识。

（3）能拓宽学生的医学知识面、开阔眼界、激发求知欲。

（4）能帮助学生在接触临床护理实践中，接受生动的专业思想和职业道德教育。

3. 优点

使学生获得感性认识，利于知识的巩固和拓展。

4. 局限性

学生获得的知识较为浅显，未经深入讲授和实践操作，使得知识技能的掌握不够牢固。

5. 基本要求

（1）参观前做好准备工作，制订参观计划，让学生明确参观的目的、要求、步骤及注意事项。

（2）参观时注意引导学生有目的、有重点地进行观察，注意启发实践中的专科护士提出需要解决的临床问题，并给予解答。

（3）参观结束后进行小结，归纳概括参观心得，引导学生把参观的感性认识上升到理性认识。

二、现代临床教学方法

（一）基于问题的教学方法

1. 概述

基于问题的教学方法（problem-based learning，PBL）是一种以临床问题激发学生学习动机并引导学生把握学习内容的教学方法，由神经病学教授巴罗斯于 1969 年在加拿大麦克马斯特大学创立，在国外医学教育与护理教育领域得到广泛的使用。

2. 特点

以问题为基础的教学法的实质是以患者为基础，以学生为中心的小组讨论式教学。它强调以学生自学为中心，而不是以教师的讲授为中心。主要步骤如下。

（1）从一个需要解决的问题开始学习，这个问题被称为驱动问题（driving question）。

（2）学生在一个真实的情境中对驱动问题展开探究，解决问题的过程类似研究过程。学生在探究过程中学习及应用学科的研究思想。

（3）教师、学生、社区成员等参加团队活动，共同寻找解决问题的方法。

（4）多样化的学习方法为学生提供了工具，帮助学生在活动的参与过程中提升能力。

（5）学生要创制出一套能解决问题的可行方案和结果，是课堂学习的成果，可以公开分享。

3. 优点

PBL 优化了传统教育中的被动学习模式，以学生为中心，激发出学生的创造力和潜能，让学生从被动学习者转变为主动学习者。它强调以学生为主体，以促进学生自学动机、提高学生解决问题的能力作为教学目标，可以培养和发展学生多方面的技能，主要包括：①解决问题技能。②团队合作能力。③组织利用时间的技能。④高层次的思维能力。⑤获取和评价信息的能力、传播信息的技能、计算机运用能力、利用信息灵活构建知识的能力。⑥自学能力。

4. 局限性

以问题为基础的教学法的不足之处是：学生习得的知识不够系统，对教师的数量、质量，以及教学资源、条件、实习基地等有较高的要求，不利于推广。一般多用于临床前期课程或临床继续教育课程中。目前，以问题为基础的教学法已成为国内护理教育改革的一个主要课题。

5. 基本要求

（1）选取教材的全部或部分内容，教师先讲授总论及重点内容，基本概念作为过渡。

（2）有关专家或教师设计一定难度、能包含学习目标、有实用价值的 PBL 辅导材料预习。

（3）学生根据材料中的病案、理论思考题等提出一系列问题，分析、归纳出解答这些问题所需的相关基础知识、临床知识，制订学习计划。

（4）小组成员分工合作，利用各种工具自学及解决问题。

（5）小组内部讨论，学生分享信息。

（6）各小组将讨论结果带入课堂汇报和讨论。

（7）老师精讲和总结。

（二）基于案例的教学方法

1. 概述

在临床医学领域，基于案例的教学方法（case based learning，CBL）是指在临床教师的指导下，就某一主题运用涵盖该主题知识点的典型真实临床案例，组织学生学习和讨论的一种教学方法。其核心是"以病例为先导，以问题为基础，以学生为主体，以教师为主导"的小组讨论式教学。其特点是打破学科界限，围绕问题编制综合课程，以提高学生学习的主动性，培养创新能力，提高学生获取新知识、有效运用知识解决新问题的能力为教学目标。案例教学的宗旨不是传授最终真理，而是通过一个个具体案例的讨论和思考，去诱发学生的创造潜能，甚至不在乎能不能得出正确答案，真正重视的是得出答案的思考过程。在课堂上，每个人都需要贡献自己的智慧，都是参与者。学生一方面从教师的引导中增进对一些问题的认识并提高解决问题的能力；另一方面也从同学之间的交流、讨论中提高对问题的洞察力。

2. 特点

（1）可充分调动学生积极性：案例法教学是对传统教学的改革，它改变了长期以来老师惯用的"灌注式"教学，代之以实例、设问、分析，以及学生的共同参与，以其生动性、现实性充分调动学生的积极性，提高教学效果。

（2）可提高学生分析、解决实际问题的能力：在实例中锻炼学生，全面提高学生解决实际问题的能力。切实培养医学人才，避免纸上谈兵。

（3）可巩固理论知识：从教育学的观点看，案例法教学符合巩固性原则。它易于理解，有利于学生的记忆和激发学生的学习兴趣，有利于深化理论教学，巩固所学的理论知识。

3. 优点

以学生为中心的主动学习，利于培养临床思路，提高学习效率。

4. 局限性

教学效果与学生的自主学习能力、研究能力有较大关系；虽然案例教学法在临床教学中经常被采纳，但在案例选择、规范实施等方面尚无规范、系统的研究。

5. 基本要求

（1）选取典型病例：教师在选取案例过程中应注重典型性和代表性，并根据临床案例内容制定具有较强可行性的教学目标。

（2）按照教学目标罗列重要知识点：按照临床思路给出自学参考书目，以及循证医学证据（具体到页码）交予学生，用于课前预习。

（3）对于关键问题：准备好传授给学生的重要逻辑信息纲要，如从理论到实践、从基础到临床等。

（4）精心设计教学问题：临床案例教学法的实践应用对教师的个人能力具有一定要求，如在问题设计过程中，应重视问题的层次性和启发性，通过简单的问题逐渐引导学生思考，锻炼学生的逻辑思维能力并开阔视野。

（5）结合所选病例，设计临床思路推演引导方案，力求简洁实用：教师在开展课堂教学过程中发挥着重要作用，是以多重身份同时参与课堂中，包括教学的组织者、引导者、激励者，同时包括诊断和导向作用，在应用案例开展课堂教学过程中，教师应善于运用多样化分析方法，引导学生积极探讨发言，针对教学内容相互协调配合，不断补充知识内容，完善自身知识储备。

（6）启发型的概括总结：教师在进行案例教学法的总结归纳过程中，应针对临床案例中所涉及的临床诊断重点、难点、关键点展开进一步引申和研究，进而保证所有学生均能理解案例的内容，实现整体教学效果的显著提升。

（7）准备教师提问要点，课后交给学生用于复习。

（三）角色扮演法

1. 概述

角色扮演法（role playing methods）是教师根据一定的教学要求，有计划地组织学生运用表演和想象情境，启发及引导学生共同探讨情感、态度、价值、人际关系及解决问题策略的一种教学方法。合理地应用生动的角色扮演法是提高护理教学效果的有效措施，学生主动参与课堂教学有助于提高学习的效率。学生在角色扮演中能及时地发现理论应用于实践之后所存在的问题，教师也能及时引导学生学习。角色扮演教学法能够深化学生对于护理专业知识的理解，提升学生的沟通能力和应对能力，最终达到互动学习、提升综合能力的目的。角色扮演法经过实践的检验，是值得在护理教学中推广的方法。

2. 特点

（1）运用角色扮演法可以检验学生在实践中解决和分析问题的能力。只有实践才能检验真理，学生只有在实践中才能感知自己的不足，避免学与用脱节。在角色扮演中，理论知识会融入情境中，抽象复杂的知识得到了更加灵活的表现。学生能通过不同的情境来反复验证自己得到的结论并熟练掌握。

（2）运用角色扮演法可以培养学生自主学习的能力。在传统的教学中，学生的学习方式十分被动，老师是课堂的主体，而学生只是参与者。在角色扮演中，学生成了教学的主体，通过扮演角色可以诱发学生对自我、对他人社会定位的思考，使得学生主动探究和查阅相关知识，并通过小组讨论和排练演出来主动地探索学与用的关系。在这个过程中，教师不再是主体，这种"学生为主，教师为辅"的课堂能够激发学生自主学习的积极性，使学生自发地钻研和思考。

（3）运用角色扮演法可以提升学生团队合作和沟通交流的能力。传统的课堂往往是学生与老师的交流，学生之间缺乏沟通交流，学生没有团队意识。而在未来的工作中，沟通交流是十分必要的事情。在有限的交流中，学生的思维得不到碰撞。在角色扮演中鼓励学生成立小组，并通过小组成员的沟通交流、团结合作来完成学习目标，这不仅加强了学生之间的流通和碰撞，也强化了学生团结协作、与人沟通的能力，这些能力在学生面对与患者的沟通时是十分重要的。

（4）运用角色扮演法可以强化学生的职业认识。学生仅仅掌握专科护理知识是不足以应对未来工作岗位上的挑战的。角色扮演有助于强化学生的职业认同，尽早地转换自己的身份和态度，将课堂当成模拟训练场，缩短课本与临床实践的距离，通过角色扮演法来使学生强化职业认知，使学生能够在进入岗位之前学会转换自己的身份，学会迅速进入自己的职业角色，达到临床护理的职业要求。

（5）角色扮演法的运用有利于改革传统教学模式。传统的教学模式最大的弊端就是学与用的不协调，以单一的课堂教学为教育方法，重理论轻实践。学生在枯燥、抽象的知识体系之下难以攻克难关，无法较好地运用所学理论解决实际问题。角色扮演情境法的引入改变了传统教学模式中的知识传授方式，将学生置于课堂的主体地位，以学生为主体，以主动学习来替代被动学习。

3. 优点

将丰富的教学内容融入各种有益的活动情境中，使学生在不知不觉、潜移默化中受到教育，获得真实的体验，形成正确的认识，发展积极的情感。

4. 局限性

存在传递信息不多、不快，培养动手能力不够的缺陷，有些教学内容不能靠角色扮演来掌握。

5. 基本要求

（1）参与角色扮演的人数一般2～4个，教师应事先确定并描述角色，创设的情境应尽可能真实。可根据不同教学内容，设计不同情境，指导学生自行编写小剧本，扮演患者、护士和医生等不同角色来学习相应的教学内容。

（2）在角色扮演法使用过程中，教师应注意对整个过程加以指导和控制。表演前，应指导学生学习和接受有关角色的知识；表演过程中，要指导学生投入情感，融入角色，并记录表演者的行为；表演结束后，要引导学生总结，启发学生将表演与现实联系起来，鼓励学生将所学知识应用于实践中。

（四）情境教学法

1. 概述

情境教学法（situational teaching methods）又称模拟教学。医学模拟教育是一门利用模拟技术设计高仿真模拟患者和临床情景来代替真实患者进行临床医学教学的学科，倡导以尽可能贴近临床的真实环境和更符合医学伦理学的方式开展教学和考核。其范围很广，从简单的模拟某个人体部位，到模拟整体患者、医疗环境，以及虚拟现实（virtual reality，VR）、增强现实（augmented reality，AR）技术。情境模拟教学法是指在某些环节的教学中，模拟实际工作的情况，设置身临其境的场景，把教学过程同"实际工作"融为一体，使学生在"实际工作"中学习知识、分析问题、解决疑难问题，从而提高教学效果的一种方法。它在很多领域早已应用，如空军飞行员的模拟飞行训练、火灾的应急预案演练、我国古代经络腧穴铜人模型等。在临床教学中，常用于临床技能和综合思维的培养。情境模拟教学常需要利用适当的模拟设备和建立适当规模的模拟实验室。主要形式包括：基础解剖模型、功能性任务训练模型、计算机辅助教学、标准化患者、生理驱动的多功能模型、3D VR/AR 教学辅助设备等。

2. 特点

（1）具体逼真、生动活泼的模拟情境，有利于激发学生兴趣，提高学生参与积极性。

（2）通过模拟各种临床真实情境，可以使学生体验到专业护理人员的角色、作用、处境、工作要领，能让学生接收到一定的专业素养训练。

（3）经过模拟情境，可以减轻学生进入真实工作情境的焦虑情绪。

（4）为应对模拟情境中的事件，学生必须将所学的知识迁移到模拟情境中，有利于提高学生对实际问题的预测能力和解决问题的能力。

（5）学生可以从模拟活动得出的结果或结论中领悟到时间或事物的发展演变规律，帮助学生理解和巩固已学知识。

3. 优点

作为理论教学和临床实践的有效辅助，模拟教学具有无风险性、操作的可控性、团队合作性、能够全面提高学生的各项临床操作能力，以及培养敏捷、正确的临床思维等优势。

4. 局限性

情境模拟教学法的不足在于：由于学生的主要注意力集中于事件发生与发展过程中的模拟演练，容易忽略对深层次理论问题的思考，而且在模拟环境中提高的能力与实际环境中需要的能力仍然存在一定差距。

5. 基本要求

主要包括以下9步：设计情境教学方案；准备场景与器材；公布情境课题与背景资料；分配情境模拟的角色与演练任务；情境演练准备；情境演练实施；情境效果（结论）验证；教师讲评；组织撰写情境演练报告。

（五）"互联网＋"教学法（微课、慕课）

1. 概述

随着互联网技术日新月异的发展、教育观念的不断革新，传统课堂教学难以满足现代教育观念的发展，网络教学应运而生。它作为一种新兴的教学模式，逐渐被应用于现代护理教学过程中，成为传统教学模式的有力补充。"互联网＋"教学模式旨在通过信息技术工具与教学之间的对接和融合来增强教学效果。这种融合思维的运用，要求以学生的能力训导作为主要方向，并在此方向上建立"教师引导、学生自主"的新型教学方法。同时，这种新技术的运用可以更好地补充、完善传统时期多媒体等一般信息技术应用领域中的不足，提高教学效率。其主要形式包括慕课、微课、云课堂等。

2. 特点

（1）教学过程智能生成："互联网＋"教学优于传统课堂，其每节几分钟、几十分钟的教学之后都配有针对性的练习与反馈，下一节的学习方向与步调取决于上一节的反馈，每个学习者的教学进程是各不相同的。这就省去了传统的教学设计，避开了耗时的创建教案过程，这一任务已由云端的计算机程序自动实现，课程内容随用户水平自动变更，教学时长由学生自己把控。因此，即使学习同一位教师的课，一百名学生有一百套不同的课程安排，凸显教学的生成性。实际上，每节单元微课都是教师对特定知识点的细致讲解，而课程的生成性就体现在互联网云端自适应算法给每一个学生生成适合自己认知特点的微课组合。

（2）妥善处理因材施教与教学规模的矛盾：首先，互联网与生俱来的可复制性让教师的课程得以广泛传播，现行微课、慕课都没有人数限制，且省去了教师出题、考试、评价、监考等繁杂的事情，教学规模空前，已不再是往常一间教室、一个讲台、一位老师、一群学生的形式了。其次，师生的时空分离能够让教师选择最佳的状态完成教学，学生选择最合适的时间进行学习，一遍讲、多次听让教师摆脱了千百年来枯燥无味的重复讲授，而教学进程的生成性又保证了每个学生接受到的是属于自己的课程，因材施教原则得到了更切实的贯彻。

（3）合理解决教学资源分配不均的难题："互联网+"教学以巨大的颠覆性创造了教学公平的机会，因为作为基础设施的互联网会让教学成本越来越低，其强大的存储和交互的技术优势能够造就教学的规模化，进而创造更多的受教育机会。教学资源可以跨越校园、地区、国家的界线覆盖到世界每个角落，使优质教学资源的平等共享成为可能并且极为便利。当学习由封闭走向开放时，教学也从不公走向公平。此外，信息技术支撑下的可复制性电子化学习资源也让学习成本大幅降低，更让教学公平触手可及。

（4）教学评价全面及时：教学评价是依据一定的标准，对教学活动的过程及结果进行价值评判，以达到改进教学目的的系统活动。有效的教学评价不仅要体现全面性，还要具备即时反馈的功能，而"互联网+"教学评价的特点体现在全面、及时两个方面。融入信息技术的教学评价不仅方便教师对学生学业进行全面的评价，也让学生对教师的客观评价成为可能，更使得评价的主客体多元化。

（5）有效促进教师专业发展：较之传统教学，一方面，"互联网+"教学打破了学校的森严壁垒，使得教师的工作成为一种开放的专业活动，这种活动的开放性为教师的专业发展提供了广阔的空间，教师得以接触更丰富的专业信息与思想资源，而这些都是教师专业向复杂有序发展的前提；另一方面，"互联网＋"教学注重能力本位，其评价全面性的特点，使每一位教师的课堂都是在众多同行、学生的审视下进行的，这让教师如同公众人物，其优点、缺点在互联网环境中均会被放大，教师专业成长因而能得到更有效的反馈信息；最后，开放性的教学又让教师间的竞争变得激烈，受欢迎的教师可以吸引大量学生，而能力有限的教师则有可能面临门可罗雀的尴尬，教师在此压力下，必然会自发提高教学水平、优化教学艺术，并且会结合众人的考评更合理地调整自己，使自己专业素养朝向更高的方向发展。

（6）充分发挥集体学习的优势："互联网＋"教学扩大了的互动规模造就了更大的集体，让集体的优势进一步彰显。"物以类聚，人以群分"，更多的学习者可以在更广阔的虚拟空间中去共享知识，分享智慧，形成不同的认知结构、思维方式、性格特征之间的互补，有利于学习者从更广阔的角度去认识世界、理解世界和改造世界。集体不但让学习者可以进行协作性学习，而且给每个人提供了参考的对象、学习的榜样，甚至是形成隐性的纪律。

3. 优点

有效提高了教学资源的可及性，使得教学不再有场地、时间限制；极大提高了教学效率。

4. 局限性

教学难以观察学生的反应，师生沟通、学生之间的沟通减少，不利于团队协作能力培养。

5. 基本要求

（1）发布相关教学视频、微课，利于增强学生自主学习的积极性、分析理解能力：通过互联网建立微信群，定时在群里发放与护理课程相关的视频、微课、试题，要求学生在群里分享学习笔记、学习心得，并在群里答疑解惑，极大地激发了学生自主学习的积极性，增强了学生的分析理解能力，提高了学生的自主学习能力。

（2）发布尝试题，引导观察：教师使用问卷平台发布尝试题，为学生尝试活动提出任务，让学生进入问题情境之中。

（3）自学课本：这一步是为学生尝试在活动中自己解决问题提供信息。给出尝试题后，学生产生了好奇心，同时产生解决问题的愿望。学生带着问题自学课本，目标明确，要求具体，效果较好。

（4）尝试练习：学生自学后回答尝试题，形式为口答、书面作答。

（5）学生讨论：尝试练习中会出现不同的答案，学生会产生疑问，引导学生讨论。

（6）教师讲解：这里教师的讲解同过去旧方法不同，教师应根据学生在尝试练习和讨论中存在的问题，针对学生感到困难的地方、教材关键的地方重点进行讲解。

（六）翻转课堂

1. 概述

翻转课堂（flipped classroom）又可称为"颠倒课堂"，最早由美国教育工作者提出理论并应用，近些年传入我国。所谓翻转课堂，是指由大家所熟知的以教师为主体的传授课本知识的教学模式，转变成学生为课堂主导者的模式，充分发挥其在课堂上的学习积极性，让课堂成为学生与教师良性互动的平台。护理专业需要掌握的理论知识繁多、操作难度大，利用传统的教学模式很难调动专科护士学习的主观能动性进而无法保障教学质量。

2. 特点

（1）有利于培养学生的自主意识、合作意识、探究意识。学生的学习必须要有主动性、独立性、自控性、探究性。首先，要学会自己积极主动地学习，独立思考和解决问题，以及在学习中要发挥自觉的意识和反应，要对学习有计划、有安排；其次，要有合作意识和交往意识。

（2）有利于激发学生的创造精神。比如，专科护士的培养目标就是要培养出一批有创新精神、创造意识、创新能力的人才。翻转课堂的"线上"自主学习有利于学生主观能动性的发挥；"线下"的课堂互动是基于问题的开放式的讨论交流，是在一种积极的氛围中的团体互相激发的学习，学生可以就自己对问题的看法提出自己的见解，还有针对别人的观点提出疑问进行辩解，有利于学生打开思维，进行创造。

（3）有利于学生表达和沟通能力的提高。翻转课堂的"线下"课堂互动环节，是师生、学生之间基于问题的互动，是在一种和谐愉悦的氛围中的分享、交流、讨论。学生不仅要学会聆听别人的讲述，更主要的还是要学会表达自己的见解和与人进行沟通，有利于营造民主的课堂氛围和构建和谐、亲密的师生、同学关系。

3. 优点

利于提高学生学习的自主性，启发思考。

4. 局限性

教学效果与学生的自主学习能力密切相关，在系统性理论教学中效果显得不够确切，一般不适用于初学者。

5. 基本要求

（1）教师：以学定教。通常知识的学习包括两个步骤：知识的传递和知识的内化。传统的教学模式是先由教师在课堂上讲授，向学生传递知识，然后布置作业课后消化吸收巩固知识。翻转课堂则首先让学生在课前观看授课教师根据学习目标录制的教学视频，完成以前在课堂上的知识传递；而课堂上则通过协同完成作业、小组讨论、教师的个性化辅导、师生的质疑答疑来完成知识的内化吸收。这是一种"以学定教"的教学模式。

（2）学生：个性化协同学习。翻转课堂教学中学生的学习是一种个性化和协作式的学习。翻转课堂教学先是学生自己的自主学习，观看视频，然后带着疑问回到课堂进行互动式的协作交流讨论。

（3）课堂：师生主体交互对话。翻转课堂教学中课堂上的师生交流是师生主体交互对话。翻转课堂改变了以前传统课堂的教师独白式的交流方式，教师和学生之间彼此理解和尊重，实现了主体的平等对话，曾经的教师和学生之间的讲台屏障、心理隔阂会在教师走到学生之间，与学生热烈讨论而消失。

（七）思维导图

1. 概述

思维导图（the mind map）是一种可视化教学工具，以图文并茂的教学方式，将课程教学中的零散的知识点运用特点鲜明的图形、文字或者彩色线条有序地串联为一个整体。它是一种高效的思维传输方法，是将放射性思维具体化的过程。多重色彩的图像，不仅可以带给学生视觉上的冲击，还可以辅助和帮助学生理清学习思路、抓住学习重点，避免学生预习中的盲目性，有助于学生记忆和理解，使学生的知识结构更加完整。教师可以借助课前预制的护理操作思维导图进行护理实践课程的教学，实现对学生技能方面的有效指导与反复练习，进一步加深学生对所学课程教学内容的印象，巩固所学习的知识内容，提高了操作练习的效率。思维导图教学法作为一种创新型的教学方法，广泛地应用于各阶段的教育中，受到一致好评。它将烦琐枯燥的信息通过运用线条、符号、词汇和图像等技巧绘制成彩色的、容易记忆的、高度组织性的、图文并茂的图，以帮助理解记忆，是一种简单有效的思维工具，已逐渐应用于护理专业课程教学、临床教学、专科护士培训、患者健康教育等护理教育领域。护理人员不仅要有扎实的基础知识和熟练的操作技能，还要有强大的分析和思维能力。护理教育者如何在教学中一方面加强专科护士知识和技能，另一方面加强临床思维能力的培养，建立完善的培养体系，对培养优秀的专科护士乃至临床护理工作者至关重要。基于此，要加强专科护士临床思维能力，在专科护士教学中采用思维导图教学法，培养思维和分析能力。

2. 特点

（1）利于调动学生的积极性，提高实习效率及效果。在教学中，教师通过引用思维导图教学方法，以图文并茂的传递方式代替单一的文字形式教学模式，学生在学习的过程中，可以结合思维导图充分发挥自身的想象力，以发散思维和联想的方式实现新旧知识体系的有效结合，在自身原有认知结构基础上构建新知识体系，由此一来，学生的主观能动作用得到了有效的发挥，促进了学生自主学习兴趣的有效提高。

（2）利于增强理论结合实际的能力，达到对知识的熟练应用。临床实习的目的是用之前学过的教材中的信息，结合实践中的真实病例，理清各种疾病知识点之间的内在横向关系，从而促进学生真正将理论知识与临床实践系统结合起来。传统导学仅仅是对某些疾病的讲述，而在短暂的实习过程中，学生不一定能够全面接触到这几种疾病，只是接触到疾病的某些片段，尤其是临床症状，故很难灵活应用教材中的知识来迅速解决实习中遇到的病例，影响了临床实习的质量和效果。而基于症状学的思维导图，把临床症状作为思维导图的中心关键词，从症状出发，模拟整个临床诊疗过程，从问诊到查体再到辅助检查及初步的诊断，逐步锻炼学生自主思考，从学科思维逐步转向临床思维，构建整个思维过程，实现了理论和实践的水乳交融似的结合，更好地体现临床实习的目的与价值，真正做到授人以渔，而非授人以鱼。

（3）得到了教师和学生的认可。既往临床实习教学采取的是传统的、单向的教学方法，而学生的学习也是一种被动接受的过程。采用思维导图之后，因为全程模拟了临床实践，学生学习从被动接受变为主动学习，提高了学习的兴趣和主观能动性。而临床教师也更熟悉并擅长此种临床思维，相对固定的思维导图也可以普及开来，成为一种教学模式，避免了重复教学，可以提高教学效率，获得比较好的教学效果。通过教学反馈问卷可知，学生比较能接受这种模式，教师对于此种导学的评价满意度也较高。

（4）利于临床实习的教学：护理学是一门理论与实践相结合的课程，专科护士的实习课均由临床教师完成，但是由于工作繁忙，大部分应该投入临床教学的时间被临床工作占用，这已经成为目前临床实习教学中的很大问题，且临床实践中的专科护士已经学过的基础知识作为临床实习阶段的教学内容来重复讲授，难以激发学习兴趣和积极性。通过思维导图，临床教师可以更多地进行临床流程的介绍、临床经验的分享及实践技能的讲授，真正做到以专科护士为中心进行教学，缓解临床工作压力，进行更多的书本上没有的临床经验的教学。

3. 优点

形象、直观，把抽象思维形象化，尤其适用于抽象思维较弱的学生；促进学生自主学习兴趣的有效提升；促进知识系统化、整体化；提升学生的逻辑思维能力。

4. 局限性

思维导图并不适合直接应用于学科教学，因为任何学科知识都是有其内在逻辑及固定结构的，学科教学必须强调"理解性记忆"和"结构化思考"，而思维导图过于强调图像记忆和自由发散联想，这与学科知识体系相悖。对于抽象思维能力较差的学生，"图像记忆"的确可以帮助学生提高"把知识记住"的效率，但却无法加深学生对知识的理解，属于一种浅层的学习；另外，"自由发散联想"具有天马行空、对思维不加控制的特点，更适合用于"头脑风暴"式的创意活动，而不适合用于学科知识教学。

5. 基本要求

（1）思维导图教学法在课前准备阶段应用：①思维导图培训：护理学生要想更好地学习绘制思维导图，在上课前教师应对其进行集中的知识培训，教师可以通过选取具有专业性、突出性、趣味性的实例，对学生进行展示，带动学生的学习兴趣，这样可以更好地让学生掌握思维导图的绘制方法，再经过不断学习练习做到熟练掌握。②学生分组：在学习过程中，为提高学生的学习兴趣和效率，可以对学生进行分组，让学生自主组合，可分为 4 个小组，每组10 人，教师再根据学生的学习基础及性格进行微调，这样可以使学生在自主学习阶段，不断提高自身学习的动力，大胆发挥想象，积极查阅资料，遇到不懂的问题积极记录，增强学生的绘画、语言表达能力，使小组成员更好地讨论学习，顺利完成学习任务。③教学项目的选择：针对学生思维导图教学的案例选择，教师应该选取具有典型和趣味的案例进行教学。④课前自主学习：在学习过程中，学生以小组进行学习时应做好课前预习，在进行专业理论知识学习的过程中，教师要给予学生场地和材料上的支持，让学生在专业的学习平台上进行学习。思维导图熟练掌握后，学生在小组学习中要以此来展示学习的过程，在学生制作思维导图过程中教师要做好一定的指导工作。

（2）思维导图教学法在课堂教学阶段应用：教师在课堂教学过程中，主要教学的核心是围绕学生课前所制作的思维导图进行教学，主要围绕以下几个步骤展开教学。①将课前学生制作的思维导图进行展示，让学生对所制作的思维导图进行了解，并做好相应的记录。②每个小组派出一个小组代表对所做思维导图相关的思路和知识重点、难点，以及知识整体结构进行一个讲解与梳理，其他小组成员可以进行内容的补充。③学生要对完成的思维导图进行讲解，教师要在学生自我认识所制作的思维导图基础上，再进行知识点的补充和操作示范，教师指导的内容是学生对思维导图中不理解的部分，促使教学层次更加清晰、分明，突出课堂教学的重难点，让学生更好地内化所学的知识内容。

（3）思维导图教学法在课后自主练习阶段应用：自主复习与练习是学生课后巩固知识的重点。在课程教学过程中，课堂教学时间是极为紧张的，学生知识与技能的巩固大多主要靠学生的课后自主复习与反复练习。课后，学生可以在思维导图知识框架的引导下，再结合教师共享的相关教学视频，以小组的形式开展自主练习，在小组成员相互学习、相互指导下，这种以学生为主导地位的学习方法，可以促使学生学习效率与自主学习积极性的同步提升。

（八）项目教学

1. 概述

项目教学法是师生通过共同实施一个完整的项目工作而进行的教学活动，在职业教育中，项目是指以生产一件具体的、具有实际应用价值的产品为目的的任务。随着现代科学技术及生产组织形式对职业教育要求的提高，人们越来越多地采用小组工作的方式即共同制订计划、共同分工完成整个项目。在许多情况下，参加项目教学工作小组的学生来自不同的专业领域，目的是训练他们在今后的实际工作中与不同专业、不同部门的同事合作的能力和对参与的整个项目的完成能力。

项目教学法属于一种创新型的教学方法，它在重视理论知识的同时，还重视对学生实践动手操作能力的培养，被广泛地应用于医疗卫生教学中。在护理试验教学中，项目教学法的优势得到了充分发挥，极大地提升了护理专业教学的效率和质量，促进了护理专业的教育发展。

2. 特点

"项目教学法"最显著的特点是"以项目为主线、教师为引导、学生为主体", 改变了以往"教师讲, 学生听"的被动教学模式, 创造了学生主动参与、自主协作、探索创新的新型教学模式。

（1）目标指向的多重性。对于学生, 通过转变学习方式, 在主动积极的学习环境中, 激发好奇心和创造力, 培养分析和解决实际问题的能力。对于教师, 通过对学生的指导, 转变教育观念和教学方式, 从单纯的知识传递者变为学生学习的促进者、组织者和指导者。对教育组织机构, 建立全新的课程理念, 提升办学思想和办学目标, 通过项目教学法的实施, 探索组织形式、活动内容、管理特点、考核评价、支撑条件等的革新, 逐步完善和重新整合课程体系。

（2）培训周期短, 见效快。项目教学法通常是在一个短时期内、较有限的空间范围内进行的, 并且教学效果可测评性好。

（3）可控性好。项目教学法由学生与教师共同参与, 学生的活动由教师全程指导, 有利于学生集中精力练习技能。

（4）注重理论与实践相结合。要完成一个项目, 必然涉及如何做的问题。这就要求学生从原理入手, 结合原理分析项目、定制流程。而实践所得的结果又进一步考查专科护士的所得是否合理有效、是否与现有研究成果相一致。通过反复修订, 确定研究结果。

3. 优点

（1）有利于改革和创新教学模式, 提升临床护理技能。在项目教学法的实施过程中, 教师的角色发生了根本改变, 由主导者转变成了学生的搭档, 指导并引领着学生的项目开展。学生在教师的引领中加强了学习的主动性, 增强了理解能力和学习能力, 并在实际的操作中提升护理操作技能, 全面地掌握和巩固理论知识和操作技能, 达到良好的学习效果, 同时也培养了学生的学习热情、研究探索精神及创新能力, 并得到了良好的发挥和运用。

（2）有利于提升项目教学的实际效果, 为学生的临床工作奠定坚实的基础。在项目教学的实施中, 实践需求决定着教学内容, 护理岗位需要运用到的技能就是项目教学开展的方向和目标。这样的教学方式具有较强的针对性, 不仅提高了护理实验教学的效率和效果, 而且有效增强了项目教学的实用性, 学生学习并掌握护理技能是日后工作所需, 极大地实现了供需间的平衡。

4. 局限性

不适用于基础理论知识教学。

5. 基本运作的要求

（1）选好项目：临床教师主导下的项目教学法，首先要为学生设置出合适的项目，提出任务，并激发学生完成项目的兴趣。目标的制定，应当根据学生的实际水平，使每一个学生都能充分发挥出自己的创造性。

（2）分析项目：分析项目可在教师指导下进行，采用讨论、问答等方式调动学生的主动性，可视具体情况把总项目分解成一些"阶段任务"，"阶段任务"又可分解成更小的"分任务"，逐步细化。通过细化任务，可使学生明确具体的小任务，培养学生解决问题的思路，从而保证学习的方向和目标。

（3）自主学习：项目细化之后，要求学生阅读教材具体内容或查找相关课外资料，确定解决"分任务"的方法。这一过程是培养学生自主学习的重要步骤，要充分调动学生的积极性和主动性，鼓励同学之间交流讨论，找到比较好的解决方案。

（4）完成项目：完成项目阶段可以是一个由完成"分任务"到"阶段任务"再到"总任务"的过程。由于此阶段是一个由理论付诸实践的过程，学生会碰到很多意想不到的困难。教师应在此过程中适当指导，解答学生的疑难。学生课内不能完成的实践操作，在教师的指导下可以延伸到课后进行。

（5）教师评价：教师对学生完成任务情况及时做出检测和评价，既有利于掌握学生学习情况，又能帮助学生，要提出改进意见，使学生的学习得以提高。教师可根据具体情况灵活决定是否要对某些环节重新做出讲解和示范。

6. 运用的基本要求

（1）确定项目目标和任务：在开展项目教学之前，教师要提供一些项目任务，经过师生间的讨论和交流，最后敲定项目实施的目标和任务，为项目的具体实施奠定基础。创设教学情境，明确教学任务。根据教学的内容，为学生创设相关的教学情境，换句话说，就是为学生设置现实的情境，让学生在这样的情境中，运用所学的知识来解决现实中的问题。

（2）制定相应的实施规划：学生要依据之前制定的目标和任务，做出项目具体实施的规划，包括项目开展的步骤、流程等内容，最终经教师审核和指正后确定下来。

（3）具体实施计划：学生依据分组，做好小组成员的工作安排，确定小组间合作的方式，并依照项目实施规划，按流程分步骤开展实施。

（4）总结评价：学生首先对自己的工作表现进行自我评价，之后由教师给出公正、客观的评价。教师和学生在平等、友好的氛围中对项目实施中出现的问题进行讨论和评判，对学生解决问题的方法及学习行为的特征进行总结。

（5）实践应用：将项目实施得出的结果应用于实践当中。

（九）护理教学查房

1. 概述

护理教学查房（teaching ward round of nursing）是一种以临床住院病例为基础的实践教学，以传授专科理论和技能、介绍护理实践经验和某种先进技术为主要内容，以整体护理为指导的护理查房，主要培养学生独立思考和临床思维能力。

2. 特点

通过提高参与者理论联系实践的能力和解决常见护理问题的能力，从而提高工作能力，进而更好地运用护理知识与手段促进患者康复，是专科护士在短暂的临床实习阶段将理论与临床实践相结合的重要途径，是培养专科护士对病例进行综合分析，运用评判性思维去观察、评估、批判、计划、评价的重要手段。

3. 优点

（1）对于学生：激发学习多学科知识的兴趣，提高临床工作综合应用能力、应急应变能力、分析问题及解决问题的能力。

（2）对于教师：提供临床新知识、新技术，开阔学生思路，提高学生健康宣教能力的一种重要教学方式。能体现临床教师的业务水平、指导能力和渊博学识。

（3）提高临床护理质量：护理查房是直接考查管床医生、责任护士职业责任心、护理水平、团队合作精神、服务质量的过程，是检验各级护理管理者、各级职称护士、各年资临床护士专业护理水平的最重要的形式之一。通过临床教学查房融洽护患关系，能让患者掌握相关卫生知识，主动配合治疗护理，提高护理质量。

4. 局限性

（1）护理查房的执行与规范性，在不同级别的医院差别较大，而护理查房的质量与重视程度，影响着临床护理质量的提高与发展。

（2）临床教师经验不足，主要对教学查房的目的、教学目标、基本模式，以及方法欠缺了解，容易搞成小课堂形式。

（3）需要患者充分配合，实施前要充分征得患者同意，同时要注意保护患者隐私。

5. 基本要求

（1）组织护理教学查房前，教师要有充足的准备：深入病房挑选典型病例，要选择临床常见的、多发的案例，尽量选用近期专科护士接触的临床案例，所选案例要有完善的辅助检查资料和翔实的诊疗过程记录。

（2）设计和确立问题：教师对挑选的病例进行案例设计，把在护理中易出现、需纠正的问题，以及一些不确定因素或干扰因素隐藏在案例中，密切结合教学目标和教学内容，问题具有足够的开放性、启发性，能适应专科护士的认知特点和思维水平。

（3）专科护士临床实践准备：专科护士临床实践时要查阅资料，教师将案例与问题提前一周告知专科护士，指导专科护士通过各种途径获取所需要的资源，熟悉患者情况。每位实践中的专科护士均应积极参与，踊跃发言，不断提高专业知识及护理水平。

（4）环境准备充分：清理陪护、充分解释、获得患者和家属的同意。

第二章 不同教学模式在呼吸系统疾病中的临床应用

第一节 传统教学法

一、讲授法在临床护理教学中的应用

（一）讲授法在呼吸系统疾病临床护理教学中的应用范围

讲授法适用于呼吸系统疾病的解剖、病理生理特点及其临床表现的护理教学。讲授法以教师主动授课为特点，授课教师结合 PPT、视频、音频、图像等教学辅助手段对疾病基础知识进行讲解，运用共情、互动的方式激发学生的逻辑思维能力，让学生在快速获取大量知识信息的同时对疾病相关知识进行积极思考，不但获取了知识，还培养了学习能力。

案例　　　　　　　　　　　　　　支气管扩张疾病患者的护理

患者女性，65岁，因"反复咳嗽、咳痰、咯血17年余，加重2月余"就诊，门诊以"支气管扩张"收入呼吸科（平诊、步行方式）。患者神志清楚、精神差，睡眠差，生活部分自理，表现为慢性咳嗽，大量脓痰，痰量与体位改变有关，晨起或夜间卧床改变体位时咳嗽、咳痰量增加，每日痰量约100 mL，静置后可分层，痰液有臭味，反复咯鲜红色血，每日咯血量约150 mL，喘息气短，活动时明显。胸部CT示弥漫索条及小结节状高密度影，痰培养示铜绿假单胞菌感染，血红蛋白100 g/L，动脉血气分析结果示 pH 7.40、二氧化碳分压37 mmHg、氧分压76 mmHg、血氧饱和度95%。遵医嘱给予持续低流量吸氧2 L/min，给予抗感染、止咳、化痰、平喘、止血等药物对症治疗，同时给予患者康复指导、饮食指导及心理支持。

（二）课程设计

1. 设计思想

本次课程采用讲授法授课，用案例导入，引出授课内容，提出问题，引起兴趣，通过教师主动教学，使学生获取知识，激发其思考能力及学习能力。

2. 教学重点

（1）支气管扩张的临床表现及护理观察重点。

（2）支气管扩张疾病的护理诊断。

（3）支气管扩张合并咯血患者饮食护理的注意事项。

3. 教学难点

（1）支气管扩张体位引流的方法及注意事项。

（2）大咯血及窒息的预防及处理。

4. 教学目标

（1）识记

1）正确阐述支气管扩张的临床表现及护理观察要点。

2）能够说出支气管扩张的解剖和病理生理特点。

（2）理解

1）能够用自己的语言说出支气管扩张的定义。

2）正确分析支气管扩张患者的护理诊断。

（3）应用

1）运用所学知识正确评估患者并指导患者进行体位引流。

2）做好病情观察，对发生大咯血的患者实施抢救预案。

5. 教学工具

PPT、图像、视频等。

6. 教学时长

30～40分钟。

（三）教学内容

1. 基础知识讲解

使用PPT、图像、视频、模具等教学工具，对支气管扩张的定义、解剖、病理生理特点进行讲解。

（1）定义：分别从病因、支气管管壁结构改变及其临床特点对支气管扩张的定义进行分析讲解，使学生对支气管扩张疾病获得初步认识。

（2）解剖及病理生理特点

1）解剖：支气管扩张多见于段或亚段支气管管壁的破坏与炎症改变，受累支气管壁的组织结构破坏，逐渐纤维化，形成柱状扩张、囊状扩张、不规则扩张三种结构。应用模具对其解剖知识进行讲解，结合图像及应用动态视频通过对比正常支气管和病变后的支气管的不同来获取更加直观的信息（图2-1-1）。

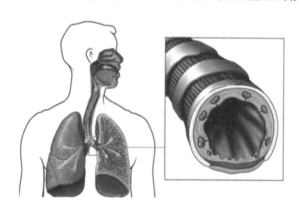

图 2-1-1 支气管

2）病理生理特点：支气管扩张的病理生理改变取决于病变的范围及性质，细菌反复感染可使支气管管腔内充满炎症介质和病原菌黏稠液体，气道随之逐渐扩大，形成瘢痕和扭曲。通过讲解疾病不同时期的支气管病变情况及病理生理特点，阐明细菌反复感染是支气管扩张的发病原因，介绍引起感染的常见病原体（图2-1-2）。

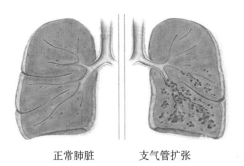

正常肺脏　　　支气管扩张

图 2-1-2 支气管扩张的病理生理改变

2. 案例导入

结合案例，分析支气管扩张的临床特点、护理诊断及护理观察要点，要求学生重点掌握，并探讨本部分学习的难点。

（1）案例分析

1）支气管扩张的主要症状是持续或反复咳嗽、咳（脓）痰，主要表现为慢性咳嗽、咳大量脓痰、痰液静置后可分层，痰液的性状是支气管扩张临床表现的一大特点。体位改变与痰量多少有关，晨起或夜间卧床改变体位时痰量增加。应关注患者痰液的颜色、性质、量，指导患者及家属进行有效咳嗽、翻身叩背、体位引流等促进痰液排出的方法。

2）支气管扩张患者还可能发生咯血，当小动脉被侵蚀或增生血管被破坏时可引起大咯血。此患者因支气管扩张出现反复咯血，并出现血红蛋白下降的情况，在遵医嘱使用止血药物治疗的同时应关注患者咯血颜色、量的改变，密切关注患者生命体征，警惕大咯血及咯血引起的窒息、贫血等一系列症状的出现。

3）支气管扩张患者出现喘息、气短和呼吸困难等症状时提示出现广泛的支气管扩张或潜在的慢性阻塞性肺气肿。患者表现为呼吸困难，活动时明显，应关注患者呼吸困难情况及血气分析结果，并指导患者采取正确的呼吸方法。

4）患者痰培养示铜绿假单胞菌感染，说明气道内存在炎症与感染，应遵医嘱使用抗感染药物治疗，同时关注患者感染情况的发展。

5）患者患病多年，病程较长，可能存在焦虑的心理，应对患者的心理特点进行评估，并开展心理疏导，同时应加强健康教育，以提高患者的自我保健意识和能力。

（2）教师提出问题与学生互动，调动学生主观能动性，引导学生对本病例患者的护理诊断／问题进行思考，最后由教师分析并确定最终的护理诊断／问题。

1）提出问题。综合上述病例请思考：该患者存在哪些护理诊断／问题？

2）学生主动思考，根据所学知识提出护理诊断／问题。

3）教师对学生提出的护理诊断／问题进行分析，按其重要性和紧迫性，以及首优、中优、次优问题的顺序进行排序。例如：①清理呼吸道无效：与痰多黏稠不易咳出及无效咳嗽有关。②潜在并发症：大咯血、窒息。③气体交换受损：与肺通气肺换气障碍、氧供与氧耗失衡有关。④有感染的风险：与痰多黏稠不易咳出有关。

所提出的护理诊断／问题中首优问题为本病例患者最需要解决的问题，其对患者的生命威胁最大，如何解决也成为本次探讨的难点问题，自然引出下一部分内容。

3. 难点剖析

咳大量脓痰及反复咯血是支气管扩张患者的临床表现。及时清除痰液保持呼吸道通畅及做好大咯血及窒息的应急处理是本堂课程的难点。

（1）清除气道分泌物：应用祛痰药物，雾化吸入，结合震颤、叩拍、刺激咳嗽、体位引流等胸肺物理治疗方法有利于清理气道分泌物，保持呼吸道通畅，减轻感染。可使用视频、图像等辅助工具对不同治疗方法进行介绍，重点对体位引流的方法及注意事项进行讲解。体位引流前做好准备，对患者进行全面评估，做好解释工作，获得患者配合。确定病变部位，引流体位的选择受病变部位及患者的耐受程度影响，一般选择抬高病灶部位，引流时间选择在清晨、餐前或餐后2小时进行，引流过程中应全程有人陪护，做好患者生命体征及病情变化的监测。引流后对引流效果进行评价。可通过现场演示或图示（图2-1-3）展示对引流的体位选择进行讲解。

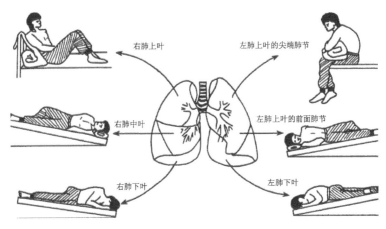

右肺上叶　　左肺上叶的尖端肺节

右肺中叶　　左肺上叶的前面肺节

右肺下叶　　左肺下叶

图 2-1-3 引流体位的选择

（2）大咯血及窒息的抢救：大咯血和窒息是支气管扩张疾病的潜在并发症，抢救成功与否直接影响患者的生命安全，授课过程中应重点对大咯血和窒息的抢救流程进行梳理，并引导学生主动思考。

（3）饮食护理：支气管扩张合并咯血患者应尤其关注对饮食的要求，针对患者咯血量的多少向学生讲解不同的饮食要求。在临床中要对患者做好饮食指导，避免因饮食不当导致再出血。

（4）病情观察：强调做好病情观察是预防支气管扩张大咯血及窒息的重要内容，重点向学生讲解如何观察患者的生命体征及意识状况，有无窒息征象及并发症表现。如果患者出现咯血量急剧下降或突然停止，观察患者出现面色苍白、呼吸困难、出汗等症状，应警惕大咯血窒息的发生，需立即通知医生，备好抢救物品，必要时进行气管插管，协助医生进行抢救配合工作。

4. 巩固提高

课程最后进行小结，对本堂课程内容进行总结归纳，巩固知识，加深印象。

5. 课后思考

针对所学知识提出思考问题，给学生留下课后作业。例如：①如何做好支气管扩张患者的健康教育？②支气管扩张患者痰液有臭味的原因？

6. 知识延伸

针对所学知识进行延伸学习，可通过查阅文献或阅读相关书籍学习支气管扩张最前沿的知识，掌握其最新进展情况；同时关注支气管扩张治疗的新技术、新业务的发展，如支气管动脉栓塞术、经气管镜止血、肺切除术等；学习探索新的护理模式，指导临床护士进行有效的干预措施；探讨病情不同阶段患者可开展的胸肺物理治疗方法及呼吸功能锻炼方法；可参考的文献或书籍如《2018 年英国胸科协会成人支气管扩张指南要点介绍》《中华结核和呼吸杂志》等。

二、谈话法在临床护理教学中的应用

（一）谈话法在呼吸系统疾病临床护理教学中的应用范围

谈话法适用于呼吸系统疾病护理诊断／问题及护理措施方面的教学，是教师在学生已有的知识和经验的基础上提出新的问题，积极发挥学生的思考能力。结合 PPT 等教学辅助手段，通过案例分析由教师引导学生提出护理诊断／问题及护理措施，使学生转变学习方法，摒弃被动学习，积极主动学习。对疾病知识进行积极思考，从而获取知识，培养能力。

> **案例** 支气管哮喘患者的有效管理
>
> 患者女性，45 岁，因"反复发作的喘息、气急、胸闷和咳嗽 17 年余，加重 2 月余"就诊，门诊以"支气管哮喘"收入科（平诊、步行方式）。患者神志清楚、精神差，睡眠差，生活部分自理，哮喘常在夜间或凌晨发作或加重，发作时胸闷气促，呼吸困难，不能平卧。患者痰涂片可见嗜酸性粒细胞增多症，支气管激发试验阳性，动脉血气分析结果示 pH 7.40、二氧化碳分压 37 mmHg、氧分压 76 mmHg、血氧饱和度 90%。患者长期使用定量雾化吸入装置，效果欠佳。遵医嘱给予持续低流量吸氧 2 L/min，抗感染、止咳、化痰、平喘等药物对症治疗，同时给予患者康复指导、饮食指导及心理支持。

（二）课程设计

1. 设计思想

本次课程采用谈话法授课，教师以教学内容为依据，以教学目标为指引，精心设计问题，问题涵盖疾病基本知识及重点难点内容，兼具启发性，引发学生谈话的积极性。

2. 教学重点

（1）支气管哮喘的临床表现及护理观察重点。

（2）支气管哮喘的护理诊断。

（3）支气管哮喘的治疗及护理。

3. 教学难点

哮喘的有效管理方法。

4. 教学目标

（1）识记：正确阐述支气管哮喘的临床表现及护理观察要点。

（2）理解

1）能够用自己的语言说出支气管哮喘的发病机制。

2）运用自己的语言正确说出支气管哮喘的定义。

3）运用所学知识正确分析支气管哮喘的护理问题／诊断。

（3）运用

1）通过评估患者所存在的护理问题制定有针对性的护理措施。

2）能够运用支气管哮喘患者的有效管理方法为患者制定自我管理方案。

5. 教学工具

PPT、图像。

6. 教学时长

30 ～ 40 分钟。

（三）教学内容

1. 通过提出设定的问题对基础知识进行梳理

使用 PPT、图像等教学工具，对支气管哮喘的定义、发病机制、临床表现等基础知识进行提问，了解学生的掌握情况。将设定的问题用 PPT 展示出来，由学生思考后回答，教师带领学生进行分析并得出正确答案，以此加深学生对知识的印象。

（1）定义及发病机制：在对支气管哮喘的定义及发病机制进行回顾学习时，学生回答完教师的提问后，教师可以将以下示意图（图 2-1-4）展示给大家看，让学生对发病机制的认识更加清楚明了。

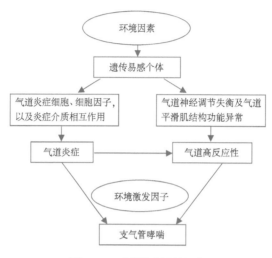

图 2-1-4 哮喘发病机制示意

（2）临床表现：教师发挥主导作用，引导学生回答哮喘的临床表现，并阐述其发病特点。

哮喘典型表现为发作性伴有哮鸣音的呼气性呼吸困难。症状可在数分钟内发作，持续数小时至数天，应用平喘药物后或自行缓解。夜间及凌晨发作加重是哮喘的典型特征。发作时典型的体征为双肺可闻及广泛的哮鸣音，呼气音延长。

2. 案例导入

结合案例，分析支气管哮喘的临床特点，由教师引导学生提出护理诊断／问题护理观察要点，要求学生重点掌握，并探讨本部分学习的难点。

（1）案例分析

1）患者存在反复发作的喘息、气急、胸闷和咳嗽、咳痰等症状，常在夜间或凌晨发作或加重。这是哮喘的主要症状表现及重要临床特征。血气分析结果氧分压为 65 mmHg，提示患者存在缺氧症状。

2）哮喘患者有时存在咳痰、痰液黏稠不易咳出的表现。患者由于支气管哮喘发作导致支气管黏膜水肿、分泌物增多、痰液黏稠，同时由于患者无效咳嗽导致痰液不易咳出。

3）患者在进行定量吸入器使用的时候未掌握正确的使用方法导致吸入药物疗效不佳，说明其未接受正确的用药指导，缺乏相关知识的培训。

（2）教师提出问题与学生互动，调动学生主动思考的积极性，引导学生对本病例患者的护理诊断/问题进行思考，最后由教师分析并确定最终的护理诊断/问题。

1）提出问题。综合上述病例请思考：该患者存在哪些护理诊断/问题？

2）学生主动思考，根据所学知识提出护理诊断/问题。

3）教师对学生提出的护理诊断/问题进行分析，按其重要性和紧迫性，将首优问题、中优问题及次优问题进行排序，最终确定以下几项护理诊断/问题。例如：①气体交换受损：与支气管痉挛、气道炎症、气道阻力增加有关。②清理呼吸道无效：与支气管黏膜水肿、分泌物增多、痰液黏稠、无效咳嗽有关。③知识缺乏：缺乏正确使用定量吸入器药物的知识。

（3）针对所提出的护理诊断/问题，再次提出问题：患者的护理要点是什么？

1）针对患者喘息、气急、胸闷等症状，应密切关注患者症状缓解情况及血气分析结果，提供安静、舒适的环境，避免患者与过敏源的接触。待患者病情平稳后，对大量出汗的患者进行温水擦浴，更换衣服和床单，保持皮肤清洁干燥。哮喘新近发生或重症发作的患者，通常会出现紧张甚至惊恐不安的情绪，要关注患者的情绪变化，多巡视患者，给予心理疏导和安慰。

2）针对痰液黏稠不易咳出的表现，应关注患者痰液的颜色、性质、量的变化，及时告知医生，指导患者进行有效咳嗽，必要时给予吸痰。哮喘急性发作时，患者呼吸增快、出汗，常伴脱水、痰液黏稠，形成痰栓，阻塞小支气管，加重呼吸困难。应帮助患者保持端坐位，绝对休息，给予加温加湿吸氧，遵医嘱给予支气管舒张剂、抗炎药物等，保持患者呼吸道通畅，鼓励患者多饮水，以补充丢失的水分，稀释痰液。

3）患者不能正确使用吸入剂药物，是哮喘加重的原因之一，应对患者进行合理正确用药的指导，并对患者用药后的疗效及不良反应进行观察。

3. 难点剖析

哮喘现尚不能根治，需通过有效的哮喘管理，实现哮喘控制。针对本堂课程所学知识，教师引导学生为患者提出哮喘管理方案。

（1）建立良好的护患合作关系是实现有效哮喘管理的首要措施，就哮喘治疗目标达成共识，制订个性化的书面计划，开展对患者的哮喘教育，其目的是指导患者实现哮喘的自我管理。

（2）哮喘教育必须成为护患之间所有互助关系中的组成部分。对医院、社区、医务工作者开展继续教育，通过培训知识，提高与患者及家属的沟通技巧，做好患者及家属的教育工作。从而增加患者的理解、增强自信心和满意度，强化患者的依从性和自我管理能力，进而增进健康。

（3）哮喘控制：在哮喘长期管理治疗过程中，必须采用评估哮喘控制方法、连续监测法来提供动态客观指标，从而调整治疗，以便维持哮喘控制，降低医疗成本。

4. 巩固提高

课程最后进行小结，对本堂课程内容进行总结归纳，巩固知识，加深印象。

5. 课后思考

针对所学知识提出思考问题，给学生留下课后作业。例如：①哮喘患者可以进行体育锻炼吗？②患者长期使用激素会产生什么不良反应？

6. 知识延伸

针对所学知识进行延伸学习，可通过查阅文献或阅读相关书籍学习支气管哮喘最前沿的知识，掌握其最新进展情况；同时关注支气管哮喘治疗的发展情况；学习探索新的护理模式，指导临床护士进行有效的干预措施；可参考的文献或书籍如《全球哮喘防治倡议》。

三、讨论法在临床护理教学中的应用

（一）讨论法在呼吸系统疾病临床护理教学中的应用范围

讨论法适用于呼吸系统疾病中用于探讨或具有争议性知识的学习，讨论法是指教师针对所学知识提出问题，引导学生发表意见进行讨论的教学方法，对师生之间相互交流思想、共同切磋学术、用集体的智慧研究护理问题提供了良好的交流平台。

> ## 案例
> ### 气胸患者留置胸腔闭式引流管的护理观察要点
>
> 患者男性，20岁，身高180 cm，体重58 kg，大学生。在体育课上练习举重的过程中，右侧胸部突然出现刀割样疼痛，随后出现胸闷、憋气，被老师和同学送至医院急诊科。
>
> 身体评估：体温37.1℃，脉搏112次/分，呼吸34次/分，血压108/78 mmHg，右侧胸部略显膨隆，语颤稍减弱，叩诊过清音，肝浊音界下降。为排除气胸急诊拍摄X线片。

（二）课程设计

1. 设计思想

本次课程采用讨论法授课，课程开始首先讲解疾病基础知识，然后结合案例，由教师提出问题，学生发表观点进行讨论，注重培养学生的临床思维能力。

2. 教学重点

（1）气胸的临床表现与治疗要点。

（2）气胸的分类及发病机制。

（3）气胸患者的护理诊断/问题及护理措施。

3. 教学难点

（1）留置胸腔闭式引流管患者的护理。

（2）气胸的判定。

4. 教学目标

（1）识记：正确阐述气胸患者的临床表现及治疗要点。

（2）理解

1）运用自己的语言正确说出气胸的定义。

2）运用所学的知识对患者气胸的类型进行判断。

3）运用所学知识正确分析气胸的护理问题/诊断。

（3）运用

1）通过评估患者所存在的护理问题制定有针对性的护理措施。

2）配合医生进行胸腔抽气并做好引流装置及伤口的护理。

5. 教学工具

PPT、图像、视频、模具等。

6. 教学时长

40～60分钟。

（三）教学内容

1. 基础知识讲解

使用 PPT、图像、视频、模具等教学工具，对气胸基础知识进行讲解。

（1）定义与分类：胸膜腔为不含气体的密闭潜在腔隙，当气体进入胸膜腔，造成积气状态时，形成气胸。气胸可分为自发性气胸、外伤性气胸和医源性气胸三类。自发性气胸为内科急症，可分为原发性和继发性两类。根据脏层胸膜破裂口的情况和气胸发生后对胸膜腔内压的影响，自发性气胸一般分为闭合性气胸、交通性气胸和张力性气胸。可以通过分析气胸的特点来鉴别区分气胸类型。

（2）自发性气胸的病因与发病机制：继发性自发性气胸和原发性自发性气胸的患病人群及发病原因均不同。继发性自发性气胸常继发于有肺部基础疾病的人群，原发性自发性气胸多见于瘦高体形的青壮年男性，其诱发因素常见的有抬高、举重物、用力过猛、剧咳、屏气等。

（3）临床表现

1）胸痛：患者在外界诱因下突感一侧胸部出现刀割样疼痛，持续时间较短，随后出现胸闷、呼吸困难。

2）呼吸困难：患者有无肺基础疾病，以及肺功能状态、气胸发生速度、胸膜腔内积气量和压力决定患者呼吸困难的严重程度。

3）体征：患者体征是否明显取决于积气量，小量气胸时体征不明显。大量气胸时，出现呼吸加快，患侧胸部膨胀，气管向健侧移位，听诊语颤减弱，叩诊过清音或鼓音，可出现 Hamman 征等。液气胸时可闻及胸内振水声。血气胸若失血过多会出现血压下降甚至休克。

（4）实验室及其他检查

1）X线胸片检查：其是诊断气胸的重要方法。典型表现有气胸线、线外透亮度增强、无肺纹理。

2）胸部CT：表现为胸膜腔内极低密度气体影，伴有肺组织不同程度的萎缩改变。

（5）治疗要点：自发性气胸的治疗目的是促进患侧肺复张、消除病因及减少复发。主要有：①稳定型小量闭合性气胸可选择保守治疗。②小量气胸、呼吸困难较轻、心肺功能尚好的闭合性气胸可进行胸腔穿刺排气治疗。③对于呼吸困难明显、肺压缩程度较大的不稳定型气胸患者尽早行胸腔闭式引流术。④对于长期气胸、气胸反复发作、张力性气胸引流失败等情况可进行手术治疗。⑤对于气胸反复发生，肺功能欠佳，不宜手术治疗的患者可进行化学性胸膜固定术。治疗过程中要注意观察并发症的发生并给予相应处理。

（6）护理诊断/问题

1）潜在并发症：严重缺氧、循环衰竭。

2）焦虑：与胸痛、呼吸困难、气胸反复发作、胸腔穿刺或留置引流管有关。

3）疼痛胸痛：与脏层胸膜破裂、置入引流管有关。

4）活动无耐力：与日常饮食摄入不足、氧供与氧耗失衡有关。

（7）护理措施

1）绝对卧床休息，避免进行增加腹压的活动，血压平稳者取半卧位，以利于呼吸、咳嗽排痰及胸腔引流。

2）氧疗：根据患者缺氧的严重程度选择适当的给氧方式和氧流量。

3）病情观察：严密观察患者的呼吸状况，有无呼吸困难和缺氧的情况。密切观察大量抽气及放置引流管后的患者的情况，如有异常立即报告医生进行处理。

4）心理支持：向患者解释病情并及时回应患者的需求，在做各项检查、操作前向患者解释其目的、意义、效果等以取得患者的配合。

5）做好术中配合和术后护理工作。向患者及家属介绍引流装置的使用方法、注意事项。

2. 案例导入

结合案例及所学知识，通过提出问题，让学生思考并讨论，提高其临床思维能力。教师结合学生给出的答案进行分析总结。

（1）抛出问题，给学生思考空间

1）医生为什么要考虑气胸？

2）如果是气胸，患者可能属于哪种类型的气胸？X线胸片上会出现什么典型表现？

3）患者在等待拍摄胸片时感到胸闷憋气症状逐渐加重，额头冒汗，面色苍白，口唇略绀，放射科护士立即为患者安排拍片。胸片结果示右侧气胸，右肺压缩50%。请问，根据患者的临床症状和病情进展，判断患者可能属于哪种类型的气胸？此种情况胸部会出现什么体征？

4）医生为患者留置胸腔闭式引流管，你应该怎么护理？

（2）教师结合学生的回答进行分析

1）医生考虑患者为气胸主要是因为其表现为气胸的典型临床症状，即患者突感一侧出现针刺样或刀割样胸痛，持续时间较短，随后出现胸闷、呼吸困难。其次患者的年龄、体型也是气胸的高发人群。

2）患者应该属于原发性自发性气胸，其多见于瘦高体形的青壮年男性。病例中患者男性，身高180 cm，体重58 kg，体形瘦高。在体育课上练习举重的过程中，发生气胸，符合自发性气胸发病的条件。常规X线检查除可发现胸膜下大疱外，肺部无明显病变。

3）患者的临床症状提示其出现大量气胸，会出现呼吸增快、呼吸运动减弱、发绀、患侧胸部膨胀、气管向健侧移位、语颤减弱、叩诊过清音或鼓音、心浊音界缩小或消失、右侧气胸肝浊音界下降、患侧呼吸音减弱或消失等表现。

4）对于呼吸困难明显、肺压缩较大的不稳定型气胸患者，需尽早行胸腔闭式引流，以使肺尽快复张，如何做好胸腔闭式引流患者的护理是我们护理工作的重点和难点。

3. 难点剖析

（1）术前准备：做好患者准备，向患者介绍胸腔闭式引流管的目的、意义、配合要点及注意事项。做好物品准备，配齐手术中需要的无菌物品、引流装置及抢救设备等。

（2）术中配合：协助患者摆好体位，一般为坐位或侧卧位。置管过程中密切观察患者的生命体征，并注意观察患者的心理变化，给予安慰鼓励。

（3）保证有效引流：①确保引流装置安全：所有接口地方都要用胶布加固防止脱开，引流瓶放置位置应低于患者胸部，不易绊倒的地方，其液平面应低于引流管胸腔出口平面 60 cm，水封瓶中长管末端始终在液面下 1～2 cm。②观察引流管是否通畅：应确保引流管内的水柱随呼吸上下波动，有气体自水封瓶液面溢出。③防止渗出物或胸腔积液堵塞引流管。④防止意外发生：在搬运患者过程中应做好防护措施，避免发生引流管滑脱、漏气或引流液反流等意外情况，需要用两把血管钳将引流管双重夹紧。

（4）引流装置及伤口的护理：需每日对引流装置进行冲洗，更换装置内的液体，一般使用无菌生理盐水，操作过程中注意无菌原则，需两人操作，更换液体时需用血管钳将引流管夹闭，更换完毕检查引流装置是否通畅。引流瓶上的排气管外端应用 1～2 层纱布包扎好，避免空气中尘埃或异物进入引流瓶内。每 1～2 天更换 1 次伤口敷料，有分泌物渗出或污染时随时更换。

（5）肺功能锻炼：指导患者进行缩唇呼吸、腹式呼吸、深呼吸等呼吸功能锻炼，协助患者更换体位，病情允许可协助患者在床上坐起或下地走路，以加速胸腔内气体排出，促进肺复张。

（6）拔管护理：观察引流管拔管指征，如出现以下情况可考虑拔管：①引流管无气体逸出 1～2 天。②患者呼吸困难症状、X 线胸片示肺已全部复张。拔管前需先夹闭引流管 24 小时后无复发，拔管后注意观察患者有无胸闷、呼吸困难、切口处漏气、渗出、出血、皮下气肿等情况。

4. 巩固提高

课程最后进行小结，对课程内容进行归纳总结，以巩固知识，加深印象。

5. 课后思考

针对所学知识提出思考问题，给学生留下课后作业。例如：①留置胸腔闭式引流管的患者在进行交接班时应重点关注什么？②为什么瘦高体形的青壮年易发生气胸？③引流装置的原理是什么？

6. 知识延伸

对所学知识进行延伸学习，可通过查阅文献或阅读相关书籍学习气胸相关的前沿知识，掌握其最新进展情况；学习探索新的护理模式，指导临床护士进行有效的干预措施；探讨复发性气胸的治疗方法。

四、演示法在临床护理教学中的应用

（一）演示法在呼吸系统疾病临床护理教学中的应用范围

演示法适用于呼吸系统疾病肺康复锻炼知识的学习，是教师利用各种实物、教具等进行示范性教学，结合 PPT、视频、图像等教学辅助手段，配合使用讲授法、谈话法，以学生获取知识为目的的教学方法。演示法有助于提高学生的学习兴趣、克服学习困难，培养其观察能力和抽象思维能力。

案例　　　　　COPD 患者的肺康复指导

患者男性，82 岁，因"气短伴活动后喘息 1 周"就诊，门诊以"COPD 急性加重"收入院。患者神志清楚、精神差，生活部分自理，主诉气短，活动后加重，伴乏力明显，慢性咳嗽、咳痰，晨起明显，痰量较多，为黄色黏痰，较难咳出。患者呼吸正常，为胸式呼吸，双肺叩诊呈清音，双肺呼吸音低。肺 CT 结果示双肺肺气肿、肺大疱、左肺可见少量斑片影，白细胞 12.16×10^9/L、C– 反应蛋白 50.22 mg/L。动脉血气分析结果示 pH 7.46、二氧化碳分压 45 mmHg、氧分压 59 mmHg。遵医嘱给予持续低流量吸氧 2 L/min，抗感染、止咳化痰、平喘等药物对症治疗，同时给予患者用药指导、康复指导、饮食指导及心理支持。

（二）课程设计

1. 设计思想

本次课程采用演示法授课，教师通过展示各种吸入剂及康复锻炼工具进行示范性教学，使学生在掌握吸入剂的使用方法及呼吸康复锻炼方法的过程中，提高学习兴趣、观察能力及抽象思维能力。

2. 教学重点

（1）COPD 的临床表现及护理观察要点。

（2）COPD 的护理诊断。

3. 教学难点

（1）吸入剂的使用方法及注意事项。

（2）COPD 患者肺康复方案的制定。

4. 教学目标

（1）识记

1）正确阐述 COPD 的临床表现及护理观察要点。

2）正确陈述肺康复的适应证及禁忌证。

（2）理解

1）运用自己的语言说出肺康复的定义。

2）针对患者病情分析适合患者的肺康复锻炼方法。

（3）运用

1）教会 COPD 患者正确使用吸入剂。

2）运用所学知识为 COPD 患者制定合适的肺康复锻炼方案。

5. 教学工具

PPT、模具、视频、图像。

6. 教学时长

30～40 分钟。

（三）教学内容

1. COPD 基础知识讲解

结合讲授法，使用 PPT、图像等教学工具，对 COPD 的定义、临床表现及护理诊断 / 问题进行讲解。

（1）定义：通过与慢性支气管炎及肺气肿鉴别对 COPD 的定义进行讲解，强调 COPD 是以持续呼吸系统症状和气流受限为特征，肺功能检查是其确诊的金标准。借助图片对其病理生理特点进行讲解（图 2-1-5）。

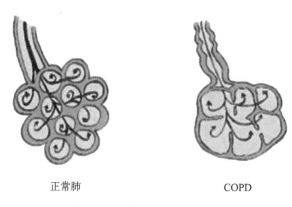

正常肺　　　　　　　　　　　　　COPD

图 2-1-5　正常肺与 COPD 的区别

（2）临床表现：运用讲授法，结合 PPT 对 COPD 的临床表现进行讲解。COPD 常见的症状是咳嗽、咳痰、气短、呼吸困难、喘息或胸闷，分别对其不同临床症状的特点进行详细阐述。

（3）护理诊断 / 问题：通过对患者的临床症状进行分析，对其潜在的健康问题进行判断，按照其重要性及紧迫性依次列出护理诊断 / 问题。并引导学生针对护理诊断 / 问题思考相应的护理措施。

2. 案例导入

结合案例，分析 COPD 的临床症状、护理诊断 / 问题及护理观察要点，并针对所存在的问题进行吸入药物的指导及呼吸功能锻炼的指导，要求学生重点掌握，并探究本疾病的护理难点。

（1）案例分析

1）患者表现为慢性咳嗽，晨起明显，咳黄色黏痰，痰液不易咳出；应动态关注患者痰液的颜色、性质、量，可给予患者叩背、震颤等处理，指导患者多饮水促进痰液稀释，教会患者有效咳嗽促进痰液排出。在讲解过程中将各项操作的方法以图片或视频形式演示出来，让学生更加直观地学习，加深印象。

2）COPD 的标志性症状是气短或呼吸困难。此患者主诉气短，活动后气促，动脉血气分析结果示 pH 7.46、二氧化碳分压 45 mmHg、氧分压 59 mmHg，为重度缺氧状态，在给予持续低流量吸氧的同时应该遵医嘱给予患者支气管扩张药物，教会患者吸入剂使用的方法及注意事项，将吸入剂模具展示给大家，向大家演示吸入剂的正确使用方法。此外患者的呼吸模式为胸式呼吸，应指导患者进行控制性呼吸，教会患者缩唇呼吸、腹式呼吸等呼吸方法，纠正错误的呼吸模式。

3）患者化验结果示：白细胞 12.16×10^9/L、高敏 C- 反应蛋白 50.22 mg/L，痰液为黄色黏痰，存在感染，应遵医嘱使用抗感染药物治疗，利用气道廓清术促进痰液排出，并持续关注患者化验结果及痰液的变化。

4）患者患病多年，病程较长，可能存在焦虑的心理，应评估患者的心理状况，对患者进行心理疏导，并加强对患者的健康教育，提高其自我保健意识和能力。

5）老年患者依从性及认知能力下降，指导并教会患者及其家属或陪护人员进行肺康复锻炼，引导患者坚持锻炼，同时给患者发放肺康复锻炼健康教育手册，将科室的肺康复锻炼的健康教育手册展示给大家，通过手册学习维持并巩固肺康复计划。

（2）教师提出问题与学生互动，提高学生主动思考能力，引导学生对本病例患者的护理诊断 / 问题进行思考，最后由教师分析并确定最终的护理诊断 / 问题。

1）提出问题。综合上述病例请思考：该患者存在哪些护理诊断 / 问题？

2）学生主动思考，根据所学知识提出护理诊断 / 问题。

3）教师对学生提出的护理诊断 / 问题进行分析，按其重要性和紧迫性，将首优问题、中优问题及次优问题进行排序，最终确定以下几项护理诊断 / 问题。例如：①清理呼吸道无效：与痰多黏稠不易咳出及无效咳嗽有关。②气体交换受损：与肺通气肺换气障碍、氧供与氧耗失衡有关。③有感染的风险：与痰多、黏稠、不易咳出有关。

关于 COPD 患者的治疗除了日常的药物治疗、氧疗、戒烟、营养支持外，肺康复也是疾病管理的一项重要内容。对于此病例，应该给患者制定怎样的肺康复治疗方案是本次课程要探讨的难点。

3. 难点剖析

肺康复锻炼近年来在治疗慢性阻塞性肺疾病上备受关注，在临床上逐渐被普及，并取得一定的效果，如何将肺康复应用于临床并发挥其应有的效果显得尤为重要，并且近年来备受关注。应对患者在进行综合评估的基础上制定肺康复锻炼方案。

（1）综合评估：①对患者的意识、生命体征、自理能力、呼吸困难分级及咳嗽难度等进行评估。②床上活动度评估（可通过空中踏车、桥式运动、拉伸运动进行评估）。③机体肌力评估（对上下肢肌力进行分级）。④运动耐力评估（采用评分、6分钟步行试验等）。⑤血气结果及肺功能检查结果评估。将各项评估表格展示给学生。

（2）排除禁忌证：肺康复锻炼时需注意排除一些禁忌证，如 COPD 急性加重期患者、进展性关节炎患者、近期心肌梗死和不稳定心绞痛的患者，以及老年痴呆、听力障碍等不能配合的患者。但这些禁忌证不是绝对的，主要是针对运动疗法而言。

（3）确定康复方案：在急性加重期，由于患者呼吸急促，无法有效咳痰，这一阶段主要使用叩背震颤等手法协助患者进行排痰，并教会患者有效咳嗽，促进痰液的排出，锻炼时间选择在餐前，每次 5～15 分钟，每日 2～3 次，或根据患者自身耐受情况合理调整锻炼方式。在此期间也要对患者进行肺康复治疗的健康教育，强调日常康复锻炼的重要性，提高其依从性。在疾病的稳定期，除了使用以上介绍的胸部物理治疗方法之外，还应指导患者进行呼吸肌训练联合全身运动训练，每日进行 2～3 次，每次 20～30 分钟。最后一个阶段，疾病的康复期，这个阶段需要在运动训练的基础上增加健康教育和行为干预内容，在医护人员和家属的共同协助督促、鼓励下促进患者的肺康复锻炼，巩固患者的肺康复计划。通过开展心理与行为干预加强患者的自我管理及对疾病的认识及信心，提高康复锻炼的依从性。所有的锻炼方法均要进行现场演示，学生参与，使学生能够主观感受，并加深印象。

（4）完成阶段康复锻炼再次对患者进行综合评估，对比血气结果及肺功能检查结果对治疗效果进行评价。

4. 巩固提高

课程最后进行小结，对本堂课程内容进行总结归纳，巩固知识，加深印象。

5. 课后思考

针对所学知识提出思考问题，给学生留下课后作业，如其他常用吸入装置的使用方法及注意事项？

6. 知识延伸

针对所学知识进行延伸学习，可通过查阅文献或阅读相关书籍学习慢性阻塞性肺疾病最前沿的知识，掌握其最新进展情况；同时关注 COPD 新药物的使用，如布地福格吸入气雾剂；学习探索新的护理模式，指导临床护士进行有效的干预措施；探讨病情不同阶段患者可开展的呼吸康复锻炼方法；参考相关文献或书籍，如《慢性阻塞性肺疾病全球倡议》。

五、参观法在临床护理教学中的应用

（一）参观法在呼吸系统疾病临床护理教学中的应用范围

参观法适用于呼吸系统疾病临床护理操作及落实护理措施中的应用，是教师根据教学要求，组织学生到操作现场进行观察、接触客观事物或现象，以获得新技能、新知识或巩固已学医学知识的一种教学方法。通过参观，提升学生兴趣，巩固理论知识的同时将理论与实践更好地结合起来。

案例 气管切开患者的气道管理

患者女性，72岁，因"咳嗽、咳痰25余年，加重伴呼吸困难2天"就诊，急诊以"慢性阻塞性肺疾病急性加重"收入院，入院后行气管插管机械通气，抗感染药物治疗。患者痰液较多且黏稠，为保持呼吸道通畅，给予气管切开。气管切开后由于气道长期直接与外界接触，增加了感染的机会，且可能会出现其他的并发症，因此针对患者情况制定个性化的护理干预措施在提升气管切开术患者的疗效中尤其重要。患者气管切开后痰液较多，在常规护理的基础上开展个性化护理，重视患者气道管理，采取更为有效的措施给予气道湿化，做好吸痰护理、气囊管理、伤口换药、气管套管护理等，预防感染的发生。经过治疗护理，患者顺利拔除气管切开套管，堵管成功。

（二）课程设计

1. 设计思想

本次课程采用参观法授课，将理论与实践相结合，教师在讲解气管切开患者的护理时，带学生到病房床旁一边讲解操作基本方法，一边参观临床教师的规范化操作，使学生获得最直观的感受和体验。

2. 教学重点

（1）气管切开患者的造口护理。

（2）气管切开患者吸痰时机的判断及掌握正确的吸痰操作。

（3）气管切开患者的气囊管理。

3. 教学难点

气管切开术后护理操作并发症的识别及处理。

4. 教学目标

（1）识记

1）认识不同型号及大小的气管切开套管。

2）能够熟记并说出吸痰的指征。

（2）运用

1）运用所学知识为患者进行正确且规范的气管切开造口换药。

2）正确判断吸痰指征并进行有效吸痰。

3）正确测量气囊压力。

4）正确识别气管切开患者的并发症，给予积极处理。

5. 教学工具

PPT、图像、视频、模具。

6. 教学时长

40 ～ 60 分钟。

（三）教学内容

1. 基础知识讲解

使用 PPT、图像、模具等教学工具，对气管切开的定义、气切套管的型号进行讲解。

（1）定义：气管切开术是为保证呼吸道通畅，将患者颈部正中气管上段前壁气管环切开，并插入合适的气管套管以开放呼吸道、改善呼吸的手术。

（2）气切套管的型号选择：气切套管可分为普通、带侧孔、附内套管、吸痰式、发音式、可调式，其可通过图片或实物向学生介绍不同气切套管的特点。

2. 案例导入

结合案例，分析气管切开患者的临床护理要点，并要求学生重点掌握。

（1）常规护理：遵医嘱用药，做好病情观察，监测患者生命体征变化，保持病房内温湿度适宜，环境整洁，做好患者的气道监测及家属的健康教育。

（2）专科护理：通过更有效地予以气道湿化、吸痰、气囊管理、伤口换药，预防感染，以提高护理质量。

1）气道湿化目标：达到最佳湿度和温度，气体温度达到 37 ℃，相对湿度100%。常用湿化方法与装置有温湿交换器、加温湿化器、人工鼻。

2）吸痰时机的判断：患者出现咳嗽；呼吸困难明显；经皮血氧饱和度下降；血气结果恶化；肺部听诊可闻及痰鸣音；人工气道内可见分泌物；呼吸机出现峰压报警或潮气量下降；流速或压力波形发生改变。

3）正确掌握吸痰及换药操作。

3. 实地参观

教师带领学生深入临床进行参观，通过边讲解边看教师实际操作来加深学生印象。

4. 难点剖析

做好气管切开并发症的识别及处理是本次课程的难点。通过讲授法及模拟演练使学生掌握气管切开术后常见并发症发生的原因、临床表现及预防处理措施。以气管套管脱出为例进行授课。

（1）发生原因

1）气管切开套管固定带太松。

2）患者躁动不配合或剧烈咳嗽。

3）内套管型号选择不当。

4）气囊松弛，没有有效固定。

5）呼吸机管道的支撑支架调节不当等原因可致脱出或旋转。

（2）临床表现：气切套管全部脱出气管外，患者出现不同程度的缺氧和二氧化碳潴留及相应的症状。

（3）预防及处理

1）床旁应备无影灯、气管切开包。因气管切开后 2～3 天内尚未形成良好瘘道，如发生脱管，再次置管较为困难，以上用物是再次置管所必需的。

2）加强巡视，做好交接班，每班检查患者气管切开套管固定带是否松弛，选择合适的固定带并定期更换。

3）做好患者的病情观察，对于烦躁不安的患者及时告知医生，必要时给予约束或遵医嘱使用镇静剂。对于剧烈咳嗽患者，遵医嘱给予吸痰护理、使用止咳药物治疗。

4）置管前根据患者的年龄、胖瘦等选择大小型号合适的内套管。若遇套管脱出需请专科医生重新置管，若气管套管发生旋转，需将患者取平卧位，将气管套管复位即可恢复气道通畅。

5）每班检查气囊松紧度，使用气囊压力表检查气囊压力，保证气囊压力值在 25～30 cmH$_2$O。

6）呼吸机管道支架应随体位改变进行调节，妥善固定呼吸机管道，防止牵拉过度致导管脱出。

5. 巩固提高

课程最后进行小结，对本堂课程内容进行总结归纳，巩固知识，加深印象。

6. 课后思考

针对所学知识提出思考问题，给学生留下课后作业。例如：如何做好预见性护理减少气管切开术后并发症的发生？

7. 知识延伸

针对所学知识进行延伸学习，可通过查阅文献或阅读相关书籍学习气管切开术后护理最前沿的知识，掌握其最新进展情况；学习探索新的护理模式，指导临床护士进行有效的干预措施；探讨气管切开套管固定的新方法；可参考的文献如《预见性护理对 ICU 气管切开患者术后并发症的影响》《气管切开术后的护理新进展》。

六、床旁指导法在临床护理教学中的应用

（一）床旁指导法在呼吸系统疾病临床护理教学中的应用范围

床旁指导法适用于呼吸系统疾病健康教育及护理技术操作示范，通过选择典型案例，将所学知识应用于临床实践中，有利于健康教育的宣传及落实，有利于规范护理操作技术，促进学生理论知识和实践相结合，激发学生的学习热情。

> **案例**　　　　　　　　　肺癌患者纤维支气管镜检查术
>
> 患者男性，59 岁，1 个月前无明显诱因出现咳嗽、咳痰，痰液呈白色，偶有痰中带暗红色血丝，未予重视，1 周来症状加剧，出现气急，近日时感右胸部不适伴隐痛，在当地医院行抗感染治疗后无明显好转，为求进一步治疗来院就诊。患者患病后饮食和睡眠情况稍差，体重下降，二便正常，有长期嗜烟史。
>
> 身体评估：体温 37.3 ℃，脉搏 82 次 / 分，呼吸 24 次 / 分，血压 110/80 mmHg。神志清楚、精神尚可，胸廓对称无畸形，叩诊呈清音，右下肺呼吸音低，双下肢轻度凹陷性水肿。胸部 CT 提示右肺上叶团块病灶。为进一步明确诊断对患者行经支气管镜肺活检术。

（二）课程设计

1. 设计思想

本次课程采用床旁指导法授课，教师将自己所学知识应用于临床实践中，通过对患者进行健康教育及护理技术操作的示范，促进学生在临床中理论结合实践。

2. 教学重点

（1）纤维支气管镜检查的适应证及禁忌证。

（2）纤维支气管镜检查的健康宣教。

（3）纤维支气管镜检查的护理。

（4）纤维支气管镜检查的术中配合。

3. 教学难点

纤维支气管镜检查并发症的识别及处理。

4. 教学目标

（1）识记：正确阐述支气管镜检查的适应证和禁忌证。

（2）理解：能够理解支气管镜检查的健康宣教内容并用自己的语言进行讲解。

（3）运用

1）对于拟行纤维支气管镜检查的患者进行正确的健康教育及护理。

2）术中可配合医生做好生命体征观察、麻醉、治疗等相关操作。

3）能够识别操作中的并发症并给予处理。

5. 教学工具

PPT、图像、视频、操作所需用物。

6. 教学时长

40 ~ 60 分钟。

（三）教学内容

1. 基础知识讲解

使用 PPT、图像、视频等教学工具，对纤维支气管镜检查术的概述、适应证、禁忌证及方法进行讲解。

（1）定义：可通过纤维支气管镜的教学视频使学生初步了解纤维支气管镜检查。

（2）适应证

1）反复咯血，用于明确咯血原因，出血部位，或局部止血。

2）气道病变、肺不张、慢性咳嗽和反复的呼吸道感染、阻塞性肺炎等。

3）用于清除气道内黏稠的分泌物、黏液栓或异物。

4）声音嘶哑、原因不明的喉返神经麻痹、膈神经麻痹或上腔静脉阻塞。

5）行支气管肺泡灌洗及用药等治疗。

6）引导气管导管，进行经鼻气管插管。

（3）禁忌证

1）肺功能受损严重、重度低氧血症、不能耐受检查者。

2）严重心血管疾病、血压不稳定、严重肝肾功能不全者。

3）有结核、艾滋等传染性疾病者。

4）出凝血机制严重障碍者。

5）近期有大咯血、呼吸道感染或高热者。

6）有主动脉瘤破裂危险者。

7）对麻醉药物过敏，不能配合检查者。

（4）方法：纤维支气管镜可经鼻或经口插入，目前大多数经鼻插入。患者常取平卧位，不能平卧者可取坐位或半坐位。可以直视下自上而下依次检查各叶、段支气管。支气管镜的末端可做一定角度的旋转，术者可根据情况控制角度调节钮。

2. 案例导入

结合案例，使用床旁指导法，对患者进行术前、术后宣教及护理，术中做好各项配合工作。

（1）术前宣教及护理

1）患者准备：教师通过所学知识向患者及家属说明检查的目的、操作过程及相关注意事项，消除患者紧张情绪，取得其配合。指导患者术前 8 小时禁食水，以防误吸。有活动性义齿应提前取出。根据患者的生活经历、工作背景、文化修养、知识水平等进行有针对性的宣教。在对患者进行指导的同时也要设定问题让学生去思考回答。

2）术前用药：评估患者是否有消毒剂、麻醉药或术前用药的过敏史，防止发生过敏反应。术前半小时遵医嘱肌内注射硫酸阿托品注射液 0.5 mg 和地西泮注射液 10 mg，此时向学生提出问题，为什么要在术前给予硫酸阿托品注射液和地西泮注射液？

3）物品准备：备好负压吸引器和急救设备，以防术中出现呼吸窘迫和喉痉挛，或因麻醉药物的作用抑制患者的咳嗽和呕吐反射，使分泌物不易排出导致窒息发生。

（2）术中配合

1）护士应密切观察患者的生命体征及反应。

2）根据医生指示做好支气管镜术前黏膜表面麻醉工作。

3）配合医生做好活检操作。

（3）术后宣教及护理

1）做好病情观察：密切观察患者有无胸痛、呼吸困难、发热等症状，观察分泌物的颜色、性状、量。向患者说明术后数小时内特别是活检后有少量咯血及痰中带血是正常现象，如患者咯血量较多应通知医生，防止窒息的发生。

2）加强健康教育：避免误吸，向患者讲解术后 2 小时内麻醉作用及咳嗽、呕吐反射还未恢复正常，应禁食水，2 小时后再进食温凉饮食，选择流质或半流质食物。术后数小时内减少咽喉部刺激，使声带得以休息，以免声音嘶哑和咽喉部疼痛。

（4）难点剖析：纤维支气管镜广泛用于肺部及支气管相关疾病的诊断和治疗，但由于个体差异，部分患者在纤维支气管镜检查过程中及结束后出现各类呼吸道甚至循环系统的并发症，是纤维支气管镜诊治过程中需重点解决的问题，如何做好并发症的识别及处理也是本堂课程的难点。

1）麻醉药物过敏：临床表现为胸闷、气短、呼吸困难、面色苍白、血压下降、心悸、肌肉震颤、支气管痉挛等。防治方法：术前询问患者是否有麻醉药物过敏史，局部麻醉之前，先对鼻腔或咽部用药后观察 2～3 分钟，无过敏反应再继续用药。

2）低氧血症：患者表现为缺氧、呼吸困难。检查期间给予吸氧，做好生命体征监测，应尽量缩短检查时间。

3）出血：主要发生在纤维支气管镜肺活检患者。术前检查患者血小板计数和凝血酶原时间。拟行活检的患者，若口服抗凝剂，检查前至少停用3天。

4）心律失常：患者有基础心脏疾病，在强烈气道刺激下可能会出现心律失常甚至心跳骤停。术前应询问患者有无心脏病史，必要时行心电图检查。一旦出现心动过速或心律紊乱，可先停止观察恢复正常后再继续。

5）气胸：表现为胸闷、胸痛和呼吸困难。防治方法：活检次数不要太多，动作轻柔，对于行经纤维支气管镜肺活检的患者，应在活检1小时后进行胸片检查，以排除气胸。

6）感染/发热：防治方法为严格无菌操作，严格纤维支气管镜消毒，术后出现发热，应及时行血常规检查，必要时拍片，并立即给予抗生素治疗。

7）其他特殊情况。

3. 巩固提高

课程最后进行小结，对本堂课程内容进行总结归纳，巩固知识，加深印象。

4. 课后思考

针对所学知识提出思考问题，给学生留下课后作业。例如：对拟行纤维支气管镜检查的患者进行宣教时如何减轻患者紧张焦虑的情绪？

5. 知识延伸

针对所学知识进行延伸学习，可通过查阅文献或阅读相关书籍学习纤维支气管镜检查最前沿的知识，掌握其最新进展情况；同时关注纤维支气管镜检查的新技术、新业务的开展；可参考的文献或书籍如《纤维支气管镜在呼吸系统疾病中的诊断和治疗进展》。

七、练习法在临床护理教学中的应用

（一）练习法在呼吸系统疾病临床护理教学中的应用范围

练习法适用于呼吸系统疾病肺康复锻炼及胸肺物理治疗方面的学习，教师通过指导学生完成某些操作和动作，使学生掌握知识，练就技能、技巧的教学方法。教师在讲解的同时进行示范，使学生获得关于练习方法和实际动作的清晰现象，学生通过练习加深印象，提高动手能力。

案例

呼吸系统慢性疾病患者的胸肺物理治疗方案的制定及实施

患者男性，50岁，吸烟史30余年。10年前首次出现咳嗽、咳痰症状，近几年经常咳嗽、咳痰，呈进行性呼吸困难，冬春季节加重。近3天因急性上呼吸道感染、咳嗽、咳痰，呼吸困难收入院。

身体评估：体温37.9 ℃，喘息气急，平卧困难，痰液黏稠，不易咳出；桶状胸，听诊呼吸音弱，双肺底可闻及散在干、湿啰音，叩诊呈过清音。动脉血气分析结果示 PaO_2 56 mmHg，$PaCO_2$ 76 mmHg，pH 7.30，HCO_3^- 34 mmol/L。针对患者病情制定胸肺物理治疗方案，进行操作练习。

（二）课程设计

1. 设计思想

本次课程采用练习法授课，教师通过边讲解边示范的方法，让学生获得关于练习方法和实际动作的直观感受，学生通过练习加深印象，提高动手能力。

2. 教学重点

（1）胸肺物理治疗方法。

（2）胸肺物理治疗的循环模式。

（3）胸肺物理治疗的适应证及禁忌证。

3. 教学难点

患者胸肺物理治疗方案制定及实施。

4. 教学目标

（1）识记：正确阐述胸肺物理治疗的适应证及禁忌证。

（2）理解：能运用自己的语言正确说出胸肺物理治疗的定义。

（3）运用

1）正确理解并运用胸肺物理治疗的循环模式为患者制订个性化的诊疗计划。

2）正确运用所学知识对患者进行胸肺物理治疗方法指导。

5. 教学工具

PPT、图像、模具。

6. 教学时长

40～60分钟。

（三）教学内容

1. 基础知识讲解

使用 PPT、图像、模具等教学工具，对胸肺物理治疗的定义、方法、适应证及禁忌证、模式进行讲解。

（1）定义：通过对胸肺物理治疗定义的讲解使学生对胸肺物理治疗有初步认识。

（2）胸肺物理治疗的方法：通过使用模具、图像对胸肺物理治疗的具体方法进行介绍，结合演示法，教师边讲解边示范，使学生掌握正确的操作动作及方法。

1）体位引流法：体位引流的原理是利用重力作用促使各肺叶或肺段气道分泌物引流排出。适用于神志清楚、体力较好、肺部感染，有大量痰液不能排出的人群。原则：将病变部位抬高，使引流支气管的开口方向朝下。体位引流时间选择：宜选择清晨、餐前或餐后2小时进行，每天2～3次，每次15～30分钟。

2）叩击法：①传统叩击法：以手成弓形叩击背部，绕开肾脏及脊柱，沿支气管走向由下向上、由外周向中央叩击。胸部从第六肋间隙开始，背部从第十肋间隙开始（图2-1-6），重点叩击炎症肺叶，叩击时避开锁骨、前胸、脊椎及肩胛部位。左边部位与右边部位各拍5分钟，每2小时叩背1次。背部叩击对远端小支气管至肺泡产生的分泌物排出效果较差，胸部叩击则可引起胸廓的振动，改变胸腔内压，驱动痰液从气管远端移向近端，同时还能改善纤毛活动，增进痰液输送率，可更有效地促进痰液排出。②新式叩击法：患者取侧卧位，选择叩拍区域，连接腋前线、腋后线两点与肋弓缘的区域（图2-1-7），此区域是前后肋骨交互区域，离重要器官较远。叩拍力可通过胸壁传至气道将支气管上的分泌物松解。叩拍时双手呈空杯状沿着支气管以"Z"字形从上往下拍或从下往上拍，叩拍时间1～5分钟。高龄或皮肤易破损者可用薄毛巾或其他保护物包盖在叩拍部位以保护皮肤。

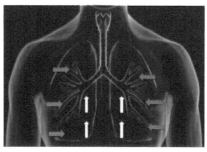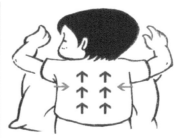

图 2-1-6 传统叩击法

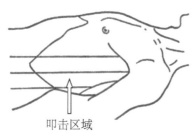

叩击区域

图 2-1-7 新式叩击法

3）摇振法：促进痰液松动的一种方法，可与体位引流相互作用。摇振法相比较叩背法风险性小，操作时操作者用双手"握住"患者双肺，在呼吸末进行摇振，双侧进行，每侧 4 ～ 5 次。

4）呼吸锻炼及咳嗽运动：教会学生缩唇呼吸、腹式呼吸及深呼吸训练方法并讲解其作用；讲解刺激咳痰法，并让学生之间相互练习，获得最真实体验。

（3）胸肺物理治疗的适应证及禁忌证

1）胸肺物理治疗的适应证：①肺器质性病变：支气管扩张、慢性阻塞性肺疾病等。②辅助通气：气管插管、气管切开患者或机械通气患者。③呼吸肌动力障碍：上腹部手术后、低蛋白血症。

2）胸肺物理治疗的禁忌证：①生命体征不稳定：血压 SBP ＞ 220 mmHg 或＜ 80 mmHg，DBP ＞ 110 mmHg 或＜ 40 mmHg，严重心律失常。②高颅压、严重癫痫。③气胸、急性肺水肿、咯血。④高危出血者：血小板＜ 10×10^9/L。⑤哮喘持续状态。

（4）胸肺物理治疗的循环模式：评估 – 诊断 – 计划 – 治疗 – 评价。

1）评估：患者病情、体格检查。

2）诊断原则：了解基础的病理生理学；确定物理治疗的临床依据；掌握适应证及禁忌证。

3）计划原则：以遵循物理治疗的安全有效性、降低治疗成本为原则；做好对患者的评估，掌握治疗的适应证和禁忌证，制定胸肺物理治疗方案及并发症预防措施，最终达到治疗目的和效果。

4）实施物理治疗措施。

5）评价治疗效果。

2. 案例导入

结合案例，针对患者的病情制定合适的胸肺物理治疗方案，并进行实际操作练习。对于学生给予的治疗方案教师应进行评定并指导学生进行练习。胸肺物理治疗方案选择见表2-1-1。

表 2-1-1 胸肺物理治疗方案选择

类 别	方 法	方案选择（√）
呼吸训练	1. 胸式呼吸	
	2. 腹式呼吸	
排痰训练	3. 刺激咳痰法	
	4. 充气排痰法	
胸肺施压训练	5. 推压法	
	6. 摇振法	
顺位引流体位摆放	7. 左侧臀高位	
	8. 右侧臀高位	
	9. 俯卧臀高位	
	10. 膝胸卧位	
	11. 平卧臀高位	
	12. 半坐卧位	
胸肺叩拍训练	13. 胸肺叩拍法	

3. 巩固提高

课程最后进行小结，对本堂课程内容进行总结归纳，巩固知识，加深印象。

4. 课后思考

针对所学知识提出思考问题，给学生留下课后作业。例如：叩拍法为什么选择在腋前线、腋后线两点与肋弓缘的区域?

5. 知识延伸

针对所学知识进行延伸学习，可通过查阅文献或阅读相关书籍学习胸肺物理治疗最前沿的知识，掌握其最新进展情况，如呼气正压技术、高频胸壁振动等；探讨病情不同阶段患者可开展的胸肺物理治疗方法；可参考的文献或书籍如康复医学与治疗技术等。

第二节 现代教学方法

一、基于问题教学方法在临床护理教学中的应用

（一）基于问题教学方法在呼吸系统疾病临床护理教学中的应用范围

基于问题教学方法适用于呼吸系统疾病中有一定难度、包含教学目标及临床实用价值的问题，以学生自学为中心，以临床实用价值问题为基础，教师为引导作用，更好地掌握教学内容，提高学生解决临床问题能力的教学方法，可以培养和发展学生多方面的技能。

案例

睡眠呼吸暂停低通气综合征患者的护理

患者男性，42 岁，以"反复性夜间打鼾、憋醒 6 年加重 1 个月"为主诉入院。患者夜间睡觉打鼾 6 年，近 6 年来因肥胖打鼾加重，鼾声响亮，张口呼吸，偶有夜间憋醒，劳累时更明显，白天常头晕、心慌、急躁、记忆力差、嗜睡。近期间憋醒次数明显增多，醒后感觉胸闷、心慌难受。既往有高血压病史、痛风病史。有长期吸烟史及饮酒史。

身体评估：脉搏 72 次 / 分，呼吸 22 次 / 分，血压 160/92 mmHg，身高 175 cm，体重 102 kg。心电图：ST 段压低。胸片正常。腹部 B 超：轻度脂肪肝。多导睡眠监测描述：睡眠呼吸暂停低通气指数 32 次 / 小时，夜间最低血氧饱和度 76%。

初步诊断：睡眠呼吸暂停低通气综合征。

（二）课程设计

1. 设计思想

本次课程采用基于问题教学方法授课，教师首先讲授疾病的基础知识作为过渡，然后通过病例设定问题，让学生进行分析、归纳，找出解决这些问题的知识，并在课堂上展开分析讨论。

2. 教学重点

（1）睡眠呼吸暂停低通气综合征的分类。

（2）睡眠呼吸暂停低通气综合征的病因与发病机制。

（3）睡眠呼吸暂停低通气综合征的临床表现。

（4）睡眠呼吸暂停低通气综合征的诊断要点及治疗措施。

（5）睡眠呼吸暂停低通气综合征的护理诊断/问题及护理措施。

3. 教学难点

（1）气道正压通气的治疗指导。

（2）对患者疾病知识的健康指导。

4. 教学目标

（1）识记

1）正确叙述睡眠呼吸暂停低通气综合征的临床表现。

2）正确说出睡眠呼吸暂停低通气综合征的诊断要点及治疗措施。

（2）理解

1）能够用自己的语言正确解释睡眠呼吸暂停低通气综合征的概念。

2）能够正确了解睡眠呼吸暂停低通气综合征的病因与发病机制。

3）能够正确分析患者出现打鼾的原因。

（3）运用

1）能够根据所学知识为患者制订相应的护理计划并落实。

2）掌握气道正压通气的正确使用方法并为患者提供正确指导。

3）能够根据患者的病情有针对性地进行疾病知识的指导及个体化的健康宣教。

5. 教学工具

PPT、图像。

6. 教学时长

40 ～ 60 分钟。

（三）教学内容

1. 基础知识讲解

使用 PPT、图像等教学工具，对睡眠呼吸暂停低通气综合征的概念、发病机制、临床表现、诊断要点、治疗要点、护理诊断及措施进行讲解。

（1）概述：通过对睡眠呼吸暂停低通气综合征的定义、流行病学及分类讲述，使学生初步了解本疾病。重点关注其气流暂停的时间、分类。

（2）病因与发病机制

1）中枢型睡眠呼吸暂停综合征：较少见。主要因素有睡眠时呼吸中枢对各种不同刺激的反应性减低；中枢神经系统对低氧血症特别是 CO_2 浓度改变引起的呼吸反馈调节的不稳定性；呼气与吸气转换机制异常等。

2）阻塞型睡眠呼吸暂停低通气综合征：是最常见的睡眠呼吸疾病，有家庭聚集性和遗传因素，多数有上呼吸道特别是鼻、咽部位狭窄的病理基础，如肥胖、变应性鼻炎、鼻息肉、扁桃体肥大、软腭松弛、腭垂过长过粗、舌体肥大、舌根后坠、下颌后缩、颞颌关节功能障碍和小颌畸形等。部分内分泌疾病也可合并该病。其发病机制可能与睡眠状态下上气道软组织、肌肉的塌陷性增加，睡眠期间上气道肌肉对低氧和二氧化碳的刺激反应性降低有关，此外，还与神经、体液、内分泌等因素的综合作用有关。

入睡后舌部肌群松弛→舌根后坠→上气道闭塞→呼吸暂停→二氧化碳潴留、氧分压降低→觉醒→上气道开放→二氧化碳排出、氧分压上升→再次入睡，如此反复，导致低氧血症、高碳酸血症及睡眠质量下降，并引起呼吸、心血管、精神神经、血液、内分泌等系统的病理生理变化。

（3）临床表现

1）白天的表现：嗜睡是最常见的主要症状，还可表现为头晕乏力、精神行为异常、认知行为功能障碍、头痛、烦躁、易激动、焦虑、性功能减退。其中入睡快是较敏感的征象。

2）夜间的表现：打鼾是主要症状，还表现为呼吸暂停、憋醒、多动不安、多汗、夜尿增多、恐惧、惊叫、呓语等。患者自我发现夜间打鼾的可靠征象是夜间或晨起口干。

（4）诊断要点：根据患者睡眠时打鼾伴呼吸暂停、白天嗜睡、身体肥胖、颈围粗及鼻甲肥大等症状做出初步诊断。多导睡眠图监测是确诊的金标准。

（5）治疗要点

1）一般治疗：根据原发病进行治疗。

2）减肥治疗：通过饮食控制减肥，能明显降低低通气和呼吸暂停的发生。

3）药物治疗：有呼吸道感染者给予抗感染治疗，鼻塞的患者睡前用血管收缩剂滴鼻。

4）气道正压通气适应证：AHI < 15次 / 小时，但白天嗜睡等症状明显的患者；AHI ≥ 15次 / 小时的患者；不能耐受其他方法治疗者；手术治疗失败或复发者。

5）外科手术治疗。

6）口腔内矫治器。

（6）常用护理诊断 / 问题及护理措施

1）气体交换受损：与睡眠时呼吸暂停或低通气有关。

◆ 体位：缝制一件背部附有袋子的 T 恤衫，装入 3 ～ 4 个网球，睡眠时穿上。通过网球背心的作用，患者夜间睡眠时被迫取侧卧位，从而改变睡眠姿势。

◆ 戒烟酒：避免烟酒嗜好，因为吸烟能引起呼吸道症状加重；睡前饮酒加重打鼾、夜间呼吸紊乱及低氧血症。

2）睡眠形态紊乱：与睡眠中出现打鼾、呼吸暂停和憋醒有关。

◆ 睡前避免服用镇静、安眠药，以免加重对呼吸中枢调节的抑制。

◆ 指导患者夜晚佩戴无创呼吸机，每晚使用 ≥ 4 小时，以保证夜间治疗时间。

2. 案例导入

结合案例，针对所学知识让学生提出问题，并要求学生进行课后思考、讨论，通过查阅资料总结归纳解决这些问题所需的基础知识，学生将答案带入课堂进行讨论。

综合以上案例提出以下问题：

（1）该患者的主要诊断依据是什么？

（2）还需做什么辅助检查？

（3）目前患者主要存在哪些护理诊断／问题？

（4）护士应如何对患者做好健康教育并指导患者掌握正确的治疗方法？

教师针对学生的讨论结果进行分析，给出答案，并突出课程的重难点内容：

（1）通过学习睡眠呼吸暂停低通气综合征的基础知识，对其发病原因、临床表现、诊断要点有了一定的了解后，通过分析病例中患者的临床症状、多导睡眠监测结果可判断患者为睡眠呼吸暂停低通气综合征，其中多导睡眠图监测是确诊的依据。

（2）患者还需做血液检查（红细胞计数和血红蛋白可有不同程度的增加）、动脉血气分析（不同程度的低氧血症和二氧化碳潴留）及肺功能检查（部分患者表现为限制性通气功能障碍）。

（3）通过病例分析可以判定患者存在以下护理诊断／问题。

1）气体交换受损：与睡眠呼吸暂停与低通气有关，病例中提到患者常在睡眠中憋醒且多导睡眠监测描记：AHI 32 次／小时，夜间最低 SaO_2 76%，患者病情分度已为重度。

2）睡眠形态紊乱：与患者睡眠中出现打鼾、呼吸暂停及憋醒有关。

3）知识缺乏：患者缺乏睡眠呼吸暂停低通气综合征的相关知识。

（4）护士在患者治疗过程中起重要作用，帮助患者掌握正确的治疗方法，了解疾病的相关知识有利于减少导致疾病加重的因素，保证治疗效果。在讲解的过程中应重点介绍如何为患者进行健康教育及指导患者进行气道正压通气。

1）疾病知识指导：使患者了解睡眠呼吸暂停低通气综合征的相关知识，包括其发病因素、临床表现及治疗要点等，识别加重病情的因素，指导患者戒烟、戒酒。吸烟可引起咽喉炎，加剧上呼吸道狭窄。饮酒可加重打鼾及睡眠呼吸暂停，患者入睡前 3～5 小时应避免饮酒。指导患者睡眠时采取"网球背心"

的措施维持侧卧位睡眠。同时避免服用安眠药，适当减肥，防止上呼吸道感染等，减少危险因素。

2）运动指导：减轻体重、改善肥胖的状态。肥胖是引起睡眠呼吸暂停的原因之一，鼓励患者进行有效的体育锻炼，增加有效通气。

3）气道通气正压治疗指导：指导患者长期佩戴 PAP 呼吸机，经常（≥70%）夜晚使用 PAP 呼吸机，每晚使用≥4 小时，以保证夜间治疗时间。遵医嘱调整合适的 PAP 压力，或使用双水平气道内正压呼吸机增加舒适度。选择合适的面罩，以鼻罩或鼻枕为宜，经口漏气者可采用全面罩治疗。使用气泡型鼻罩、额部垫海绵垫等防止鼻背溃疡。每次用鼻罩之前洗脸、清洗鼻罩，可防止皮肤过敏。治疗时可使用湿化器来减轻口咽鼻部的不适症状（鼻塞、通气不畅、鼻内干燥），采取戴耳塞、隔音玻璃罩或将 PAP 呼吸机置于壁橱内等方法来减少噪音的影响。

在进行疾病健康知识的讲解时可结合健康教育手册，介绍通气正压治疗时有条件可指导学生进行操作演示。

3. 巩固提高

课程最后进行小结，教师结合案例分析，学生自觉查阅和探究相关文献知识，主动找出问题，针对学生的回答，教师进行分析评价。

4. 知识延伸

针对所学知识进行延伸学习，可通过查阅文献或阅读相关书籍学习睡眠呼吸暂停低通气综合征最前沿的知识，掌握其最新进展情况；同时关注其治疗相关新技术、新业务的发展；学习探索新的护理模式，指导临床护士进行有效的干预措施；鉴别诊断上气道阻力综合征、单纯鼾症、发作性睡病等；可参考的文献或书籍如《阻塞性睡眠呼吸暂停低通气综合征诊断指南》。

二、案例教学法在临床护理教学中的应用

（一）案例教学法在呼吸系统疾病临床护理教学中的应用范围

案例教学法适用于呼吸系统疾病中提高对疾病认识及解决问题能力方面的应用，教师通过引入某一主题，运用涵盖该主题知识点的典型临床案例，组织学生学习和讨论的一种教学方法。CBL 教学法的核心是"以病例为先导，以问

题为基础，以学生为主体，以教师为主导"的小组讨论式教学。其特点是打破学科界限，围绕问题编制综合课程，以提高学生探索、创新、独立解决问题的能力，注重自学，师生共同研讨案例，循序渐进提高专业素养为教学目标。

案例

肺血栓栓塞症的护理

患者男性，15岁，因"气短、胸闷10天，发热8小时"入院。患者于入院前10天长跑后出现胸闷气短，无咳嗽、咳痰、发热等不适，持续3天，未重视，入院前8天，出现发热伴胸闷、气促，最高体温37.9 ℃，胸部CT未见明显异常，当地医院考虑"气管炎"，给予头孢类抗生素静脉滴注3天。入院前5天，于活动时再次出现胸闷、气促伴心悸、大汗、面色苍白，当地医院行心电图：窦性心动过速、T波异常；心脏超声：右心扩大，二尖瓣、三尖瓣微量反流，考虑"病毒性心肌炎不除外？"给予控制心率治疗，症状未缓解。入院前1天，于外院行CTPA：双肺血管多发充盈缺损，提示：多发性肺栓塞，累及左右肺动脉主干及其分支。超声心动图示：右心轻度肺动脉高压。诊断为"急性肺栓塞"。

既往史、个人史无特殊。

家族史：其父亲、祖父、姑姑曾患肺栓塞。

（二）课程设计

1. 设计思想

本次课程采用案例教学法授课，学生课前预习疾病基础知识，课堂以病例为切入点，提出问题，让学生进行思考、讨论，要学习与患者沟通的技巧，将知识储备转化为实践基础。

2. 教学重点

（1）肺血栓栓塞症的病因与发病机制。

（2）肺血栓栓塞症的危险因素。

（3）肺血栓栓塞症的临床表现。

（4）肺血栓栓塞症的治疗及护理。

3. 教学难点

（1）如何对患者进行健康教育和指导。

（2）对于接受溶栓及抗凝治疗的患者如何做到正确给药及做好病情监测。

4. 教学目标

（1）识记：正确阐述肺血栓栓塞症的病因与发病机制。

（2）理解

1）正确理解并运用自己的语言说出肺血栓栓塞症的概念。

2）能够理解并识别肺血栓栓塞症的危险因素。

（3）运用

1）能运用所学知识对患者进行健康教育和指导。

2）做好溶栓患者的给药护理及病情监测。

5. 教学工具

PPT、图像、视频。

6. 教学时长

40 ～ 60 分钟。

（三）教学内容

（1）以案例为先导：运用案例导入新课，激发学生的学习兴趣。

（2）以问题为基础：针对案例提出问题，供学生思考，问题创建基于重难点之上，通过问题的思考及解答使学生掌握本堂课程的重难点。

1）患者被诊断为急性肺栓塞的依据是什么？

2）针对患者的病情需给予哪些治疗护理措施？

3）作为护理人员，应如何做好患者的健康教育和指导？

（3）以学生为主体，以教师为主导

这是本堂课程的重要内容，学生分为若干个组，针对问题进行讨论，最后由每组 1 ～ 2 个代表进行汇总，组内其他成员进行补充。

1）患者被诊断为急性肺栓塞的依据是什么？

◆ 患者有肺栓塞家族史。

◆ 患者有胸闷、气短、发热、干咳等肺栓塞的症状和体征。

◆ 大多数 PTE 患者可出现非特异性心电图异常，以窦性心动过速最常见。超声心动图显示为室间隔左移和运动异常、右心室和（或）右心房扩大、三尖瓣反流、近端肺动脉扩张和下腔静脉扩张等。患者心电图：窦性心动过速、T波异常；心脏超声：右心室扩大，二尖瓣、三尖瓣微量反流。

◆ 诊断肺血栓栓塞症（pulmonary thrombo embolism，PTE）的影像学检查包括X线胸片、螺旋CT、放射性核素肺通气/血流灌注扫描、磁共振成像或肺动脉造影检查，其中1项阳性即可确诊，患者CTPA示双肺血管多发充盈缺损，提示多发性肺栓塞，累及左右肺动脉主干及其分支；超声心动图示右心轻度肺动脉高压。

综合以上因素诊断为"急性肺栓塞"。

2）针对患者的病情需给予哪些治疗护理措施？

◆ 一般处理：严密监测心率、呼吸、血压、静脉压、心电图及动脉血气的变化。患者应卧床休息，保持大便通畅，避免用力，以免深静脉血栓脱落。必要时遵医嘱给予患者镇静、止痛、镇咳等对症治疗。

◆ 呼吸循环支持：根据动脉血气情况如有低氧血症者可经鼻导管或面罩给氧。对于出现右心功能不全且血压下降者，可使用盐酸多巴酚丁胺、盐酸多巴胺、重酒石酸去甲肾上腺素等。

◆ 抗凝治疗：PTE和下肢深静脉血栓的基本治疗方法是抗凝能够有效预防血栓再形成和复发，为机体发挥自身的纤溶机制溶解血栓创造条件。常用药物包括华法林和肝素。当临床疑诊PTE时，即可开始使用肝素进行抗凝治疗。

◆ 溶栓治疗：溶栓治疗可迅速溶解部分或全部血栓，恢复肺组织灌注，降低PTE患者的病死率和复发率，主要适用于大面积PTE患者，对于次大面积PTE，无禁忌证可考虑溶栓；而对于血压和右心室运动功能均正常的患者，则不宜溶栓。溶栓治疗的主要并发症是出血，以颅内出血最为严重，因此，用药前应充分评估出血的危险性，避开溶栓的一些禁忌证。护理时应做好以下几点：密切观察出血征象；严密监测血压，当血压过高时及时报告医生进行处理；用尿激酶或链激酶溶栓治疗后，应每2～4小时测定一次凝血酶原时间或活化部分凝血酶原时间，当其水平降至正常值的2倍时遵医嘱开始应用肝素抗凝。

◆ 除此之外PTE的治疗还包括肺动脉导管碎解和抽吸血栓、肺动脉栓塞摘除术、放置腔静脉滤器、慢性血栓栓塞性肺动脉高压的治疗。

3）作为护理人员应如何做好患者的健康教育和指导？

◆ 疾病预防指导：对存在 DVT 危险因素的人群，应指导其避免可能增加静脉血流淤滞的行为，如长时间保持坐位特别是坐时跷二郎腿，以及卧床时膝下放置枕头、穿束膝长筒袜、长时间站立不活动等。长途旅行应每 1～2 小时站起来走动一下；对于卧床患者应鼓励其进行床上肢体活动，不能自主活动的患者需进行被动关节活动，病情允许时需协助早期下地活动和走路。不能活动的患者，将腿抬高至心脏水平以上，可促进下肢静脉血液回流；卧床患者可利用机械作用如穿加压弹力抗栓袜、应用下肢间歇序贯加压充气泵等进行下肢静脉血液回流；指导患者适当增加液体摄入，防止血液浓缩。由于高脂血症、糖尿病等疾病可导致血液高凝状态，应指导患者积极治疗原发病；对于血栓形成高危人群，应指导其按医嘱使用抗凝制剂，防止血栓形成。

◆ 病情监测指导：向患者介绍 DVT 和 PTE 的表现。对于长时间卧床的患者，若出现一侧肢体疼痛、肿胀，应注意 DVT 发生的可能；如突然出现胸痛、呼吸困难、咯血等表现时应注意 PTE 复发的可能性，需及时告诉医护人员或及时就诊。

◆ 用药指导：由于 PTE 复发率较高，出院后需要继续服用华法林进行抗凝治疗，因此需进行以下几方面的指导：按医嘱服用华法林，不可擅自停药；定期测量国际标准化比值，如 INR 低于 1.5 或高于 2.5 需及时看医生；应选用软毛牙刷刷牙，男性须使用电动剃须刀，以减少出血风险；一旦观察到出血应立即到医院就诊；没有医生处方不能服用阿司匹林，以及其他非处方药物；随身携带"服用抗凝药物"的标签。

（4）教师总结：教师对案例分析的全过程进行归纳与评价，对教学目标中的重点、难点进行强调，可进一步展开讲解。

（5）巩固提高：课程最后进行小结，对本堂课程内容进行总结归纳，巩固知识，加深印象。

（6）课后思考：针对所学知识提出思考问题，给学生留下课后作业。例如：①急性深静脉血栓患者是否必须严格要求卧床？②早日下床活动是否具有可行性及安全性？③如何缩短肺血栓栓塞症诊治过程中的抢救时间，提高救治成功率？

（7）知识延伸：针对所学知识进行延伸学习，可通过查阅文献或阅读相关书籍学习支气管扩张最前沿的知识，掌握其最新进展情况；同时关注肺血栓栓塞症治疗的新技术、新业务发展，如重组组织型纤溶酶原激活剂的使用、超声辅助导管溶栓等；学习探索新的护理模式，指导临床护士进行有效的干预措施；探讨病情不同阶段患者应如何消除再栓塞的危险因素。可参考的文献或书籍如《肺栓塞溶栓治疗新理念》《肺栓塞的诊断进展》等。

三、角色扮演法在临床护理教学中的应用

（一）角色扮演法在呼吸系统疾病临床护理教学中的应用范围

角色扮演法适用于呼吸系统疾病专业知识的理解及普及，将临床课堂教学作为主要的舞台，将学习的内容作为脚本，注重锻炼学生在情境中的创造力和综合实践能力，在临床护理学的教学过程中，呼吸系统疾病是非常重要的内容，强化教学效果，能够有效提升学生的实践能力，深化对专业知识的理解，并能通过实践发现自己理论方面存在的问题。

案例 肺结核知识科普宣教

患者男性，26岁，因"低热伴咳嗽、盗汗1月余"就诊。患者于1个月前受凉后出现低热，午后发热，偶有夜间盗汗，体温最高不超过38 ℃，不伴畏寒，干咳少痰，夜间及活动后明显，无咯血胸痛，自认为"感冒"，自行服用感冒药物和止咳药，症状无好转。自觉乏力加重，遂来医院就诊。患病后进食和睡眠稍差，体重稍略有下降，二便正常。患者既往体健，无结核和支气管、肺疾病史，无药物过敏史。不吸烟，有肺结核接触史。

身体评估：体温37.9 ℃，脉搏84次/分，呼吸20次/分，血压120/80 mmHg。体格检查，一般情况无异常，全身皮肤黏膜无黄染，未见皮下出血点，无皮疹，全身浅表淋巴结无肿大及压痛，结膜无充血水肿，角膜透明，气管居中。右上肺叩诊音稍浊，语颤稍增强，可闻及支气管肺泡呼吸音和少量湿啰音。

实验室及其他检查：血常规示血红蛋白130 g/L，白细胞$9.0×10^9$/L，中性粒细胞百分比68%，血小板$138×10^9$/L，血沉35 mm/h；尿常规（−），粪便常规（−），PPD试验强阳性。接诊医生初步判断是肺结核。

（二）课程设计

1. 设计思想

本次课程采用角色扮演法授课，教师根据教学要求组织学生运用情景剧和表演的形式，将教学内容融入其中，寓教于乐，使学生通过角色扮演来深化对专业知识及防护知识的学习理解。

2. 教学重点

（1）肺结核的临床表现及护理观察要点。

（2）肺结核的实验室检查及诊断方法。

（3）常见护理诊断/问题及措施。

3. 教学难点

（1）收治结核病患者的防护流程。

（2）结核病患者的心理护理。

4. 教学目标

（1）识记

1）正确阐述肺结核的临床表现及护理观察要点。

2）正确陈述肺结核的诊断程序。

（2）理解

1）能够用自己的语言正确解释肺结核的概念。

2）能够判定结核菌素试验的结果。

（3）运用

1）能够运用所学知识制定呼吸道传染病防护流程。

2）熟知肺结核患者的心理特点并为其制订心理护理计划。

3）在接诊结核病患者时能够及时启动传染病防护流程。

5. 教学工具

PPT、视频、情景剧。

6. 教学时长

40～60分钟。

（三）教学内容

1. 情景剧展示

通过编写剧本，选定角色，结合 PPT、背景音乐、视频等工具展开情景剧演示。

（1）角色设定：带教教员小刘、实习同学小胡、患者小冯、旁白。

（2）内容脚本：科室收治一名发热待查的患者，最终被确诊为肺结核转至结核科治疗。在这一过程中，作为刚刚步入临床工作中的实习生小胡表现出困惑与恐惧，患者在确诊之后表现出不安与焦虑，针对一系列问题，带教教员为他们一一答疑解惑，帮助他们缓解心理的压力，正确认识疾病。通过情景设定，结合 PPT 及视频将肺结核的相关知识融入其中，让大家能够在角色扮演中体会到疾病知识在临床中的应用，深化专业知识并强化学生的职业认知。在情景演示过程中突出专科知识，可融入以下知识内容。

1）医生初步判断为"肺结核"的主要依据是什么？

2）如果要进一步明确诊断，该患者还需要接受哪些检查，其意义是什么？

3）患者胸部 X 线检查表现为右上肺有边缘模糊不清的斑片状阴影，按照结核病的最新分类标准该患者可能是何种类型的肺结核？据此胸片结果是否可以判断出该患者的肺结核是否有活动性？要明确患者是否有传染性及传染性强弱应依据哪些检查结果来判断？

4）患者目前存在的主要护理诊断 / 问题有哪些？依据是什么？应给予该患者主要的健康指导是什么？

情景演示结束后，教师结合案例分析，学生自觉查阅和探究相关文献知识，主动找出问题，针对学生的回答，教师进行分析评价。

2. 巩固提高

课程最后进行小结，对本堂课程内容进行总结归纳，检验学生在实践中分析和解决问题的能力，强化学生的职业认识，提升沟通能力。

3. 课后思考

针对所学知识提出思考问题，给学生留下课后作业。例如：造成肺结核病耐药问题持续出现的原因？

4. 知识延伸

针对所学知识进行延伸学习，可通过查阅文献或阅读相关书籍学习肺结核最前沿的知识，掌握其最新进展情况；同时关注肺结核治疗的新技术、新业务发展；学习探索新的护理模式，指导临床护士进行有效的干预措施；可参考的文献或书籍如《肺结核诊治指南》等。

四、情境教学法在临床护理教学中的应用

（一）情境教学法在呼吸系统疾病临床护理教学中的应用范围

情境教学法适用于呼吸系统专科操作模拟训练，在特定的情景场所，将具体的操作以模拟的形式真实再现，允许学生主动参与经历一个仿真的情景，从而激发学生的学习兴趣，提高学生的理论水平和操作技能。情境教学法的重点在于知识、技能和评判性思维的应用和综合。

（二）情景模拟

二对三急救配合。

（三）课程设计

1. 设计思想

本次课程采用情境教学法授课，通过具体逼真、生动活泼的情景模拟，让学生体验到专业护理人员的角色、作用、处境、工作要领，转化为"以学生为中心"，强调的是学生的实践操作能力和思维分析能力，为学生提供一个身临其境的学习机会。

2. 教学重点

（1）患者心搏骤停的判断标准。

（2）呼吸机管路的连接方法。

（3）气管插管的配合。

（4）危重患者转运的配合及注意事项。

3. 教学难点

（1）如何在抢救中做到各司其职又相互配合。

（2）如何提高在抢救中对病情的预测能力和解决问题的能力。

4. 教学目标

（1）识记：正确阐述心搏骤停及心肺复苏成功的判断标准。

（2）理解：深入探讨抢救过程中可能遇到的紧急情况，做好抢救配合。

（3）运用

1）正确连接呼吸机。

2）能够配合医生完成气管插管。

3）抢救过程中做好相互配合、病情观察及紧急情况的处理。

4）做好转运患者的病情观察。

5. 教学工具

情景模拟所需用物。

6. 教学时长

30～40 分钟。

（四）教学内容

1. 二对三急救配合演练

【目的】

模拟临床抢救中患者突发意识丧失，由 1 名医生、1 名护士长对 3 名护士，相互配合给予救治，争分夺秒挽救患者生命，进而转往重症监护病房继续给予高级生命支持。

【用物】

见表 2-2-1。

表 2-2-1　物品清单

物品名称	数量	物品名称	数量
急救车	1	按压板	1
心电监护仪	1	留置针穿刺用物	1

(续表)

物品名称	数量	物品名称	数量
呼吸机及用物	1	简易呼吸器	1
吸痰用物	1	输液架	1
氧气袋	1	气管插管用物	1
血氧饱和度夹	1	抽血用物	1

【操作步骤】

医生 1 名，护士长 1 名，护士 3 名（分别为护士 A、B、C）。

（1）按规定着装，戴口罩。场景描述：巡视病房，观察到 1 名患者意识丧失，立即抢救。

（2）护士 A：推急救车到床旁，观察患者意识、瞳孔、呼吸，摆体位（去枕平卧）、心电监护、测量血压、血氧监测，并报告数值。

护士 C：给予吸氧。

1 名医生到场。

（3）医嘱：氯化钠注射液 500 mL 静脉滴注。

护士 B：左上肢手臂建立静脉通路（口头复述医嘱）。

（4）护士 A：发现患者心电波呈直线，检查电极片，胸外按压，口述：患者颈动脉搏动消失，呼吸心搏骤停，立即给予积极抢救，抢救计时，护士长到位。

（5）医嘱：气管插管。肾上腺素 1 mg/3 min 反复静脉推注。

护士 A：医生替换胸外按压，立即连接呼吸机管路；口述：管路连接成功，请医生调节参数。接替医生继续予胸外按压。

医生：调节参数。

护士长：负责分工（同时负责查对、记录、协助与外联系）。

护士 B：静脉给药（口头复述医嘱）。

护士 C：遵医嘱给予吸痰，协助医生经口气管插管，胶布固定，打气囊。

医生判断经口气管插管成功后，护士 A 连接。

护士 A：连接呼吸机。

护士 C：报告生命体征。

（6）医嘱：急查动脉血气、血常规、生化、心肌梗死三项、凝血四项。

护士B：抽动脉血（股动脉），进行血气分析（口头复述医嘱）。

护士C：协助抽血化验，按压抽血穿刺点，报告生命体征。

护士长分工，安排血标本送检。

（7）护士C：报告血气结果（pH 7.0）。

医嘱：碳酸氢钠125 mL静脉滴注。

护士B：遵医嘱用药（口头复述医嘱）。

护士C：报告生命体征。

（8）医嘱：病情平稳，准备转至内科ICU。

护士C：准备监护仪、通知相关科室准备。

护士长：分工，填写转运交接本，检查各项工作完成情况。

护士B：整理管路、检查标签、拦好床档。

护士A：准备氧气袋、简易呼吸器，为患者盖好棉被。

（9）护士A：携带监护仪、观察病情。

护士B：负责交接。

护士C：整理用物。

医生：负责转运中的呼吸支持。

演练结束，针对二对三抢救配合中涉及的重难点内容及注意事项进行归纳总结，针对呼吸机管路连接及气管插管配合可单独再进行操作演示，加深学生印象。课后组织学生进行练习。

2. 设定问题

二对三急救配合演练结束后，针对情景演示中存在的问题进行分析讲评，并提出以下问题。

（1）临床中遇一患者突发意识丧失应做好哪些评估？

（2）如果遇到心搏骤停的患者应如何展开抢救？

（3）心肺复苏成功的指征有哪些？

（4）复苏成功如需转至ICU，在转运过程中应如何做好患者的病情观察？

针对学生的回答，教师进行分析。

3. 巩固提高

带教后进行点评，对本堂课程内容进行总结，提升实践操作及团结协作能力。

4. 课后思考

针对所学知识提出思考问题，给学生留下课后作业。例如：以二对三急救配合为例设计更多急救配合预案。

五、"互联网+"教学法在临床护理教学中的应用

（一）"互联网+"教学法在呼吸系统疾病临床护理教学中的应用范围

"互联网+"教学法适用于呼吸系统疾病基础知识讲解及远程教学，尤其适用于疫情下各专业知识的学习。以互联网为授课媒介，教师运用参与式的教学模式及实时互动的教学方法，达到知识传递和交流的双向性，通过微课的录制、视频短片的播放，让真实的情景重现，提高了学生的注意力，提高了课堂教学效果，通过弹幕教学，达到了信息实时交流，同时"互联网+"教学平台让内容的备份、知识的重现成为可能，学生可根据自己的知识掌握情况，合理的对所学知识进行调整或重新学习。

案例 新型冠状病毒肺炎患者的护理

患者女性，24岁，1月23日开始咳嗽，口服自备感冒药和止咳糖浆后症状未见好转。1月25日，与患者同住的亲人被确诊为新型冠状病毒肺炎（简称新冠肺炎），患者开始进行居家隔离观察，1月26日晚上体温37.3℃，进行体温上报，1月27日上午采样检查，晚上被确诊，被转入定点医院接受治疗。入院后精神不佳、焦虑、食欲减退、咳嗽症状加重，逐渐出现呼吸困难等症状，通过对症治疗及心理护理，经过12天的治疗，患者CT检查结果好转，2次核酸检测阴性，遵医嘱予以出院。

（二）课程设计

1. 设计思想

本次课程采用"互联网+"教学法授课，通过线上教学方法，使学生随时随地都可进行学习，教师通过线上直播传授知识，学生通过弹幕反馈问题及学习效果，达到师生互动，课后可进行回放巩固所学知识。

2. 教学重点

（1）新型冠状病毒肺炎的防控。

（2）新型冠状病毒肺炎患者病情观察及护理。

3. 教学难点

（1）新型冠状病毒肺炎的流行病学。

（2）新型冠状病毒肺炎的治疗。

4. 教学目标

（1）识记

1）正确阐述确诊新型冠状病毒肺炎的诊断依据。

2）正确说出新型冠状病毒肺炎的流行病学特点。

（2）运用

1）利用本节学习内容拟定适合本科室情况的防控措施。

2）针对所学知识，结合患者病情制订护理计划并做好病情观察。

5. 教学工具

互联网、直播平台、录屏软件。

6. 教学时长

40～60分钟。

（三）教学内容

（1）课前通过网络平台为学生安排课前预习作业，学习新型冠状病毒肺炎的相关知识。

（2）课程开始，播放一段与新型冠状病毒肺炎相关的视频，引入今天学习的内容，激发学生学习的兴趣及积极性。

（3）导入案例，以案例为切入点，提出本堂课程的问题，让学生回忆课前所学知识。

1）新型冠状病毒肺炎的流行病学特点。

2）新型冠状病毒肺炎的临床表现。

3）新型冠状病毒肺炎的实验室检查。

4）新型冠状病毒肺炎的防控措施。

5）新型冠状病毒肺炎的治疗及护理措施。

6）新型冠状病毒肺炎患者出院后如何进行康复锻炼。

（4）提出本堂课程的教学目标，明确重难点。

（5）带着以上提出的问题进入本堂课程，授课过程中，学生可通过弹幕对存在的疑问进行提问，教师针对问题适时进行回答。授课过程中应突出重难点，还可根据学生的接收程度合理调整课程进度。

1）新型冠状病毒肺炎的流行病学特点

◆ 传染源：新型冠状病毒感染的患者是目前所见主要的传染源。而无症状感染者也可能成为传染源，接触病毒污染的物品也可造成感染。

◆ 传播途径：主要的传播途径是经呼吸道飞沫和密切接触传播，存在经气溶胶传播的可能是在相对封闭的环境中长时间暴露于高浓度气溶胶情况下发生。应注意粪便及尿对环境污染造成气溶胶或接触传播，主要原因是在粪便及尿中可分离到新型冠状病毒。也可通过接触传播。

2）新型冠状病毒肺炎的临床表现

◆ 基于目前的流行病学调查，多为 3 ～ 7 天，潜伏期 1 ～ 14 天。

◆ 主要表现以发热、干咳、乏力为主。少数患者伴有流涕、鼻塞、肌痛、咽痛、结膜炎和腹泻等症状。重症患者多在发病一周后出现呼吸困难和（或）低氧血症，严重者可快速进展为急性呼吸窘迫综合征、脓毒症休克、难以纠正的代谢性酸中毒和出凝血功能障碍及多器官功能衰竭等。极少数患者还可有中枢神经系统受累及肢端缺血性坏死等表现。值得注意的是重型、危重型患者病程中可为中低热，甚至无明显发热。

◆ 部分儿童及新生儿病例症状可不典型，表现为呕吐、腹泻等消化道症状或仅表现为精神弱、呼吸急促。

◆ 轻型患者仅表现为低热、轻微乏力、嗅觉及味觉障碍等，无肺炎表现。

从目前收治的病例情况看，多数患者预后良好，少数患者病情危重。老年人和慢性基础疾病者预后较差。患有新型冠状病毒肺炎的孕产妇临床过程与同龄患者相近。儿童病例症状相对较轻。

3）新型冠状病毒肺炎的实验室检查

◆ 一般检查：发病早期外周血白细胞总数正常或减少，可见淋巴细胞计数减少，部分患者可出现肝酶、乳酸脱氢酶、肌酶和肌红蛋白增高；部分危重者可见肌钙蛋白增高。多数患者 C- 反应蛋白和血沉升高，降钙素正常。严重者 D- 二聚体升高、外周血淋巴细胞进行性减少。重型、危重型患者常有炎症因子升高。

◆ 病原学及血清学检查：①病原学检查：采用逆转录 – 聚合酶链反应和（或）二代基因测序方法在鼻咽拭子、痰和其他下呼吸道分泌物、血液、粪便等标本中可检测出新型冠状病毒核酸。检测下呼吸道标本（痰或气道抽取物）更加准确。标本采集后尽快送检。②血清学检查：新型冠状病毒特异性 IgM 抗体、IgG 抗体阳性，发病 1 周内阳性率均较低。

◆ 胸部影像学：早期呈现多发小斑片影及间质改变，以肺外带明显。进而发展为双肺多发磨玻璃影、浸润影，严重者可出现肺实变，胸腔积液少见。

4）新型冠状病毒肺炎的防控措施：各级医疗机构的医务人员发现符合病例定义的疑似病例后，应当立即进行单人间隔离治疗，院内专家会诊或主诊医师会诊，仍考虑疑似病例，在 2 小时内进行网络直报，并采集标本进行新型冠状病毒核酸检测，同时在确保转运安全前提下立即将疑似病例转运至定点医院。

疑似病例连续两次新型冠状病毒核酸检测阴性（采样时间至少间隔 24 小时）且发病 7 天后新型冠状病毒特异性抗体 IgM 和 IgG 仍为阴性可排除疑似病例诊断。

5）新型冠状病毒肺炎的治疗及护理措施

◆ 治疗：①根据病情确定治疗场所：疑似及确诊病例应在具备有效隔离条

件和防护条件的定点医院隔离治疗，疑似病例应单人单间隔离治疗，确诊病例可多人收治在同一病室。危重病例应当尽早收入 ICU 治疗。②一般治疗：A. 卧床休息，加强支持治疗，保证充分热量；注意水、电解质平衡，维持内环境稳定；密切监测生命体征、血氧饱和度。B. 根据病情监测血常规、尿常规、CRP、生化指标、凝血功能、动脉血气分析、胸部影像学等，有条件者可行细胞因子检测，及时给予有效氧疗措施，给予抗病毒治疗和抗菌药物治疗。③重型、危重型病例的治疗：A. 治疗原则：在对症治疗的基础上，积极防治并发症，治疗基础疾病，预防继发感染，及时进行器官功能支持。B. 呼吸支持：氧疗；高流量经鼻导管氧疗或无创机械通气；有创机械通气；气道管理；体外 – 膜肺氧合。C. 循环支持：抗凝治疗；肾衰竭和肾替代治疗；康复者血浆治疗；血液净化治疗；免疫治疗；其他治疗措施。④中医治疗：本病属于中医"疫"病范畴，病因为感受"疫戾"之气，各地可根据病情、当地气候特点，以及不同体质等情况，进行辨证论治，在医生指导下用药。

◆ 护理措施：①严格落实消毒隔离措施：定时进行病房通风、消毒，物体表面消毒，医务人员严格执行手卫生规范。②一般护理：患者需充分休息，普通型患者进行室内活动，重型患者以卧床休息为主。密切观察患者体温情况，关注患者出入量、血压、电解质是否平衡。观察患者有无咳嗽、咳痰等症状，指导患者进行有效咳嗽，观察痰液的颜色、性质、量。腹泻患者观察患者腹泻次数及大便性状，遵医嘱使用止泻药物。③氧疗护理：密切关注患者呼吸困难、胸闷的症状，遵医嘱进行氧疗，做好氧疗监测及患者宣教。④用药护理：遵医嘱及时、准确给药，严格执行三查七对制度，关注药物使用后的效果及不良反应。⑤心理护理：新型冠状病毒肺炎为新型疾病，传染性强且无特效药物，患者对该疾病认识不足，加之媒体宣传等造成恐慌，担心家人感染、舆论压力等都会对患者造成心理压力。医护人员保持亲切乐观的态度和患者相处沟通，每日告知患者治疗进展，耐心倾听患者诉说，及时回应患者需求，解决患者困难。鼓励患者积极与朋友家人联系，缓解其焦虑心情。

6）新型冠状病毒肺炎患者如何进行康复锻炼：既往研究表明，康复治疗具有防治并发症，改善患者呼吸功能、运动功能、日常生活活动、社会参与能力、降低病死率及提高生活质量的作用。为此，根据既往研究、新型冠状病毒肺炎的前期防治经验与国家卫生健康委员会 2020 年 3 月 3 日与 2020 年 5 月 13 日的相关文件精神，中华医学会物理医学与康复学分会组织制定了不同类型的新型冠状病毒肺炎患者康复治疗的专家共识，以供临床参考。

◆ 康复评定：康复评定是康复治疗的前提和基础，康复介入前应该对新型冠状病毒肺炎患者进行全面评估。评定内容包括临床症状、功能、结构、活动、参与等 5 个方面。应当重点评估患者的临床症状、呼吸系统、肌肉骨骼系统、日常活动和社会参与能力。

◆ 康复治疗：康复治疗方案主要基于新型冠状病毒肺炎患者的不同临床分型、相关文献及前期临床实践，针对新型冠状病毒肺炎患者的功能障碍（主要是呼吸功能及运动功能等）、结构异常（肺组织炎症）、日常生活活动受限及参与受限而制定。在做好疫情防控要求及避开禁忌证的前提下，可进行患者教育、体位管理、气道廓清技术、呼吸控制训练、早期活动、运动疗法、肌力训练、作业疗法与远程康复等。

◆ 出院患者的康复治疗：增加社区康复，帮助新型冠状病毒肺炎出院患者尽快回归家庭、回归社会，恢复正常生活、工作与学习。

（6）巩固提高：授课结束以思维导图方式对本堂课程涉及的知识点进行归纳总结（图 2-2-1），最后提出几个问题检测学生的学习效果。

（7）课后思考：针对所学知识提出思考问题，给学生留下课后作业。例如：新型冠状病毒肺炎患者出院后如何进行康复锻炼？作为护理人员，应如何落实防控措施，避免医院感染发生？

（8）知识延伸：针对所学知识进行延伸学习，可通过查阅文献或阅读相关书籍学习新型冠状病毒肺炎的相关知识，掌握其最新进展情况；同时关注新型冠状病毒肺炎治疗的新技术、新业务的发展，如中医疗法、体外膜肺氧合的使用等；学习探索新的护理管理模式，做好疫情防控工作；探讨患者出院后可进行的肺康复锻炼项目；可参考的文献或书籍如新型冠状病毒肺炎诊疗方案、新型冠状病毒肺炎防控方案、新型冠状病毒肺炎防治中的护理管理体会、新型冠状病毒肺炎康复治疗专家共识等。

课程归纳总结

新型冠状病毒肺炎的流行病学特点
- 传染源：新冠肺炎患者及无症状感染者
- 传播途径：呼吸道飞沫及接触传播是主要传播途径
- 易感人群：人群普遍易感

临床表现
- 潜伏期：一般 1~14 天，多为 3~7 天
- 以发热、干咳、乏力为主要表现
- 轻型患者仅表现为低热、轻微乏力等，无肺炎表现

实验室检查
- 一般检查
- 病原学检查
- 血清学检查
- 胸部影像学检查

防控流程：发现疑似病例→简单隔离→专家会诊仍考虑疑似→2 小时网络直报 →核酸检测→转至定点医院→相关密接人员隔离并进行病原学检测

治疗及护理
- 治疗
  - 定点医院隔离治疗
  - 一般治疗
  - 重型、危重型治疗
  - 中医治疗
- 护理
  - 落实消毒隔离措施
  - 一般护理
  - 低氧护理
  - 用药护理
  - 心理护理

康复锻炼
- 康复评定
- 康复治疗
- 出院患者的康复治疗

图 2-2-1 课程归纳总结

六、翻转课堂教学法在临床护理教学中的应用

（一）翻转课堂教学法在呼吸系统疾病临床护理教学中的应用范围

翻转课堂教学法适用于呼吸系统疾病中无法通过现场授课或需学生进行自主学习的内容，是一种契合于信息时代的教学模式。让学生在课前利用教师制作的数字材料（音频、视频，电子材料等）自主学习课程，然后在课堂上参与同学和教师的互动活动，并完成练习的教学形态。其特点是先学后讲，以学生为主导，激发学生的自主学习能力。

案例 社区获得性肺炎患者的护理

患者男性，32 岁。因"4 天前较强体力劳动后受凉出现咳嗽、发热，右侧胸痛 1 天"来院就诊。现易咳出少量白黏痰。患者既往体健。

身体评估：体温 39.3 ℃，脉搏 94 次 / 分，呼吸 24 次 / 分，血压 110/80 mmHg，神志清楚，急性面容，口角有疱疹，右下肺呼吸运动减弱，触觉语颤增强，叩诊呈浊音，左肺呼吸音清，右肺呼吸音增强，可闻及湿啰音，深吸气时有胸膜摩擦音。

实验室及其他检查：血常规示白细胞 14.9×10^9/L，中性粒细胞 83.7%；胸部 X 线示右下肺大片状密度增高影。接诊医生初步判断为社区获得性肺炎。

（二）课程设计

1. 设计思想

本次课程采用翻转课堂法授课，教师将所讲课程利用录屏软件制成视频，利用网络或多媒体让学生在家进行自主学习然后在课堂上参与同学和教师的互动。具体实施步骤为自学检测→反馈评价→提出问题→课堂师生互动→课堂检测及时反馈。

2. 教学重点

（1）肺炎的分类。

（2）肺炎的临床表现。

（3）肺炎的诊断及治疗要点。

（4）肺炎的主要护理诊断及措施。

3. 教学难点

（1）高热患者的护理措施。

（2）感染性休克患者的抢救配合。

4. 教学目标

（1）识记

1）能够阐述肺炎的临床表现。

2）能够陈述肺炎的诊断及治疗要点。

（2）理解：能够用自己的语言正确解释医院获得性肺炎、社区获得性肺炎的概念，并比较两者之间的区别。

（3）运用

1）能够针对病例确定护理诊断／问题并为患者制定护理措施。

2）能够运用所学知识做好高热患者的护理。

3）能够做好患者病情观察，对于出现感染性休克的患者能积极配合抢救。

5. 教学工具

PPT、多媒体。

6. 教学时长

40 ～ 60 分钟。

（三）教学内容

1. 自学检测

教师将所讲课程通过录屏软件录制成视频并上传至网上，录屏课程中涉及教学重点、难点及课后检测试题，学生利用网络在家进行自主学习，对照教学目标完成教学计划，最后将检测试题上传给教师。

2. 反馈评价

课堂上教师针对学生的学习效果进行反馈评价，对学生的课后检测试题进行讲解。

3. 提出问题，师生互动

教师在课堂上提出问题，与学生进行互动，学生也可以将自己的疑问带到课堂上进行讨论。

4. 课堂检测，及时反馈

教师通过引入案例，设定问题，对学生的学习情况进行检测，反馈学习效果。

结合案例，提出问题。

（1）医生初步判断为"社区获得性肺炎"的主要依据是什么？发病诱因是什么？为明确病因需进行何种检查？

答：主要依据：患者是在医院外罹患的肺实质炎症。发病诱因：较强体力劳动后受凉。检查：痰涂片镜检及痰培养，有胸腔积液时应做胸腔积液培养，疑有菌血症时应采血做血培养。

（2）患者痰涂片发现革兰阳性带荚膜的双球菌，可初步判断致病菌是什么？

答：肺炎链球菌。

（3）试述该患者治疗首选的药物及疗程。

答：首选青霉素 G，用药剂量及疗程视病情、有无并发症而定。成人轻症者，每天 240 万单位，分 3 次肌内注射，或普鲁卡因青霉素 60 万单位肌内注射，每 12 小时 1 次；稍重者青霉素 G 240 万～480 万单位/天，分 3～4 次静脉滴注；重症或并发脑膜炎者 1000 万～3000 万单位/天，分 4 次静脉滴注，每次剂量应在 1 小时内滴完，以达到有效血药浓度。

（4）患者目前存在的主要护理诊断/问题及依据是什么？请列出相应的护理措施。

1）体温过高：与肺部感染有关。护理措施：①病情观察：监测并记录生命体征。②休息与环境：高热患者应卧床休息，以减少氧耗量，病室内应尽可能保持安静并维持适宜的温、湿度。③饮食：提供足够热量、蛋白质和维生素的流质或半流质食物，以补充高热引起的营养物质消耗。鼓励患者多饮水，以保证足够的摄入量并有利于稀释痰液。④高热护理：可采用冰帽、冰袋、擦浴等物理降温措施，以逐渐降温为宜，防止虚脱。患者大汗时，及时协助擦拭并更换衣服，避免受凉。必要时遵医嘱使用退热药或静脉补液，补充因发热而丢失较多的水分和电解质，加快毒素排泄和热量散发。⑤口腔护理：做好口腔护理，鼓励患者漱口，口唇疱疹者局部涂抹抗病毒软膏，防止继发感染。⑥用药护理：遵医嘱使用抗生素，观察疗效和不良反应。

2）胸痛。护理措施：①注意休息：调整情绪，转移注意力，可减轻疼痛。②调整体位：采取舒适的体位，如半坐位、坐位，防止胸痛加重，咳嗽时用手按压胸部，减轻疼痛。③止痛：如因胸部活动引起剧烈疼痛，可在呼气末用 15cm 宽胶布固定患侧胸廓，以降低呼吸幅度，达到缓解疼痛的目的。④疼痛剧烈影响休息的可遵医嘱适当使用镇静剂和镇痛剂。

5. 难点剖析

在肺炎患者的护理措施中高热的护理是重难点，应重点介绍，其次引申出另一个护理问题就是有感染性休克的危险，针对感染性休克的抢救配合也是本堂课程的难点内容，应在课堂中引导学生进行学习并在课后进行抢救配合操作练习。

（1）病情监测：①生命体征：有无心率加快、脉搏细速、血压下降、脉压变小、体温不升或高热、呼吸困难等，必要时遵医嘱使用心电监护。②精神和意识状态：有无精神萎靡、表情淡漠、烦躁不安、神志模糊等。③皮肤、黏膜：有无发绀、肢端湿冷。④出入量：有无尿量减少，疑有休克应测每小时尿量。⑤辅助检查：有无动脉血气分析等指标的改变。

（2）感染性休克抢救配合：发现异常情况，立即通知医生，并备好物品，做好配合积极抢救。

1）体位：患者取仰卧中凹位，头胸部抬高约20°，下肢抬高约30°，以利于呼吸和静脉血回流。

2）吸氧：给予中、高流量吸氧，维持 $PaO_2 > 60$ mmHg，改善缺氧状况。

3）补充血容量：为维持有效血容量，遵医嘱补液，建立两条静脉通道，降低血液黏稠度，防止弥散性血管内凝血。随时监测患者生命体征、意识状态的变化，监测每小时尿量，必要时留置尿管；补液速度的调整应考虑患者的年龄和基础疾病，尤其是患者的心功能状况，调整补液速度的指标以中心静脉压为主，中心静脉压 < 5 cmH_2O 时可适当加快输液速度；中心静脉压达到或超过 10 cmH_2O 时，输液速度不宜过快，以免诱发心力衰竭。下列证据提示血容量已补足：口唇红润、肢端温暖、收缩压 > 90 mmHg、尿量 > 30 mL/h 以上。在血容量已基本补足的情况下，尿量仍 < 20 mL/h，尿比重 < 1.018，应及时报告医生，警惕急性肾损伤的发生。

4）用药护理：遵医嘱静脉输入多巴胺、间羟胺等血管活性药物。根据血压调整滴速，维持收缩压在 90 ～ 100 mmHg 为宜，以保证重要器官的血液供应，改善微循环。输注过程中注意观察是否有药液溢出血管外，以免引起局部组织坏死。

6. 巩固提高

课程最后进行小结，对本堂课程内容进行总结归纳，巩固知识，加深印象。

7. 课后练习

给学生留下课后作业：针对感染性休克的患者如何配合医生做好抢救？并建立抢救流程图。

8. 知识延伸

针对所学知识进行延伸学习，可通过查阅文献或阅读相关书籍学习肺炎最前沿的知识，掌握其最新进展情况；学习探索新的护理模式，指导临床护士进行有效的干预措施；可参考的文献或书籍，如《中国成人社区获得性肺炎诊断和治疗指南》。

七、思维导图教学法在临床护理教学中的应用

（一）思维导图教学法在呼吸系统疾病临床护理教学中的应用范围

思维导图教学法适用于呼吸系统的结构功能与疾病的关系等的学习，在教学中，教师通过引用思维导图教学方法，以图文并茂传递的方式代替单一的文字形式进行教学，促进知识的系统化和整体化，提升学生的逻辑思维能力和学习效率、效果。

（二）课程设计

1. 设计思想

本次课程采用思维导图教学法授课，教师在教学中将繁杂的文字转化成线条、图形等学生易掌握的方式，加深学生印象，实现所学内容的真正内化吸收及灵活运用。

2. 教学重点

（1）呼吸系统的结构组成。

（2）呼吸系统各结构的功能。

3. 教学难点

呼吸系统的结构功能与疾病之间的关系。

4. 教学目标

（1）识记

1）正确陈述呼吸系统的结构组成。

2）能够阐述各组织结构的生理功能。

（2）理解：能够分析各组织结构容易发生的病变。

5. 教学工具

PPT、图形、线条、视频。

6. 教学时长

30～40分钟。

（三）教学内容

1. 呼吸系统的组织结构

（1）呼吸时气体如何到达肺部，需经过哪些结构？

以问题入手，通过使用思维导图及动画的方式介绍呼吸系统的组织结构（图 2-2-2）。呼吸系统吸入的空气从鼻腔开始，经过咽、喉、气管、支气管，最后到达整个肺。呼吸系统分为上、下两部分，上呼吸道由鼻腔、咽、喉组成，下呼吸道由气管、支气管、肺组成，继续向下又分为左、右主支气管，肺叶支气管，肺段支气管，直至终末细支气管均属传导气道，呼吸性细支气管以下直到肺泡囊，为气体交换场所。

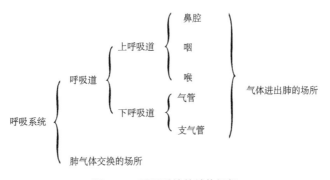

图 2-2-2 呼吸系统的结构组织

（2）呼吸道的组织结构：可结合图示或模具对呼吸道的各组织结构进行介绍。

1）黏膜：黏膜表层几乎全部由纤毛柱状上皮细胞构成，具有清除呼吸道内的分泌物和异物的作用。纤毛运动能力减弱可导致呼吸道防御功能下降。

2）黏膜下层：气管、支气管的黏膜下层为疏松的结缔组织，含有大量黏液腺和浆液腺。在病理情况下，黏液腺会分泌大量黏液，堵塞小支气管，导致感染的发生。

3）外膜：由软骨、结缔组织和平滑肌组成。气道平滑肌的舒缩受神经和体液因素影响，是决定气道阻力的重要因素。

（3）肺

1）肺泡：作为气体交换的场所，肺泡周围富含毛细血管，具有巨大的呼吸储备力。

2）肺泡上皮细胞：Ⅰ型细胞覆盖肺泡总面积的95%；Ⅱ型细胞可分泌肺泡表面活性物质，降低肺泡表面张力，维持肺泡容量的稳定性，防止肺泡萎陷。肺泡表面活性物质的缺乏会引起呼吸窘迫综合征、肺不张、肺萎缩等。

2. 呼吸系统各结构的功能及与疾病的关系

（1）鼻腔：嗅觉器官，对吸入的气体有加温、湿化和净化作用，可将空气加温至37 ℃左右，并达到95%的相对湿度，使进入肺部的气体适合人体的生理需求。

（2）咽：是呼吸道与消化道的共同通路，吞咽时会厌软骨将喉关闭，对防止食物及口腔分泌物误吸入呼吸道起重要作用。气管切开的患者由于吞咽功能障碍，常使咽部分泌物流入气管内，成为医院获得性肺炎的重要原因之一。

（3）喉：由甲状软骨和环状软骨等构成，环甲膜连接甲状软骨和环状软骨，是喉梗阻时进行环甲膜穿刺的部位。

（4）下呼吸道：环状软骨以下的气管和支气管为下呼吸道，是气体的传导通道。右主支气管粗、短而陡直，因此异物及吸入性病变多发生在右侧，气管插管过深也易误入右主支气管。

（5）肺的血液供应：肺有双重血液供应，即肺循环和支气管循环。

1）肺循环：执行气体交换功能。缺氧会使小的肌性肺动脉收缩，从而导致肺动脉高压的发生，是发生慢性肺源性心脏病的重要机制之一。

2）支气管循环：由支气管动脉、毛细血管网和支气管静脉组成，负责营养气道和胸膜，是维持人正常呼吸的重要组成部分。

（6）胸膜腔和胸膜腔内压：正常情况下胸膜腔的脏层与壁层胸膜之间仅有少量浆液起润滑作用。壁层胸膜有感觉神经末梢分布，脏层胸膜没有，因此胸部疼痛与壁层胸膜的病变或刺激有关。胸膜腔内压是指胸膜腔内的压力，正常人为负压。若胸膜腔内进入气体，会改变胸膜腔内的负压环境，甚至变为正压，会造成肺萎陷，影响呼吸功能甚至危及生命。

（7）肺的呼吸功能

1）肺通气：指肺与外环境之间的气体交换。临床上肺的通气功能常以每分通气量及肺泡通气量来衡量。正常的肺泡通气量是维持动脉血二氧化碳分压的基本条件，肺泡通气量会受呼吸频率和深度的影响，浅而快的呼吸不利于肺通气，深而慢的呼吸可增加通气量，但同时会增加呼吸做功。可通过表格对比来加深大家的理解（表 2-2-2）。

表 2-2-2 相同肺通气时不同呼吸频率和潮气量的肺泡通气量改变

呼吸特点	呼吸频率 （次/分）	潮气量 （mL）	每分通气量 （mL）	肺泡通气量 （mL/min）
深大呼吸	8	1000	8000	6800
正常	16	500	8000	5600
浅快呼吸	32	250	8000	3200

2）肺换气：是指肺泡与毛细血管血液之间通过呼吸膜以弥散的方式进行的气体交换。肺换气障碍是造成低氧血症的常见原因。

（8）呼吸系统的防御功能：正常成人每天接触的空气量高达 15 000 L，同时还会受到经血液循环带来的机体内部有害物质的侵害。为防止各种微生物、变应原、毒素和粉尘等有害颗粒的侵袭，肺与呼吸道共同构成了完善的防御机制。呼吸系统的防御功能可受到经口呼吸、理化刺激、气管切开或气管插管、缺氧、高浓度吸氧及药物等因素的影响而降低，为病原体入侵创造条件。

（9）呼吸的调节：机体可通过呼吸中枢、神经反射和化学反射完成对呼吸的调节，以达到提供足够的氧气、排出二氧化碳及稳定内环境酸碱度的目的。

3. 巩固提高

课程结束对本堂课程进行总结，并以思维导图的方式将所学的难点知识进行梳理，总结归纳，加深印象（图 2-2-3）。

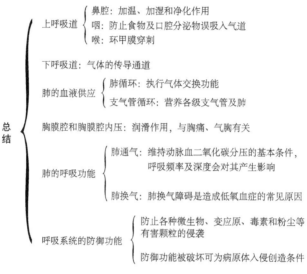

图 2-2-3 课程总结

4. 课后思考

针对所学知识提出思考问题，给学生留下课后作业。例如：对呼吸系统疾病患者进行评估应注意什么？

八、项目教学法在临床护理教学中的应用

（一）项目教学法在呼吸系统疾病临床护理教学中的应用范围

项目教学法适用于呼吸系统疾病护理方案的制定，强调理论联系实践，师生配合共同完成项目、取得进步的方法。其特点是以"项目为主线、教师为引导、学生为主体"。

案例　　　　　　　　　　　　　　　　机械通气患者的护理

患者男性，65岁，因"胸闷、气喘1天"就诊，门诊以"慢性阻塞性肺疾病急性发作"收入院。2019年2月10日因患者气喘持续不缓解，血氧饱和度低，行气管插管抢救治疗，给予患者建立人工气道，行机械通气。2019年2月15日拔除气管插管，应用无创呼吸机辅助呼吸。

（二）课程设计

1. 设计思想

本次课程采用项目教学法授课，教师将一个相对独立的护理项目交由学生自己处理，通过项目创业、项目计划、项目实施及项目结果，让学生在实际学习中掌握护理学相关知识及技术，提升护理教学效果。

2. 教学重点

（1）无创通气的适应证及禁忌证。

（2）无创呼吸机人机连接方法。

（3）无创通气患者的护理。

3. 教学难点

（1）使用无创通气的患者如何提高其治疗依从性。

（2）使用无创通气的患者如何预防压力性损伤的发生。

4. 教学目标

（1）识记

1）正确阐述无创通气的适应证和禁忌证。

2）正确说出呼吸机管路连接所需物品。

（2）理解：正确分析不同吸氧方法的优劣势及适用人群。

（3）运用

1）能够针对教师交给的护理项目制定护理方案。

2）掌握呼吸机管路连接及人机连接方法并能够独立完成。

3）能够为无创通气患者实施护理措施。

4）能够识别无创通气的并发症并为患者制定预防措施。

5. 教学时长

40 ～ 60 分钟。

（三）教学内容

1. 情景导入，明确任务

为了给学生创设一个良好的学习情景，需要教师根据护理学科的特点，采取有创意的方式导入新课，本次授课采用案例导入法，将无创通气患者的案例导入，引入本堂课程的项目内容。

导入新课后，制定本堂课的学习任务，把教学活动变成学生积极参与的动脑、动口和动手的创造活动，在解决问题及完成任务的过程中提高学生的综合能力，本堂课程的学习任务是制定无创通气患者的护理方案，由教师和学生共同制定，在这一过程中使学生的能力得到锻炼和提高。

2. 收集资料，制定方案

教师布置课前预习作业，要求学生收集无创通气学习的相关资料，并利用课前时间，将自己可以独立完成的学习任务解决掉，将不懂的地方做好标记，并将存在的疑问记录下来。可通过课堂检测的方法，督促学生进行课前预习和准备，为学习新知识，掌握新技能奠定基础。学习任务可由师生共同制定，也可在教师的指导下由小组制定，明确小组成员的分工、协作的学习内容和操作任务。

制定无创机械通气的护理方案，将任务进行如下分组。

（1）无创通气的适应证及禁忌证。

（2）无创通气呼吸机管路连接及人机连接的方法。

（3）无创通气常见并发症。

（4）使用无创通气的患者应做好哪方面的护理？

3. 自主协作，具体实施

要具体实施设计方案，完成学习任务。分两个步骤进行：一是自主学习，学生根据老师布置的学习任务，独立完成自学的内容。教师通过课堂测验的方式检测学生的预习效果。这个步骤应尽量避免交流，旨在培养学生自主学习与独立解决问题的能力，学生在自学时如果遇到困难可以向教师或同学寻求帮助，以使所有学生都能够完成自学任务。二是协作探究，学生在学习过程中将存在的疑问或个人单独难以完成的任务与组内成员进行交流，通过大家互相帮扶来解决个别问题，通过组内协作完成学习任务。

学生根据个人任务要求将自学的结果展示给大家。

（1）无创通气的适应证及禁忌证：无创通气是指无须建立人工气道（如气管插管等）的机械通气方法，包括气道内正压通气和胸外负压通气等，气道内正压通气又称无创正压通气，包括双水平正压通气和持续气道内正压通气。

1）适应证：①睡眠呼吸暂停低通气综合征。②呼吸衰竭。③ COPD 急性加重期。④其他适应证还包括支气管哮喘急性严重发作、ARDS 早期干预、心源性肺水肿、重症肺炎等。

2）禁忌证

◆ 绝对禁忌证：①自主呼吸微弱、处于昏迷状态。②心跳或呼吸停止。③颈部和面部创伤、烧伤及畸形。④误吸高危者、不能清除呼吸道分泌物、呼吸道保护能力差。⑤上呼吸道梗阻。⑥严重低氧血症（$PaO_2 < 45$ mmHg）和严重酸中毒（$pH \leqslant 7.20$）。

◆ 相对禁忌证：①未引流的气胸。②合并其他器官功能衰竭，如血流动力学不稳定、不稳定的心律失常、消化道大出血、严重脑部疾病等。③近期面部、颈部、口腔、咽部、食管及胃部手术。④严重感染。⑤气道分泌物多或排痰困难。⑥患者不合作。

（2）无创通气呼吸机管路连接及人机连接方法：学生口述呼吸机连接所需物品及注意事项，有条件者可进行现场演示。

1）呼吸机管路连接物品准备：无创呼吸机、无创管路、湿化罐、灭菌注射用水、冷凝水收集桶、前管路、面罩。按照操作流程将呼吸机管路进行连接，确保其处于完好备用状态。

2）人机连接方法：包括鼻罩、口鼻面罩、全面罩、鼻囊管和接口器等，目前以鼻罩和口鼻面罩最常用。罩的选择应保证其密闭性好、舒适度高、重复呼吸无效腔低等。不同的罩其优势都不同，鼻罩的优势是无效腔较小，患者舒适度高、耐受性好，方便随时进食或咳痰。缺点是患者张口呼吸时容易经口漏气影响辅助通气效果。口鼻面罩的优点是患者可经口或鼻呼吸，避免了张口呼吸时经口的漏气，可给予较高的吸气压力，且对患者的要求稍低。缺点是妨碍患者交流、限制经口进食、不方便排痰，增加无效腔通气量，幽闭恐惧症较多见。

（3）无创通气的并发症：无创通气的常见不良反应有口咽干燥、罩压迫和鼻梁皮肤损伤、恐惧、胃胀气、误吸、漏气、排痰障碍及睡眠性上气道阻塞等。

（4）无创通气患者的护理

1）健康教育：无创通气前做好患者的健康教育，有利于充分发挥其作用，达到良好的治疗效果。因此治疗前应向患者解释治疗的目的和意义，取得患者的理解和配合，消除其恐惧心理。同时告知患者在使用无创通气时如遇紧急情况可迅速拆除连接，提高安全性。在使用面罩时可能会出现呼吸机对抗，要指导患者随着呼吸机进行呼吸，以便与呼吸机协调；鼓励患者主动排痰并指导吐痰的方法；嘱咐患者（或家人）如出现不适应及时告诉医护人员。

2）连接方法的选择：由于患者脸形不同，病情不同和对连接方法偏好的不同，因此选择合适的连接方法非常重要，可以提高患者的耐受性，确保治疗效果。通常轻症者使用鼻罩、鼻囊管或接口器；病情较重的患者多需用口鼻面罩；老年或无牙齿的患者口腔支撑能力较差，主张用口鼻面罩。

3）密切监测：①病情监测：密切监测患者的生命体征、意识，观察其呼吸困难症状缓解情况，监测血气分析、心电图、面罩舒适度和对呼吸机设置的依从性。治疗有效的指标：呼吸困难症状改善、呼吸频率减慢、反常呼吸消失、血氧饱和度提高、心率改善；血气分析结果改善。②通气参数的监测：包括潮气量、通气频率、吸气压力、呼气压力等参数的设置是否合适，是否有漏气，以及人机同步性等。

4）并发症的预防：①口咽干燥：多见于使用鼻罩时患者经口呼吸出现漏气时，冬季尤为明显。注意要选择合适的连接器以避免漏气，指导患者减少经口呼吸，协助患者定时饮水，干燥季节可使用加温湿化器。②面部及鼻梁皮肤损伤：根据患者脸型选择合适的鼻（面）罩，调节好松紧度；鼻面部预防性使用保护敷料减少局部损伤的风险；在开始进行 NPPV 通气时即在鼻梁上贴保护膜和使用额垫以减少鼻梁皮肤损伤的风险；治疗过程中可根据患者病情适当松开罩让患者休息。③胃胀气：主要是由于使用鼻面罩时患者张口呼吸气体经口进入胃内，或上气道内压力超过食管贲门括约肌的张力，使气体直接进入胃内所致。因此，在保证疗效的前提下应尽量避免吸气压力过高（保持吸气压力 $< 25 \text{ cmH}_2\text{O}$）。如患者出现明显胃胀气时，可留置胃管进行胃肠减压。④误吸：误吸可以造成吸入性肺炎和窒息，尽管发生率较低，但后果严重，因此对于反流和误吸高危患者应避免使用 NPPV。另外 NPPV 治疗应避免饱餐后使用，治疗过程中协助患者取半卧位并按医嘱使用促进胃动力的药物。⑤排痰障碍：多见于咳嗽排痰能力较差的患者，应鼓励患者定时主动咳嗽排痰，必要时经鼻导管吸痰或纤维支气管镜吸痰后再进行 NPPV 治疗。⑥漏气：漏气可以导致气流过大、触发困难、人机不同步，并使患者感觉不舒服和影响治疗效果，是NPPV 的常见问题，发生率可达 20% ～ 25%，在治疗过程中应经常检查是否存在漏气并及时调整罩的位置和固定带的张力，用鼻罩时使用下颌托协助口腔的封闭，可以避免明显漏气。⑦其他：不耐受，是指患者自觉 NPPV 治疗造成不适，并无法耐受治疗的现象。预防措施：准备多个连接器让患者试戴以选择合适的连接方式，规范操作程序，使患者有一个逐渐适应的过程，采用同步触发性能较好的呼吸机，应用同步性能较好的模式（如 PSV、PRVC 等）。

4. 点拨引导，过程检查

在学生具体实施任务时，要进行过程检查和监督。通过检查发现问题，及时纠正，以防在任务完成时出现无法弥补的错误。

5. 展示成果，修正完善

为学生搭建一个展示成果的平台，展示学生的护理方案及技能操作，由小组成员对其所负责内容进行逐一展示，对于无创呼吸机管路的连接及人机连接进行实操，由教师进行指导，纠正不足。

6. 评估检测，拓展才华

在课堂的最后，设置检测环节进行效果评估，教师设置测验题，由学生独立进行回答，教师为学生提供标准答案，教师收集测验结果进行统计分析，对本节课的学习进行全面的总结和评价。最后拓展升华，教师要拓展学生的思维，把一节课的内容与学科的知识体系联系起来，把学生所学知识、技能与临床实践相联系，激发学生更加强烈的学习愿望。

九、临床教学查房在临床护理教学中的应用

（一）临床教学查房在呼吸系统疾病临床护理教学中的应用范围

临床教学查房适用于呼吸系统疾病中基础知识的学习及应用，通过讲解、讨论、分析和归纳整理等方法，印证所学的书本知识，使理论密切联系实践，让学生真正掌握所学的临床护理知识，同时培养和锻炼学生的操作能力、观察能力、分析思维能力和临床实际工作能力。

> **案例**　嗜酸性粒细胞增多症患者的教学查房
>
> 患者女性，31 岁，3 年前因行鼻息肉术后，遇花粉、油烟、冷空气等刺激性气味、气体等易出现发作性喘息、气促，伴有咳嗽，无明显咳痰，离开刺激源后症状可缓解。因受凉后再次出现发作性喘息，伴呼气性呼吸困难、胸闷、咳嗽、咳痰，痰液黏稠；此外，患者四肢受到寒冷刺激后可出现大片风团样红疹，伴瘙痒，门诊以"支气管哮喘"收入科。
>
> 辅助检查：嗜酸性粒细胞水平较高 $[(0.7 \sim 0.8) \times 10^9/L]$，嗜酸性粒细胞百分比 9.8%。胸部 CT 示两肺局部支气管轻度扩张，两肺散在片絮影、小结节影。
>
> 综合病史及辅助检查，确诊嗜酸性粒细胞增多症。

（二）课程设计

1. 设计思想

本次课程采用临床教学查房法授课，通过临床护理查房程序，对临床病例进行分析，获取疾病知识，达到理论联系实践的目的。

2. 教学重点

（1）嗜酸性粒细胞增多症基础知识的学习。

（2）将理论联系实践，针对病例提出护理问题、制定护理措施。

3. 教学难点

（1）嗜酸性粒细胞增多症与支气管哮喘的关系。

（2）嗜酸性粒细胞增多症的护理新进展。

4. 教学目标

（1）识记

1）正确叙述嗜酸性粒细胞增多症的相关基础知识，包括临床表现，护理、治疗措施等。

2）正确陈述嗜酸性粒细胞增多症的护理新进展。

（2）理解

1）运用自己的语言正确说出以下定义：嗜酸性粒细胞增多症、支气管哮喘。

2）正确分析嗜酸性粒细胞增多症与支气管哮喘之间的关系。

3）正确分析嗜酸性粒细胞增多症的实验室化验结果。

（3）运用

1）正确运用护理查房的程序。

2）能够根据理论知识联系病例，提出护理诊断及护理措施。

5. 教学工具

查房所用物品、PPT。

6. 教学时长

40～60分钟。

（三）教学内容

1. 查房前准备

教师查房前评估患者收集资料进行分析，设置讨论的问题，让学生带着问题去看书，查阅资料，围绕问题对理论知识进行学习及思考。

（1）什么是嗜酸性粒细胞增多症？其与支气管哮喘之间的关系是什么？

（2）嗜酸性粒细胞增多症的实验室化验结果是什么？

（3）嗜酸性粒细胞增多症的护理新进展有哪些？

2. 查房程序

查房时以学生为主讲，由教师引导学生讨论回答相关的问题，学生独立思考，大胆发言，提出自己独特的见解及护理重点和难点，最后由教师进行总结点评。

（1）查房者汇报患者的病情、检查结果及护理情况（引入病例）。

（2）查房者向患者及其家属解释查房的目的，以取得理解和配合。

（3）查房者向患者及其家属问诊以了解患者的病史、既往身体情况、现在身体状况、心理社会状况等。

（4）查房者对患者进行专科护理查体。

（5）汇总病例资料，学生通过病例汇报，提出护理问题。

（6）学生可通过病例汇报提出此病例的护理难点。

（7）师生共同讨论下一步护理措施，对患者及家属进行健康教育。

（8）解答学生疑问，评价护理效果。

3. 查房讨论

查房后针对查房前及查房中提出的问题进行讨论，大家各抒己见总结查房结果，突出重点和难点。

（1）什么是嗜酸性粒细胞增多症？其与支气管哮喘之间有什么关系？

嗜酸性粒细胞增多症是指外周血中嗜酸性粒细胞占白细胞总数的1%～3%。嗜酸性粒细胞绝对值大于（0.4～0.45）×10^9/L的临床疾病，这一疾病的出现一般与寄生虫感染、变态反应性疾病、感染性疾病、皮肤病、胃肠道疾病、免疫性疾病等问题的出现有着紧密的联系，会导致患者在患病期间出现发热、咳嗽、荨麻疹、气短、腹痛、红斑、疲惫、色素沉着、关节肿痛等临床症状，需要根据患者的实际情况做好疾病的检查及治疗方面的工作。嗜酸性粒细胞在哮喘中有着重要作用。

（2）嗜酸性粒细胞增多症的实验室化验结果如何？

间隔时间至少1个月、连续2次血常规检查提示血嗜酸性粒细胞绝对计数大于（0.4～0.45）×10^9/L。

（3）嗜酸性粒细胞增多症的护理新进展有哪些？

嗜酸性粒细胞增多症病因复杂，早期诊断困难，常需做全面系统的检查才能确诊，需要有一定的经济基础。在护理过程中，患者易出现焦虑、烦躁等心理变化，护理人员要重视心理疏导，耐心倾听患者主诉，帮助患者重拾战胜疾病的信心，提高患者生活质量。本病临床少见，应严密观察病情变化，发现异常及时告知医生，是治愈本病的关键。布地奈德药物是治疗嗜酸性粒细胞增多症患者较为常见的药物之一，在吸入治疗时具有很强的局部抗炎作用。能抑制早起的气管痉挛及晚期的变态反应，修复损伤的呼吸道并促进嗜酸性粒细胞凋亡，减轻炎性反应程度。临床上联合应用孟鲁司特钠是改善患者疾病问题、以控制指标来评价治疗效果。

（4）针对查房病例提出护理问题，由学生进行讨论。

1）焦虑：与担心疾病预后有关。

2）清理呼吸道无效：与痰液黏稠有关。

3）知识缺乏：与患者对相关疾病知识不了解有关。

（5）制定护理措施

1）基础护理：保持病室温湿度适宜、多开窗通风。病室内不得摆放鲜花，避免一切可疑的变应原，不宜使用羽毛枕头、羊毛毯等。

2）饮食护理：避免因饮食不当引起的哮喘，应进富含营养的食物，避免导致哮喘发作的食物。

3）病情观察：观察患者哮喘发作的前驱症状，如流涕、眼痒、鼻咽痒、喷嚏等黏膜过敏症状。哮喘发作时，观察患者意识状态、呼吸节律、频率、深度等，监测哮鸣音、呼吸音变化，监测肺功能情况和动脉血氧分压，了解治疗效果。

4）保持呼吸道通畅：哮喘急性发作时，患者会出现呼吸加快、多汗，常伴痰液黏稠、脱水，应鼓励患者每天饮水 2500 ～ 3000 mL，以补充水分，使痰液稀释。教会患者有效咳嗽，协助叩背促进痰液的排出。

5）健康指导：针对患者情况具体分析，有针对性地进行知识的讲解。

（6）教师针对学生提出的护理诊断及护理措施进行分析梳理。

（7）护士长总结，提出护理要点。

1）做好基础护理，保持床单位干净、整洁。

2）对患者进行心理疏导，帮助患者，与患者谈心交流，让患者痛苦的情感得到宣泄，消除对疾病的焦虑心理，重点倾听患者主诉。

3）协助患者正确面对疾病，树立控制疾病的自信心，让患者主动参与治疗，保持良好的心态，从而使患者提高依从性。

4）协助患者进行康复治疗，指导其进行呼吸功能训练。

5）本次查房的难点：患者为青年女性，慢性疾病，病程长，因为前期出现多种临床症状但无法查明病因而出现担心、焦虑的情绪，应着重倾听患者主诉，及时了解患者病情发展，给患者信心，消除不良的心理情绪。

4. 巩固提高

课程最后进行小结，对本次查房进行总结，巩固知识，加深印象。

5. 课后思考

针对所学知识提出思考问题，给学生留下课后作业，如嗜酸性粒细胞增多症的观察要点有哪些?

第三章　呼吸专科护理操作

第一节　口咽通气管放置技术

一、操作流程（表 3-1-1）

表 3-1-1　口咽通气管放置技术操作流程

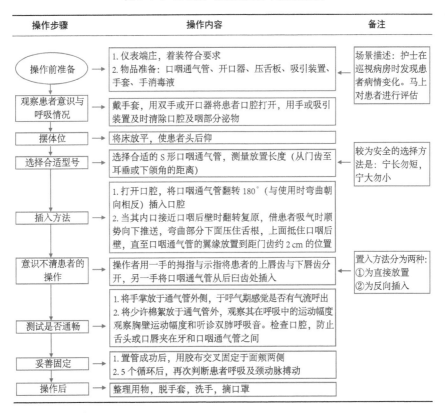

操作步骤	操作内容	备注
操作前准备	1. 仪表端庄，着装符合要求 2. 物品准备：口咽通气管、开口器、压舌板、吸引装置、手套、手消毒液	场景描述：护士在巡视病房时发现患者病情变化。马上对患者进行评估
观察患者意识与呼吸情况	戴手套，用双手或开口器将患者口腔打开，用手或吸引装置及时清除口腔及咽部分泌物	
摆体位	将床放平，使患者头后仰	
选择合适型号	选择合适的 S 形口咽通气管，测量放置长度（从门齿至耳垂或下颌角的距离）	较为安全的选择方法是：宁长勿短，宁大勿小
插入方法	1. 打开口腔，将口咽通气管翻转 180°（与使用时弯曲朝向相反）插入口腔 2. 当其内口接近口咽后壁时翻转复原，借患者吸气时顺势向下推送，弯曲部分下面压住舌根，上面抵住口咽后壁，直至口咽通气管的翼缘放置到距门齿约 2 cm 的位置	
意识不清患者的操作	操作者用一手的拇指与示指将患者的上唇齿与下唇齿分开，另一手将口咽通气管从后臼齿处插入	置入方法分为两种：①为直接放置②为反向插入
测试是否通畅	1. 将手掌放于通气管外侧，于呼气期感觉是否有气流呼出 2. 将少许棉絮放于通气管外，观察其在呼吸中的运动幅度观察胸壁运动幅度和听诊双肺呼吸音。检查口腔，防止舌头或口唇夹在牙和口咽通气管之间	
妥善固定	1. 置管成功后，用胶布交叉固定于面颊两侧 2. 5 个循环后，再次判断患者呼吸及颈动脉搏动	
操作后	整理用物，脱手套，洗手，摘口罩	

注：1. 总分 100 分。

2. 重点项目：如口咽通气管放置方法不正确或操作不成功，扣 20 分。

3. 计时从病情判断起至整理用物止，完成时间为 5 分钟。

二、操作评分标准（表 3-1-2）

表 3-1-2 口咽通气管放置技术操作评分

单位：		姓名：		成绩：	
项目	总分	操作要点	评分等级		
			A	B	C
仪表	5	仪表端庄，衣帽整洁	5	3	1
操作前准备	15	快速判断患者意识和呼吸	5	3	1
		操作前准备	15	3	1
		准备口咽通气管	2	1	0
		洗手符合要求，戴口罩	4	3	1
操作过程	60	将患者口腔打开	5	3	1
		清理口腔及咽部分泌物	2	1	0
		将床放平，使患者头后仰	3	2	1
		选择合适的 S 形口咽通气管	8	5	3
		测量放置长度	6	4	2
		放置方法正确	10	6	4
		动作轻柔	5	3	1
		测试方法正确	2	1	0
		观察胸壁运动幅度	10	6	4
		听诊双肺呼吸音	5	3	1
		检查口腔	4	3	1
操作后	10	洗手，取下口罩符合要求	5	3	1
		操作在 5 分钟内完成	5	3	1
提问	10	选择其中 1 项： 1. 选择口咽通气管有什么原则 2. 如何判断口咽通气管是否插入成功	10	5	0
总分	100	实际得分合计			
考核人员：		考核日期： 年 月 日			

理论提问

1. 选择口咽通气管有什么原则？

答：较为安全的选择方法是：宁长勿短，宁大勿小。口咽管太短不能经过舌根，起不到开放气道的作用；口咽管太大容易误入气管。

2. 如何判断口咽通气管是否插入成功？

答：①将手掌放于通气管外侧，于呼气时感觉是否有气流呼出。

②将少许棉絮放于通气管外，观察其在呼吸时的摆动幅度。

③观察胸壁运动幅度和听诊双肺呼吸音。

④检查口腔，防止舌头或口唇夹在牙和口咽通气管之间。

三、教学分析

（一）基础知识分析

（1）上呼吸道解剖结构：学习了解上呼吸道解剖结构（图3-1-1）是本操作的基础理论要求。

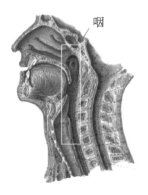

咽

图 3-1-1 上呼吸道解剖结构

（2）口咽通气管临床型号的选择：学员需要掌握口咽通气管型号的选择，可以图片或实物的方式展示给学员（图3-1-2）。

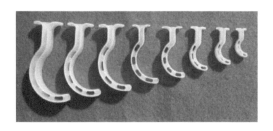

图 3-1-2 不同型号的口咽通气管

（3）基本原则：口咽通气管较为安全的选择方法是：宁长勿短，宁大勿小，因为口咽管太短不能经过舌根，起不到开放气道的作用，口咽管太小容易误入气管。

（二）重点难点分析

放置方法是此项操作重点内容，可以以现场实操的方式向学员进行示范、讲解，同时让学员进行操作练习，对不正确的地方加以指导。

（1）放置方法：置管方法分为两种：①直接放置。②反向插入。其中反向插入法为难点以示范操作和学员练习指导为较好的教学方法。后者比前者操作难度大，但在开放气道及改善通气方面更为可靠（图3-1-3）。

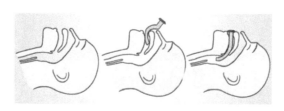

图 3-1-3 口咽通气管放置示意

（2）置入后效果测试：人工气道是否通畅是检验口咽通气管放置成功与否的标准（图3-1-4）。

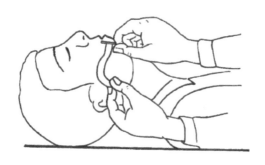

图 3-1-4 口咽通气管选择方法

反插法置管时间短，黏膜损伤小，提高了一次性插管成功率。口咽通气管利用其弧形结构向前向下的力量将舌体恢复到正常位置，从而快速开放气道，恢复正常的气道管径，降低气道阻力，改善缺氧，降低呼吸频率，因此在急诊抢救中得到了广泛应用。

第二节 鼻导管吸氧法

一、操作流程（表 3-2-1）

表 3-2-1 鼻导管吸氧法操作流程

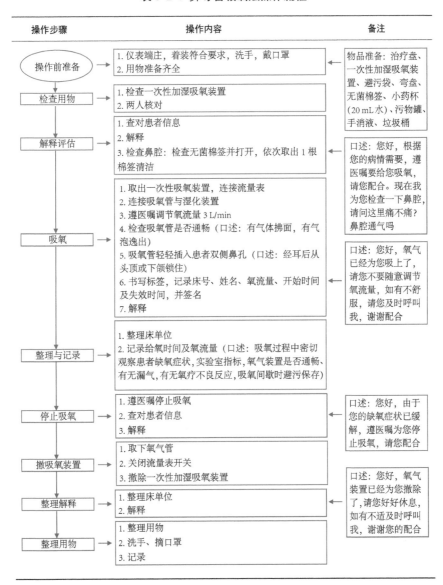

注：1. 总分 100 分。

　　2. 重点项目：如氧气管未连接湿化装置或吸氧管固定无效，扣 20 分。

　　3. 计时从洗手起至整理用物止，完成时间为 9 分钟。

二、操作评分标准（表 3-2-2）

表 3-2-2 鼻导管吸氧法操作评分

单位：		姓名：	成绩：		
项目	总分	操作要点	评分等级		
			A	B	C
仪表	5	仪表端庄，衣帽整洁，洗手，戴口罩	5	3	1
操作前准备	25	物品准备齐全，放置合理	5	3	1
		检查一次性加湿吸氧装置	5	3	1
		实施两人核对	3	1	0
		两种方式核对患者身份	2	1	0
		向患者解释吸氧的目的	5	1	0
		检查、评估鼻腔方法正确	5	3	1
开始吸氧	35	无菌方式取出一次性加湿吸氧装置手法正确	5	3	1
		连接流量表、湿化装置方法正确	2	1	0
		吸氧流量调节正确	3	2	1
		检查吸氧管是否通畅方法正确	8	5	3
		吸氧管固定方法正确	6	4	2
		标签书写正确、无漏项	10	6	4
		告知患者吸氧中的注意事项正确	5	3	1
停止吸氧	15	两种方式核对患者身份	2	1	0
		先取下吸氧管，再关闭流量表开关	8	5	1
		撤除一次性加湿吸氧装置	5	1	0
操作后	10	再次查对	3	1	0
		医嘱上打钩、签字、签时间	2	1	0
		整理用物，垃圾分类正确	3	3	1
		洗手，取下口罩符合要求。操作在 9 分钟内完成	2	3	1
提问	10	选择其中 1 项： 1. 中度缺氧调节氧流量为多少 2. 氧浓度与流量的换算公式是什么	10	5	0
总分	100	实际得分合计			
考核人员：		考核日期： 年 月 日			

理论提问

1. 中度缺氧时调节氧流量为多少？

答：中度缺氧时氧流量应为 2～4 L/min。

2. 氧浓度与流量的换算公式是什么？

答：吸氧浓度（%）= 21+4× 氧流量（L/min）。

三、教学分析

（一）基础知识分析

（1）临床常用的吸氧方式：①鼻导管吸氧法。②面罩吸氧法。③储氧气囊面罩吸氧法。

（2）吸氧方式的选择（表3-2-3）。

表3-2-3 吸氧方式的选择

吸氧方式	适应证	氧流量／吸入氧浓度	优点	缺点
鼻导管吸氧	吸氧流量和浓度不高的患者，如轻度缺氧、慢性阻塞性肺疾病缓解期持续低流量氧疗的患者	小儿：1～2 L/min 成人：2～3 L/min 严重缺氧：4～6 L/min，不超过7 L/min 氧浓度：30%～40%	简单、方便；不影响患者进食、说话、咳嗽、咳痰等	①流量大对鼻黏膜冲击力增大，患者不耐受 ②只适用于低流量吸氧 ③易导致气道黏膜干燥 ④氧流量大于5 L/min，氧浓度不会增加
面罩吸氧	低氧血症比较严重的Ⅰ型呼吸衰竭和呼吸窘迫综合征的患者	5～8 L/min 氧浓度：40%～60%	吸氧流量一般＞5 L/min；提供相对鼻导管吸氧更高的氧浓度；对鼻黏膜刺激小	①影响患者说话、进食、咳嗽等 ②容易导致二氧化碳潴留
储氧气囊吸氧	严重的低氧血症、呼吸状态不稳定的Ⅰ型呼吸衰竭和呼吸窘迫综合征的患者	10～15 L/min 氧浓度：90%	更好控制氧浓度；短期应用有效；不会导致黏膜干燥	①需要密闭，刺激皮肤，会导致不适 ②影响进食及交谈 ③不宜长期使用

（二）重点难点分析

（1）吸氧管的固定是此项操作的重点内容，可以现场实操的方式向学员进行示范、讲解，同时进行操作练习，对不正确的地方加以指导。

（2）吸氧管固定方法：经耳后至下颌锁住（图3-2-1）。

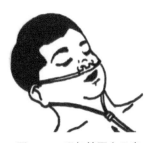

图 3-2-1 吸气管固定示意

第三节 氧气雾化吸入法

一、操作流程（表 3-3-1）

表 3-3-1 氧气雾化吸入法操作流程

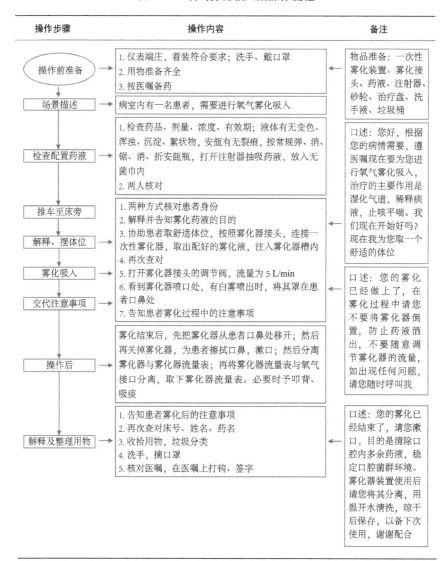

操作步骤	操作内容	备注
操作前准备	1. 仪表端庄，着装符合要求；洗手、戴口罩 2. 用物准备齐全 3. 按医嘱备药	物品准备：一次性雾化装置、雾化接头、药液、注射器、砂轮、治疗盘、洗手液、垃圾桶
场景描述	病室内有一名患者，需要进行氧气雾化吸入	
检查配置药液	1. 检查药品、剂量、浓度、有效期；液体有无变色、浑浊、沉淀、絮状物，安瓿有无裂痕，按常规弹、消、锯、消、折安瓿瓶，打开注射器抽吸药液，放入无菌巾内 2. 两人核对	口述：您好，根据您的病情需要，遵医嘱现在要为您进行氧气雾化吸入，治疗的主要作用是湿化气道，稀释痰液，止咳平喘。我们现在开始好吗？现在我为您取一个舒适的体位
推车至床旁 解释、摆体位 雾化吸入 交代注意事项	1. 两种方式核对患者身份 2. 解释并告知雾化药液的目的 3. 协助患者取舒适体位，按照雾化器接头，连接一次性雾化器，取出配好的雾化液，注入雾化器槽内 4. 再次查对 5. 打开雾化器接头的调节阀，流量为 5 L/min 6. 看到雾化器喷口处，有白雾喷出时，将其罩在患者口鼻处 7. 告知患者雾化过程中的注意事项	口述：您的雾化已经做上了，在雾化过程中请您不要将雾化器倒置，防止药液洒出，不要随意调节雾化器的流量，如出现任何问题，请您随时呼叫我
操作后	雾化结束后，先把雾化器从患者口鼻处移开；然后再关掉雾化器，为患者擦拭口鼻，漱口；然后分离雾化器与雾化器流量表；再将雾化器流量表与氧气接口分离，取下雾化器流量表。必要时予叩背、吸痰	
解释及整理用物	1. 告知患者雾化后的注意事项 2. 再次查对床号、姓名、药名 3. 收拾用物，垃圾分类 4. 洗手，摘口罩 5. 核对医嘱，在医嘱上打钩、签字	口述：您的雾化已经结束了，请您漱口，目的是清除口腔内多余药液，稳定口腔菌群环境。雾化器装置使用后请您将其分离，用温开水清洗，晾干后保存，以备下次使用，谢谢配合

注：1. 总分 100 分。

2. 重点项目：如雾化器喷口处未有白雾喷出或面罩脱落，扣 20 分。

3. 计时从洗手、戴口罩至整理用物止，完成时间为 6 分钟。

二、操作评分标准（表3-3-2）

表3-3-2 氧气雾化吸入法操作评分

单位：　　　　　　姓名：　　　　　　成绩：

项目	总分	操作要点	评分等级		
			A	B	C
仪表	5	仪表端庄，衣帽整洁，洗手，戴口罩	5	3	1
操作前准备	25	物品准备齐全，放置合理	3	2	1
		查对医嘱、药液，检查药液质量符合要求	5	3	1
		正确配置药液	5	3	1
		实施两人核对	2	1	0
		两种方式核对患者身份	3	1	0
		向患者解释氧气雾化吸入的目的	5	3	1
		协助患者选择舒适体位	2	1	0
操作过程	40	正确安装雾化装置	7	5	3
		连接一次性雾化器正确	5	3	1
		注入药物正确	8	5	3
		再次核对患者身份及用药正确	5	3	1
		打开雾化装置接头调节阀及流量正确	5	3	1
		雾化面罩放置正确	5	3	1
		告知患者雾化过程中注意事项正确	5	3	1
操作后	20	告知患者雾化后注意事项正确	5	3	1
		再次查对	3	1	0
		医嘱上打钩、签字、签时间	2	1	0
		整理用物，垃圾分类正确	5	3	1
		洗手，取下口罩符合要求。操作在6分钟内完成	5	3	1
提问	10	选择其中1项： 1. 氧气雾化吸入时氧流量的选择 2. 氧气雾化吸入的主要作用	10	5	0
总分	100	实际得分合计			

考核人员：　　　　考核日期：　　　年　　月　　日

理论提问

1. 氧气雾化吸入时，氧流量的选择为？

答：5 L/min。

2. 氧气雾化吸入的主要作用是？

答：湿化气道，稀释痰液，止咳平喘。

三、教学分析

（一）基础知识分析

（1）氧气雾化吸入的原理：是利用高速氧气流通过细孔喷嘴时，在其周围产生负压，将贮罐水吸上，打到阻挡球（片）上粉碎，小雾粒流出，大雾粒重新粉碎，从而产生适合雾化给药的 1 ～ 5 μm 雾粒（图 3-3-1）。

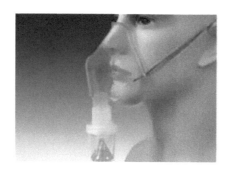

图 3-3-1 雾化器示意

（2）雾化器的种类：射流雾化器、超声雾化器、振动筛孔雾化器。

（3）雾化吸入的优点

1）吸入的药物可直接到达患病的呼吸道和肺部。

2）减少了药物的不良反应，对于儿童和老人尤为重要。

3）湿化气道，稀释痰液，可以普遍用于各种呼吸道疾病。

4）药物作用直接，对缓解支气管哮喘效果显著且迅速。

（二）重点难点分析

（1）指导患者在进行氧气雾化吸入过程中如何配合才能到达有效的雾化效果是此项操作的重点，可以现场实操的方式向学员进行示范、讲解，同时进行操作练习，对不正确的地方加以指导。

（2）**雾化吸入方法**：吸气时需深呼吸，尽量使药物达到支气管，吸气之后屏气两秒，使药物尽可能地充分吸入。

（3）氧气雾化吸入结束后进行有效的叩背是此项操作的难点。合适的体位有利于促进呼吸道分泌物的排出、减轻不适并使药物到达所需部位。呼吸困难者，取半坐位或坐位，可减轻呼吸困难；气管切开分泌物较多者，取头低脚高位，双侧卧位交替使用，抬高床尾15°，使呼吸道分泌物顺体位而接近咽喉部，便于吸痰。

（4）**雾化后叩背方法**：操作者需用正确的叩背手法（图3-3-2），从背部由下向上、由外向内叩击，叩击时听到空空的叩击声为有效叩背，而不是"啪啪"的拍打声。

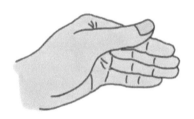

图 3-3-2　叩背手法示意

（5）在临床中需根据患者痰液的黏黏稠程度增加雾化吸入的次数，达到稀释痰液的目的。

第四节 动脉采血技术

一、操作流程（表 3-4-1）

扫码观看操作视频
观看方法见本书配套学习卡

表 3-4-1 动脉采血技术操作流程

操作步骤	操作内容	备注
仪表	按规定着装，洗手，戴口罩	1.全身评估：患者 75 岁，神志清楚，病情及生命体征平稳，体温 36.5 ℃，凝血功能正常
操作前准备	用物准备：无菌治疗盘、常用消毒物品 1 套、血气分析专用穿刺针、胶手套 1 副、无菌小纱块（或棉签）、体温计、小枕、医嘱及检验条形码 3 张、抽血检验单 1 张 环境准备：通风良好、温度、湿度适宜、采光好、符合无菌操作 患者准备：舒适体位	2.专科评估：患者动脉搏动强，穿刺部位皮肤正常：无水肿、结节、瘢痕、伤口等；是否正在进行氧疗 3.心理社会支持评估：患者初中学历、社会关系正常，患者对血气分析标本采集的认识度、可配合度、心理状态均较好
核对、解释	1.床边两人核对：治疗本 / 医嘱、条形码、抽血检验单与患者的手腕带及床头显示屏中床号、姓名信息一致 2.标注体温 36.5 ℃，鼻导管吸氧 2 L/min 3.解释操作目的、注意事项、配合技巧及采血前后注意事项	口述：您好，请问您叫什么名字，让我看一下您的腕带可以吗？XX，为了解您氧分压情况，现在遵医嘱进行动脉血气分析采集，请您配合，您需要去卫生间吗
操作过程	1.选择采血部位 （1）快速手消毒液消毒双手 （2）选择桡动脉 / 肱动脉 / 股动脉 / 足背动脉，如穿刺桡动脉、肱动脉垫小枕以便充分暴露穿刺部位 2.消毒皮肤与操作者手指 （1）常规消毒皮肤：以动脉搏动最强点为中心，环状由内向外，范围直径不少于 5 cm （2）消毒护士用于绷紧皮肤的示指和中指 3.再次核对患者床号、姓名→取下血气分析专用针针帽→用已消毒的示指、中指摸清动脉搏动最强点，固定并绷紧皮肤，在搏动最强处进针 4.穿刺 （1）桡动脉：患者取坐位或仰卧位，手臂外展 45°～ 60°，以桡骨茎突为基点，向尺侧移动 1.2 cm，再向肘的方向移动 0.5 cm，垂直快速进针 0.5 ～ 1.0 cm 或在桡侧腕横肌上 0.5 cm，桡动脉上方 15°～ 20°斜刺入针 （2）股动脉：患者取仰卧位，暴露腹股沟，大腿稍外展外旋，小腿屈曲 90°，在腹股沟韧带中点下方 1 cm 处或髂前上棘与耻骨结节体表连线的中点，触及股动脉搏动最强处垂直进入 2 ～ 3 cm （3）小儿股动脉和成人肱动脉采用 45°角进针，成人足背动脉采用 15°～ 20°（或 45°）角进针 5.见鲜红色动脉血回血后固定针头，动脉血将针栓向上推，采集到 1.5 ～ 2 mL 血后迅速拔针，压迫穿刺部位时间 5 ～ 10 分钟，必要时使用压力绷带包扎穿刺点（严重凝血功能障碍患者应避免动脉穿刺） 6.刺入胶塞，取下针头更换针帽，注射器在手掌来回颠倒混匀 5 次，手搓注射器 5 秒 7.快速手消毒液消毒手，再次查对医嘱、患者身份、标本及条形码	口述：您好，动脉血气分析已经为您做好，请您卧床休息 30 分钟以上，行桡动脉（或肱动脉）穿刺的患者当天穿刺的肢体尽量不提重物，观察穿刺部位有无血肿，如有不适随时按呼叫器叫我，我也会随时巡视的，谢谢您的配合

（续表）

操作步骤	操作内容	备注
操作后、解释	1. 观察：观察有无血肿形成 2. 协助患者取舒适卧位 3. 整理病床单位 4. 分类处理用物 5. 再次查对医嘱、患者身份、标本、检验单及条形码，记录体温、给氧浓度、给氧方式、给氧流量、穿刺部位、机械通气的参数和循环评估于检验申请单上 6. 标本采集后马上送检，做好标本送检的交接 7. 洗手，摘口罩	

注：1. 总分100分。

　　2. 重点项目：如采血不成功，扣20分。

　　3. 计时从操作起至整理用物止，完成时间为5分钟。

二、操作评分标准（表3-4-2）

表3-4-2 动脉采血技术操作评分

单位：　　　　　　姓名：　　　　　　成绩：

项目	总分	操作要点	评分等级 A	B	C
仪表	5	仪表端庄，衣帽整洁，洗手，戴口罩	5	3	1
操作前准备	15	评估患者意识、生命体征、病情、年龄、出凝血功能等	2	1	0
		专科评估：患者动脉搏动情况；穿刺部位皮肤情况：有无水肿、结节、瘢痕、伤口等；有无正在进行氧疗	3	2	1
		心理社会支持评估：患者的文化水平、社会关系、对血气分析标本采集的认识程度、配合程度、心理状态	2	1	0
		用物准备齐全	3	2	1
		环境准备：通风良好，温、湿度适宜，采光好，符合无菌操作	3	2	1
		患者准备：舒适体位	2	1	0
操作过程	50	核对，解释：至少两种方式核对患者信息，解释操作目的、注意事项、配合技巧及采血前后注意事项	6	5	3
		选择采血部位	3	2	2
		消毒皮肤与操作者手指流程规范	7	5	3
		穿刺： （1）桡动脉：患者取坐位或仰卧位，手臂外展45°～60°，以桡骨茎突为基点，向尺侧移动1.2 cm，再向肘的方向移动0.5 cm，垂直快速进针0.5～1.0 cm或桡侧腕横肌上0.5 cm，桡动脉上方15°～20°斜刺入针	5	3	1
		（2）股动脉：患者取仰卧位，暴露腹股沟，大腿稍外展外旋，小腿屈曲90°，在腹股沟韧带中点下方1 cm处或髂前上棘与耻骨结节体表连线的中点，触及股动脉搏动最强处垂直进针2～3 cm	5	3	1
		（3）小儿股动脉和成人肱动脉采用45°角进针，成人足背动脉采用15°～20°（或45°）角进针	15	10	5
		见鲜红色动脉血回血后固定针头，动脉血将针栓向上推，采集到1.5～2 mL血后迅速拔针，压迫穿刺部位5～10分钟，必要时使用压力绷带包扎穿刺点（严重凝血功能障碍患者应避免动脉穿刺）	10	8	5
		推下针头保护装置，取下针头，盖好密封帽。注射器在手掌来回颠倒混匀5次，手搓注射器5秒	4	3	1
		快速手消毒液消毒手，再次查对医嘱、患者身份、标本及条形码	3	2	1
		核对，解释：至少两种方式核对患者信息，解释操作目的、注意事项、配合技巧及采血前后注意事项	2	1	0

（续表）

项目	总分	操作要点	评分等级		
			A	B	C
操作后	20	观察：观察有无血肿形成	3	2	1
		嘱患者卧床休息 30 分钟以上，行桡动脉（或肱动脉）穿刺的患者当天穿刺的肢体尽量不提重物	4	3	1
		协助患者取舒适卧位	2	1	0
		整理病床单位	2	1	0
		分类处理用物	2	1	0
		再次查对医嘱、患者身份、标本、检验单及条形码，记录体温、给氧浓度、给氧方式、给氧流量、穿刺部位、机械通气的参数和循环评估于检验申请单上	3	2	0
		标本采集后马上送检，做好标本送检的交接	2	1	0
		洗手、摘口罩。操作在 5 分钟内完成	2	1	0
提问	10	提问其中 1 项： 1. 氧分压和二氧化碳分压的正常值 2. Ⅰ型呼吸衰竭和Ⅱ型呼吸衰竭的定义	10	5	0
总分	100	实际得分合计			
考核人员：		考核日期： 年 月 日			

理论提问

1. 氧分压和二氧化碳分压的正常值？

答：氧分压正常值 $80 \sim 100\ mmHg$，二氧化碳分压正常值 $35 \sim 45\ mmHg$。

2. Ⅰ型呼吸衰竭和Ⅱ型呼吸衰竭的定义？

答：Ⅰ型呼吸衰竭：又称缺氧性呼吸衰竭，无二氧化碳潴留。血气分析特点是 $PaO_2 < 60\ mmHg$，$PaCO_2$ 降低或正常，见于换气功能障碍疾病。

Ⅱ型呼吸衰竭：又称高碳酸呼吸衰竭，既有缺氧又有二氧化碳潴留，血气分析特点是 $PaO_2 < 60\ mmHg$，$PaCO_2 > 50\ mmHg$，是肺泡通气不足所致。

三、教学分析

（一）基础知识分析

（1）了解血气分析各指标的正常值及意义。

（2）掌握动脉血气六步分析法：第一步，血气结果是否正常；第二步，判断是否存在酸碱失衡；第三步，确定原发呼吸还是代谢；第四步，利用公式明确是否代偿；第五步，计算阴离子间隙（代谢性酸中毒）；第六步，评价阴离

子间隙升高与 HCO_3^- 降低的关系。

（二）重点难点分析

（1）选择穿刺部位是本节的重点（图 3-4-1），根据穿刺的难易程度及可能导致周围组织损伤的危险程度选择穿刺部位（桡动脉→肱动脉→足背动脉→股动脉→头皮动脉）。

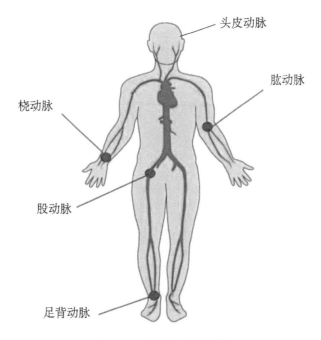

图 3-4-1 动脉采血穿刺点示意

（2）动脉血气与静脉血气结果的分析是本节的难点（表 3-4-3），将结合临床病例分析的方法进行教学。

表 3-4-3 动脉血气与静脉血气的差别

血气参数	动脉血	静脉血
pH	7.35～7.45	较动脉血低 0.03～0.05
PaO_2	＞ 48 mmHg	25～45 mmHg
$PaCO_2$	35～45 mmHg	较动脉血高 5～7 mmHg
HCO_3^-	22～27 mmol/L	大致相等，高 1～2 mmol/L

第五节 单一剂量干粉吸入器的使用

一、操作流程（表3-5-1）

表3-5-1 单一剂量干粉吸入器的使用操作流程

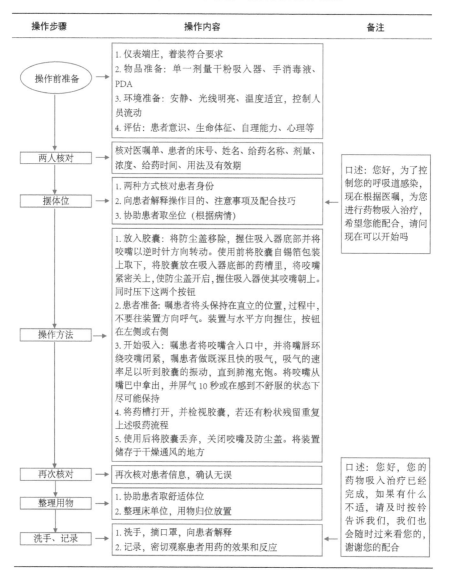

操作步骤	操作内容	备注
操作前准备	1. 仪表端庄，着装符合要求 2. 物品准备：单一剂量干粉吸入器、手消毒液、PDA 3. 环境准备：安静、光线明亮、温度适宜，控制人员流动 4. 评估：患者意识、生命体征、自理能力、心理等	
两人核对	核对医嘱单、患者的床号、姓名、给药名称、剂量、浓度、给药时间、用法及有效期	口述：您好，为了控制您的呼吸道感染，现在根据医嘱，为您进行药物吸入治疗，希望您能配合，请问现在可以开始吗
摆体位	1. 两种方式核对患者身份 2. 向患者解释操作目的、注意事项及配合技巧 3. 协助患者取坐位（根据病情）	
操作方法	1. 放入胶囊：将防尘盖移除，握住吸入器底部并将咬嘴以逆时针方向转动。使用前将胶囊自锡箔包装上取下，将胶囊放在吸入器底部的药槽里，将咬嘴紧密关上，使防尘盖开启，握住吸入器使其咬嘴朝上。同时压下这两个按钮 2. 患者准备：嘱患者将头保持在直立的位置，过程中，不要往装置方向呼气。装置与水平方向握住，按钮在左侧或右侧 3. 开始吸入：嘱患者将咬嘴含入口中，并将嘴唇环绕咬嘴闭紧，嘱患者做既深且快的吸气，吸气的速率足以听到胶囊的振动，直到肺泡充饱。将咬嘴从嘴巴中拿出，并屏气10秒或在感到不舒服的状态下尽可能保持 4. 将药槽打开，并检视胶囊，若还有粉状残留重复上述吸药流程 5. 使用后将胶囊丢弃，关闭咬嘴及防尘盖。将装置储存于干燥通风的地方	
再次核对	再次核对患者信息，确认无误	口述：您好，您的药物吸入治疗已经完成，如果有什么不适，请及时按铃告诉我们，我们也会随时过来看您的，谢谢您的配合
整理用物	1. 协助患者取舒适体位 2. 整理床单位，用物归位放置	
洗手、记录	1. 洗手，摘口罩，向患者解释 2. 记录，密切观察患者用药的效果和反应	

注：1. 总分100分。

2. 重点项目：单一剂量干粉吸入器使用方法不正确或操作不成功，扣20分。

二、操作评分标准（表 3-5-2）

表 3-5-2 单一剂量干粉吸入器的使用操作评分

单位：		姓名：	成绩：		
项目	总分	操作要点	A	B	C
仪表	5	仪表端庄，衣帽整洁	5	3	1
操作前准备	15	评估患者意识、生命体征、自理能力、心理等	3	2	1
		环境符合操作要求	2	1	0
		用物准备：手消液、PDA、单一剂量干粉吸入器	2	1	0
		洗手符合要求，戴口罩	3	2	1
		两人核对患者的床号、姓名、给药名称、剂量、浓度、给药时间、用法及有效期	5	3	1
操作过程	60	采取两种方式核对患者信息	5	3	1
		向患者解释操作目的、注意事项及配合技巧	6	4	2
		协助患者取坐位（根据病情）	3	2	1
		正确放入胶囊：关上咬嘴，开启防尘盖，握住吸入器，咬嘴朝上，同时压下两个按钮	10	6	4
		患者准备：嘱患者将头保持在直立的位置，过程中不要往装置方向呼气。装置与水平方向握住，按钮在左侧或右侧	6	4	2
		开始吸入：嘱患者嘴唇环绕咬嘴闭紧，做既深且快的吸气，吸气的速率足以听到胶囊的振动，直到肺泡充饱，然后将咬嘴从嘴巴中拿出，尽量屏气 10 秒	10	6	4
		将药槽打开检视胶囊，若还有粉状残留，重复上述吸药流程	10	6	4
		使用后将胶囊丢弃，关闭咬嘴及防尘盖，将装置储存于干燥通风的地方	5	3	1
		再次核对患者信息，确认无误	5	3	1
操作后	10	协助患者取舒适体位、整理床单位	3	2	1
		洗手，取口罩符合要求、向患者解释	5	3	1
		记录，密切观察患者用药的效果和反应	2	1	0
提问	10	选择其中 1 项： 1. 干粉吸入器分为哪几类 2. 如何清洁干粉吸入器的咬嘴	10	5	0
总分	100	实际得分合计			
考核人员：		考核日期： 年 月 日			

理论提问

1. 干粉吸入器分为哪几类？

答：分为三类，分别为都保、准纳器和单一剂量型干粉吸入器。

2. 如何正确清洁干粉吸入器的咬嘴？

答：用干布或干纸巾将咬嘴外侧擦拭干净，严禁用水或液体擦洗咬嘴。

三、教学分析

（一）基础知识分析

（1）单一剂量干粉吸入器（DPI）的概念：学习了解单一剂量干粉吸入器的概念是本操作的基础理论要求。干粉吸入器是以患者的吸气为驱动力，需要较高的吸气流量，不需要助推剂，有效地回避了定量吸入器的协调性问题。目前应用较多的干粉吸入器有 3 种类型，即单剂量型（胶囊型）、多剂量型、储存剂量型，它们在使用的过程中都有着不同的方法（图 3-5-1）。

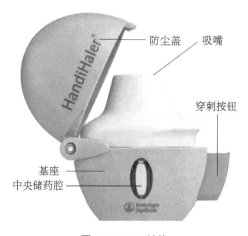

图 3-5-1 DPI 结构

（2）DPI 操作方法如图 3-5-2 所示。

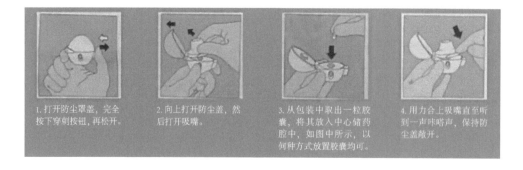

1. 打开防尘罩盖，完全按下穿刺按钮，再松开。

2. 向上打开防尘盖，然后打开吸嘴。

3. 从包装中取出一粒胶囊，将其放入中心储药腔中，如图中所示，以何种方式放置胶囊均可。

4. 用力合上吸嘴直至听到一声咔嗒声，保持防尘盖敞开。

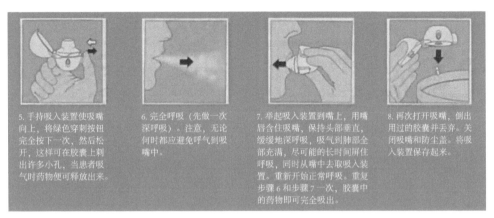

5. 手持吸入装置使吸嘴向上，将绿色穿刺按钮完全按下一次，然后松开，这样可在胶囊上刺出许多小孔，当患者吸气时药物便可释放出来。

6. 完全呼吸（先做一次深呼吸）。注意，无论何时都应避免呼气到吸嘴中。

7. 举起吸入装置到嘴上，用嘴唇含住吸嘴，保持头部垂直，缓缓地深呼吸，吸气到肺部全部充满，尽可能的长时间屏住呼吸，同时从嘴中去取吸入装置。重新开始正常呼吸。重复步骤6和步骤7一次，胶囊中的药物即可完全吸出。

8. 再次打开吸嘴，倒出用过的胶囊并丢弃。关闭吸嘴和防尘盖。将吸入装置保存起来。

图 3-5-2 DPI 操作方法

（3）基本原则：使用单—剂量干粉吸入器正确的吸入方法：吸入前远离吸入剂，慢慢呼气，尽量呼出肺内空气；将吸嘴放入口中，深深地平稳吸气，将药物吸入口中；吸药后移除吸入剂，屏气约10秒，以便药物充分沉淀到肺部，更好地发挥效果；缓慢呼气。

（二）重点难点分析

（1）掌握单—剂量干粉吸入器装药过程是此项操作重点内容，单剂量干粉吸入器，粉末是提前独立储存在单个胶囊中，胶囊分布在胶囊板上，沿着疱状包装上的穿孔将疱状条板分为两板，使用时首先要打开疱眼背面的铝箔取出胶囊，放到干粉吸入器的胶囊腔中，在按动的时候按钮被刺破，粉末利用排出管被吸入患者体内，从而发挥药效。因此正确完成装药，是完成此项操作的前提。

（2）吸入装置的清洁方法是此项操作的难点，正确的清洁吸入装置，是保证药物发挥疗效的关键。因此使用过后要及时正确清洁，保证下次使用的效果。清洁吸入装置时要先打开防尘帽和吸嘴，然后向上推起刺孔按钮打开基托，用温水全面淋洗吸入器以除去粉末，将吸入装置用纸巾吸去水分，之后保持防尘帽、吸嘴和基托敞开，置于空气中晾干，晾干吸入装置需要24小时，因此在刚使用过后进行清洁。这样可以保证下次正常使用。必要时吸嘴的外面可以选择用湿纸巾进行清洁。不能使用吹风机直接吹干吸入装置，也不要在未晾干的情况下再次使用吸入装置。

第六节 定量吸入器的使用

一、操作流程（表 3-6-1）

表 3-6-1 定量吸入器（MDI）的使用操作流程

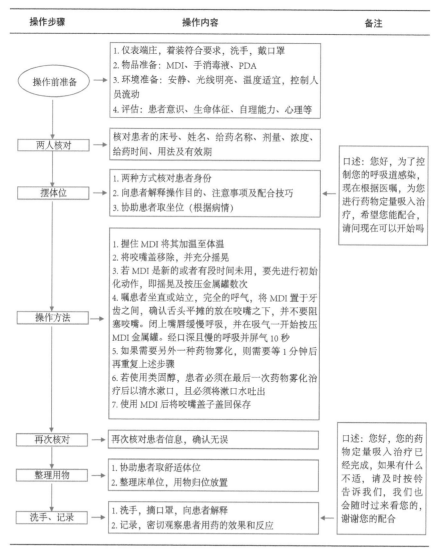

操作步骤	操作内容	备注
操作前准备	1. 仪表端庄，着装符合要求，洗手，戴口罩 2. 物品准备：MDI、手消毒液、PDA 3. 环境准备：安静、光线明亮、温度适宜，控制人员流动 4. 评估：患者意识、生命体征、自理能力、心理等	
两人核对	核对患者的床号、姓名、给药名称、剂量、浓度、给药时间、用法及有效期	口述：您好，为了控制您的呼吸道感染，现在根据医嘱，为您进行药物定量吸入治疗，希望您能配合，请问现在可以开始吗
摆体位	1. 两种方式核对患者身份 2. 向患者解释操作目的、注意事项及配合技巧 3. 协助患者取坐位（根据病情）	
操作方法	1. 握住 MDI 将其加温至体温 2. 将咬嘴盖移除，并充分摇晃 3. 若 MDI 是新的或者有段时间未用，要先进行初始化动作，即摇晃及按压金属罐数次 4. 嘱患者坐直或站立，完全的呼气，将 MDI 置于牙齿之间，确认舌头平摊的放在咬嘴之下，并不要阻塞咬嘴。闭上嘴唇缓慢呼吸，并在吸气一开始按压 MDI 金属罐。经口深且慢的呼吸并屏气 10 秒 5. 如果需要另外一种药物雾化，则需要等 1 分钟后再重复上述步骤 6. 若使用类固醇，患者必须在最后一次药物雾化治疗后以清水漱口，且必须将漱口水吐出 7. 使用 MDI 后将咬嘴盖子盖回保存	
再次核对	再次核对患者信息，确认无误	口述：您好，您的药物定量吸入治疗已经完成，如果有什么不适，请及时按铃告诉我们，我们也会随时过来看您的，谢谢您的配合
整理用物	1. 协助患者取舒适体位 2. 整理床单位，用物归位放置	
洗手、记录	1. 洗手，摘口罩，向患者解释 2. 记录，密切观察患者用药的效果和反应	

注：1. 总分 100 分。

2. 重点项目：如 MDI 使用方法不正确或操作不成功，扣 20 分。

二、操作评分标准（表 3-6-2）

表 3-6-2 定量吸入器的使用操作评分

单位：　　　　　　姓名：　　　　　　成绩：

项目	总分	操作要点	评分等级 A	B	C
仪表	5	仪表端庄，衣帽整洁	5	3	1
操作前准备	15	评估：患者意识、生命体征、自理能力、心理等	3	2	1
		环境符合操作要求	2	1	0
		用物准备：手消毒液、PDA、MDI	2	1	0
		洗手符合要求，戴口罩	3	2	1
		两人核对患者的床号、姓名、给药名称、剂量、浓度、给药时间、用法及有效期	5	3	1
操作过程	60	两种方式核对患者信息	5	3	1
		向患者解释操作目的、注意事项及配合技巧	6	4	2
		协助患者取坐位（根据病情）	3	2	1
		握住 MDI 将其加温至体温	8	5	3
		将咬嘴盖移除，并充分摇晃	6	4	2
		若 MDI 是新的或者有段时间未用，要先进行初始化动作，即摇晃及按压金属罐数次	5	3	1
		嘱患者坐直或站立，完全的呼气，将 MDI 置于牙齿之间，确认舌头平摊的放在咬嘴之下，并不要阻塞咬嘴。闭上嘴唇缓慢呼吸，并在吸气一开始按压 MDI 金属罐。经口深且慢的呼吸并屏气 10 秒	10	6	4
		如果需要另外一种药物雾化，则需要等 1 分钟后再重复上述步骤	2	1	0
		若使用类固醇，患者必须在最后一次药物雾化治疗后以清水漱口，且必须将漱口水吐出	6	4	2
		使用 MDI 后将咬嘴盖子盖回保存	5	3	1
		再次核对患者信息，确认无误	4	3	1
操作后	10	协助患者取舒适体位、整理床单位	3	2	1
		洗手，取下口罩符合要求，向患者解释	5	3	1
		记录，密切观察患者用药的效果和反应	2	1	0
提问	10	选择其中 1 项： 1. 如何知道吸入剂用完了 2. 要怎样知道还有多少药	10	5	0
总分	100	实际得分合计			

考核人员：　　　　　考核日期：　　　年　　月　　日

理论提问

1. 如何知道吸入剂用完了？

答：①观看计量器查看剩余容量。

②若无计量器，建议患者使用时每次记录使用次数。

2. 要怎样知道还有多少药？

答：①检查金属罐上所标识其可以使用的次数。

②计算出每日所使用的次数。

③计算出可使用的天数，并计算出用完的时间。

④将启用的日期和用完的日期标识在 MDI 吸入器上。

⑤通过减去使用剂量（包括空喷次数）的方法确定剩余量。

三、教学分析

（一）基础知识分析

（1）MDI 的概念：学习了解定量吸入器的概念是本操作的基础理论要求。定量吸入器是一个小罐，药物悬浮在推进器中，部分助推剂蒸发使雾粒直径变小，减少口咽部的碰撞沉积量，提高肺内沉积量，从而减少口咽部不良反应。当吸气时，把小罐向下按，一口定量的药物便喷出来。具有定量、外形轻巧、方便携带、操作简单、不必定期消毒、无交叉感染等特点。临床上使用的定量吸入器有万托林、爱全乐、必可酮（图 3-6-1）。

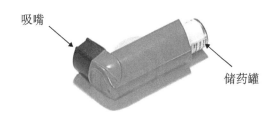

吸嘴

储药罐

图 3-6-1 定量吸入器

（2）定量吸入器操作方法（图 3-6-2）。

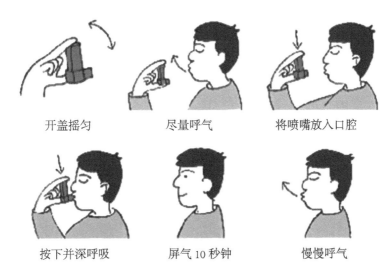

开盖摇匀　　　　　尽量呼气　　　　将喷嘴放入口腔

按下并深呼吸　　　屏气 10 秒钟　　　　慢慢呼气

图 3-6-2 MDI 操作方法

（3）基本原则：MDI 药物首次或长时间未使用时，应先移开吸嘴盖，待充分摇匀后，对空喷 3～4 次后才可以使用；使用前一定上下摇晃药瓶使药物分布均匀；若使用类固醇药物，患者必须在最后一次药物雾化治疗后漱口并吐出。

（二）重点难点分析

（1）掌握 MDI 正确的使用方法非常重要，也是本节课的难点内容。上述方法是一个协调连贯动作，手部操作和吸气动作相配合，初次使用者和虽经常使用，但不得要领者，应在医护人员的指导下认真训练，力求正确掌握。

（2）掌握喷药正确时机是此项操作重点内容，应以现场实操的方式向学员进行示范、讲解，同时让学员进行操作练习，对不正确的地方加以指导。

（3）每次使用后要仰颈漱口。

（4）操作时容易出现的错误：吸药和喷药没有同步进行；吸药后无屏气（药物随之被呼出体外）。

第七节 简易呼吸器的使用

扫码观看操作视频
观看方法见本书配套学习卡

一、操作流程（表 3-7-1）

表 3-7-1 简易呼吸器的使用操作流程

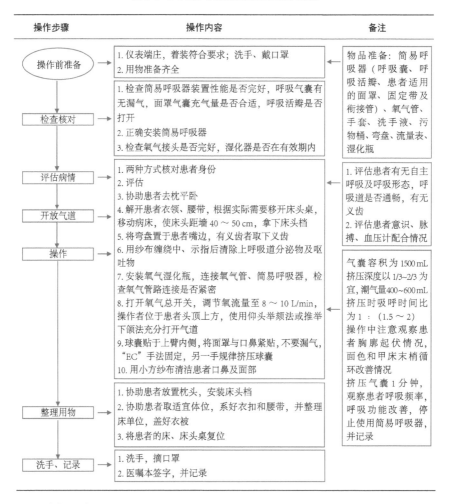

操作步骤	操作内容	备注
操作前准备	1. 仪表端庄，着装符合要求；洗手、戴口罩 2. 用物准备齐全	物品准备：简易呼吸器（呼吸气囊、呼吸活瓣、患者适用的面罩、固定带及衔接管）、氧气管、手套、洗手液、污物桶、弯盘、流量表、湿化瓶
检查核对	1. 检查简易呼吸器装置性能是否完好，呼吸气囊有无漏气，面罩气囊充气量是否合适，呼吸活瓣是否打开 2. 正确安装简易呼吸器 3. 检查氧气接头是否完好，湿化器是否在有效期内	
评估病情 开放气道 操作	1. 两种方式核对患者身份 2. 评估 3. 协助患者去枕平卧 4. 解开患者衣领、腰带，根据实际需要移开床头桌，移动病床，使床头距墙 40～50 cm，拿下床头档 5. 将弯盘置于患者嘴边，有义齿者取下义齿 6. 用纱布缠绕中、示指后清除上呼吸道分泌物及呕吐物 7. 安装氧气湿化瓶，连接氧气管、简易呼吸器，检查氧气管路连接是否紧密 8. 打开氧气总开关，调节氧流量至 8～10 L/min，操作者位于患者头顶上方，使用仰头举颏法或推举下颌法充分打开气道 9. 球囊贴于上臂内侧，将面罩与口鼻紧贴，不要漏气，"EC"手法固定，另一手规律挤压球囊 10. 用小方纱布清洁患者口鼻及面部	1. 评估患者有无自主呼吸及呼吸形态，呼吸道是否通畅，有无义齿 2. 评估患者意识、脉搏、血压计配合情况 气囊容积为 1500 mL 挤压深度以 1/3~2/3 为宜，潮气量 400～600 mL 挤压时吸呼时间比为 1 :（1.5～2）操作中注意观察患者胸廓起伏情况，面色和甲床末梢循环改善情况 挤压气囊 1 分钟，观察患者呼吸频率，呼吸功能改善，停止使用简易呼吸器，并记录
整理用物	1. 协助患者放置枕头，安装床头档 2. 协助患者取适宜体位，系好衣扣和腰带，并整理床单位，盖好衣被 3. 将患者的床、床头桌复位	
洗手、记录	1. 洗手，摘口罩 2. 医嘱本签字，并记录	

注：1. 总分 100 分。

2. 重点项目：如开放气道不成功或面罩与口鼻处漏气，扣 20 分。

3. 计时从病情判断起至整理用物止，完成时间为 4 分钟。

二、操作评分标准（表 3-7-2）

表 3-7-2　简易呼吸器的使用操作评分

单位：		姓名：	成绩：		
项目	总分	操作要点	评分等级		
			A	B	C
仪表	5	仪表端庄，衣帽整洁	5	3	1
操作前准备	25	检查简易呼吸器装置性能是否完好	5	3	1
		正确安装简易呼吸器	5	3	1
		检查氧气接头、湿化装置	3	2	1
		两种方式核对患者身份	2	1	0
		评估内容、方法正确	5	3	1
		摆放体位正确	3	2	1
		解开患者衣领及腰带	2	1	0
操作过程	40	取下活动义齿	5	3	1
		清理呼吸道方法正确	4	2	1
		向外拉患者床，将床头桌向远离患者床方向拉 20 cm	4	2	1
		简易呼吸器连接吸氧装置正确	5	3	1
		氧流量调节正确	5	3	1
		气道充分打开	7	5	2
		"EC"手法固定面罩，不漏气	5	3	1
		操作中观察患者情况	5	3	1
操作后	20	清洁患者口鼻及面部	5	3	1
		协助患者取舒适体位	3	1	0
		床、床头桌归位	2	1	0
		整理用物，垃圾分类正确	5	3	1
		洗手，取下口罩符合要求	5	3	1
提问	10	选择其中 1 项： 1.简述开放气道的两种方法 2.使用简易呼吸器时挤压深度是多少	10	5	0
总分	100	实际得分合计			
考核人员：		考核日期：　　年　月　日			

理论提问

1. 简述开放气道的两种方法。

答：①仰头举颏法。

　　②推举下颌法。

2. 使用简易呼吸器时挤压深度是多少？

答：挤压深度以 1/3 ～ 2/3 为宜。

三、教学分析

（一）基础知识分析

（1）简易呼吸器的结构：5 个部分、6 个阀门。

1）5 个部分：储氧袋、进气组、球囊、呼气组、面罩。

2）6 个阀门：进气阀、储气阀、储气安全阀、呼气阀、鸭嘴阀、安全阀。

（2）如何判断简易呼吸器使用有效？

1）患者胸廓随挤压球体而起伏。

2）观察患者嘴角与面色转红润。

3）患者呼气时面罩内有雾气出现。

4）观察单向阀是否适当使用。

（二）重点难点分析

（1）开放气道是此项操作的重点内容，可以现场实操的方式向学员示范、讲解，同时进行操作练习，对不正确的地方加以指导。

1）仰头举颏法：将一只手置于患者前额，轻压患者的头部使后仰，将另一只手的示指和中指指尖放于患者颏骨的下方，提起下颏开放气道，使口角和耳垂连线与地面垂直（图 3-7-1）。

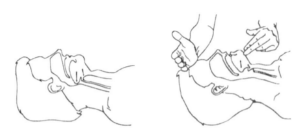

图 3-7-1 仰头举颏法示意

2）推举下颌法：对怀疑有颈椎损伤的患者，应使用双手推举下颌法开放气道（图 3-7-2），避免颈部移位。

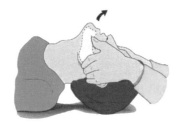

图 3-7-2 推举下颌法示意

（2）在使用简易呼吸器过程中保证面罩与患者面部紧密吻合，并进行有效通气是此项操作的难点内容。使用简易呼吸器时，将面罩紧扣患者口鼻，并用"EC"，即拇指和示指紧紧按住面罩，其他手指则紧紧按住下颌。挤压气囊深度以 1/3 ～ 2/3 为宜，500 ～ 600 mL，挤压频率为 16 ～ 20 次 / 分。

第八节 气管插管口腔护理（牙刷法）

扫码观看操作视频
观看方法见本书配套学习卡

一、操作流程（表 3-8-1）

表 3-8-1 气管插管口腔护理（牙刷法）操作流程

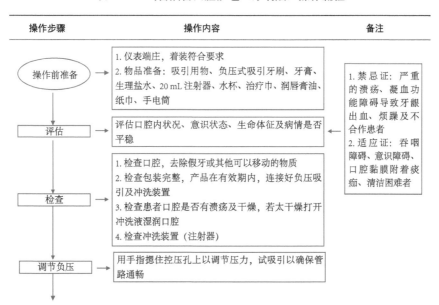

操作步骤	操作内容	备注
操作前准备	1. 仪表端庄，着装符合要求 2. 物品准备：吸引用物、负压式吸引牙刷、牙膏、生理盐水、20 mL 注射器、水杯、治疗巾、润唇膏油、纸巾、手电筒	1. 禁忌证：严重的溃疡、凝血功能障碍导致牙龈出血、烦躁及不合作患者 2. 适应证：吞咽障碍、意识障碍、口腔黏膜附着痰痂、清洁困难者
评估	评估口腔内状况、意识状态、生命体征及病情是否平稳	
检查	1. 检查口腔，去除假牙或其他可以移动的物质 2. 检查包装完整，产品在有效期内，连接好负压吸引及冲洗装置 3. 检查患者口腔是否有溃疡及干燥，若太干燥打开冲洗液湿润口腔 4. 检查冲洗装置（注射器）	
调节负压	用手指摁住控压孔上以调节压力，试吸引以确保管路通畅	

（续表）

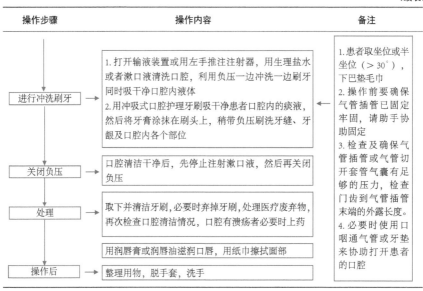

操作步骤	操作内容	备注
进行冲洗刷牙	1.打开输液装置或用左手推注注射器，用生理盐水或者漱口液清洗口腔，利用负压一边冲洗一边刷牙同时吸干净口腔内液体 2.用冲吸式口腔护理牙刷吸干净患者口腔内的痰液，然后将牙膏涂抹在刷头上，稍带负压刷洗牙缝、牙龈及口腔内各个部位	1.患者取坐位或半坐位（＞30°），下巴垫毛巾 2.操作前要确保气管插管已固定牢固，请助手协助固定 3.检查及确保气管插管或气管切开套管气囊有足够的压力，检查门齿到气管插管末端的外露长度。 4.必要时使用口咽通气管或牙垫来协助打开患者的口腔
关闭负压	口腔清洁干净后，先停止注射漱口液，然后再关闭负压	
处理	取下并清洁牙刷，必要时弃掉牙刷，处理医疗废弃物，再次检查口腔清洁情况，口腔有溃疡者必要时上药	
	用润唇膏或润唇油滋润口唇，用纸巾擦拭面部	
操作后	整理用物，脱手套，洗手	

注意：1. 总分100分。
　　　2. 重点项目：操作前如未检查气管插管刻度或气囊压力，扣10分。
　　　3. 计时从评估口腔情况开始至整理用物止，完成时间为15分钟。

二、操作评分标准（表 3-8-2）

表 3-8-2 气管插管口腔护理（牙刷法）操作评分

单位：		姓名：		成绩：		

项目	总分	操作要点	评分等级		
			A	B	C
仪表	5	仪表端庄，衣帽整洁	5	3	1
操作前准备	10	物品准备齐全放置合理	5	3	1
		环境整洁、安全、安静	2	1	0
		洗手符合要求，戴口罩	3	2	1
操作过程	65	查对床号、姓名，摆放体位，头偏向一侧	2	1	0
		连接负压装置及冲洗装置	5	3	1
		彻底吸痰，气囊充气	5	3	1
		一名护士固定好气管插管及牙垫，另一名护士去掉固定气管插管的胶布	10	6	4
		持手电筒及压舌板检查口腔，观察有无出血、溃疡、感染等	5	3	1
		一名护士乙将牙垫移至患者的一侧磨牙，并将气管插管轻轻偏向牙垫，另一名护士甲做该侧的口腔护理	10	6	4
		口腔护理方法正确，到位	10	6	4
		口腔清洁干净后，停止注射口腔护理液，再关负压	10	6	4
		胶布固定气管插管方法正确	5	3	1
		记录口腔情况及气管插管刻度	3	2	1

(续表)

项目	总分	操作要点	评分等级		
			A	B	C
操作后	10	洗手，取下口罩符合要求	5	3	1
		操作在 15 分钟内完成	5	3	1
提问	10	气管插管口腔护理（牙刷法）的注意事项有哪些（回答 5 条即可）	10	5	0
总分	100	实际得分合计			
考核人员：		考核日期： 年 月 日			

理论提问

气管插管口腔护理（牙刷法）的注意事项有哪些？

答：①保持各连接口连接紧密。

②保持冲水腔、吸水腔通畅。

③调节负压。

④当冲洗装置打开时，拇指需按在控压口上保持负压吸引，以防窒息。

⑤待操作结束后，需先关输液开关，然后再关负压。

⑥整个操作过程需密切观察患者病情，如有不适，即停止操作。

⑦再次检查门齿到气管插管末端的外露长度，给予气管插管或气管切开套管气囊适宜的压力。

三、教学分析

（一）基础知识分析

（1）口腔解剖结构图：学习了解口腔基本解剖结构是本操作的基础理论要求。

（2）冲洗式牙刷的构造如图 3-8-1 所示。

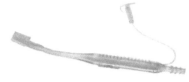

图 3-8-1 冲洗式牙刷

（二）重点难点分析

（1）如何达到清洁效果是此项操作的重点内容，可以现场实操的方式向学员进行示范，讲解，同时让学员进行操作练习，对不正确的地方加以指导。

（2）清洁方法：抽吸漱口液 20 mL，从不同方向冲洗牙面、颊部、舌面、硬腭，边冲边吸引，直至冲洗液澄清为止，并将口腔内液体吸净。将气管插管轻移至对侧，同样顺序清洗该侧口腔。

（3）口腔护理过程中如何安全有效地固定气管导管是此项操作的难点，操作时需要双人配合完成，一人固定，托住患者下颌，并以此为支点，拇指、示指固定患者气管插管和牙垫；另一人利用负压边冲洗边清洁，同时要及时吸净口腔内液体，避免造成误吸。结束后，再次确认气管插管深度，妥善固定气管插管位置，并合理调整气囊压力。

第九节 经口鼻吸痰法

扫码观看操作视频
观看方法见本书配套学习卡

一、操作流程（表 3-9-1）

表 3-9-1 经口鼻吸痰法操作流程

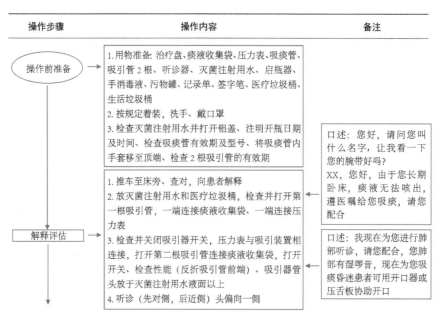

操作步骤	操作内容	备注
操作前准备	1.用物准备：治疗盘、痰液收集袋、压力表、吸痰管、吸引管 2 根、听诊器、灭菌注射用水、启瓶器、手消毒液、污物罐、记录单、签字笔、医疗垃圾桶、生活垃圾桶 2.按规定着装，洗手、戴口罩 3.检查灭菌注射用水并打开铝盖、注明开瓶日期及时间、检查吸痰管有效期及型号、将吸痰管内手套移至顶端、检查 2 根吸引管的有效期	
解释评估	1.推车至床旁、查对，向患者解释 2.放灭菌注射用水和医疗垃圾桶，检查并打开第一根吸引管，一端连接痰液收集袋、一端连接压力表 3.检查并关闭吸引器开关，压力表与吸引装置相连接，打开第二根吸引管连接痰液收集袋，打开开关、检查性能（反折吸引管前端）、吸引器管头放于灭菌注射用水液面以上 4.听诊（先对侧，后近侧）头偏向一侧	口述：您好，请问您叫什么名字，让我看一下您的腕带好吗？ XX，您好，由于您长期卧床，痰液无法咳出，遵医嘱给您吸痰，请您配合 口述：我现在为您进行肺部听诊，请您配合，您肺部有湿啰音，现在为您吸痰昏迷患者可用开口器或压舌板协助开口

（续表）

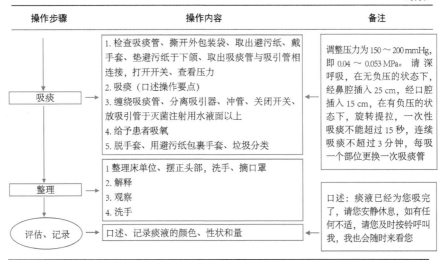

操作步骤	操作内容	备注
吸痰	1. 检查吸痰管、撕开外包装袋、取出避污纸、戴手套、垫避污纸于下颌、取出吸痰管与吸引管相连接、打开开关、查看压力 2. 吸痰（口述操作要点） 3. 缠绕吸痰管、分离吸引器、冲管、关闭开关、放吸引管于灭菌注射用水液面以上 4. 给予患者吸氧 5. 脱手套、用避污纸包裹手套、垃圾分类	调整压力为150～200mmHg，即0.04～0.053 MPa。请深呼吸，在无负压的状态下，经鼻腔插入25 cm，经口腔插入15 cm，在有负压的状态下，旋转提拉，一次性吸痰不能超过15秒，连续吸痰不超过3分钟，每吸一个部位更换一次吸痰管
整理	1. 整理床单位、摆正头部，洗手、摘口罩 2. 解释 3. 观察 4. 洗手	口述：痰液已经为您吸完了，请您安静休息，如有任何不适，请您及时按铃呼叫我，我也会随时来看您
评估、记录	口述、记录痰液的颜色、性状和量	

注：1. 总分100分。

2. 重点项目：如吸痰方法不正确，扣20分。

3. 计时从病情判断起至整理用物止，完成时间为5分钟。

二、操作评分标准（表3-9-2）

表3-9-2 经口鼻吸痰法操作评分

单位：　　　　　　　姓名：　　　　　　　成绩：

项目	总分	操作要点	评分等级 A	B	C
仪表	5	仪表端庄，衣帽整洁，洗手，戴口罩	5	3	1
操作前准备	15	物品准备齐全	5	3	1
		不少于两种方式确认患者	4	3	1
		观察患者生命体征、意识状态、病情	2	1	0
		判断患者合作程度，必要时给肢体约束	4	3	1
操作过程	60	摆适宜排痰体位	5	3	1
		排除影响痰液引流的外在因素	5	2	1
		检查负压吸引表处于工作状态，调到正常值范围	10	5	0
		吸痰时注意无菌操作	10	10	5
		吸痰动作轻柔，自下而上旋转提拉	10	5	2
		吸痰时间小于15秒	10	5	4
		观察患者生命体征有无波动，是否在正常范围	5	3	1
		吸痰后立即给予患者吸氧	5	1	0
操作后	10	整理床单位、洗手，取下口罩符合要求	5	3	1
		操作在5分钟内完成	5	3	1
提问	10	选择其中1项： 1. 吸痰时负压使用过大会对患者造成什么影响 2. 吸痰时不同年龄段使用负压的正常值范围	10	5	0
总分	100	实际得分合计			
考核人员：		考核日期：　　　年　　月　　日			

理论提问

1. 吸痰时负压使用过大会对患者造成什么影响？

答：吸痰时负压使用不当，如负压超过正常值范围，主要会对呼吸道黏膜造成损伤，气道黏膜破损出血会并发气道黏膜炎症、溃疡，加重气道感染。

2. 吸痰时不同年龄段所使用负压的正常值范围有哪些？

答：新生儿 8 ～ 13.3 kPa（60 ～ 100 mmHg）；婴幼儿 13.3 ～ 20 kPa（100 ～ 150 mmHg）；儿童 20 ～ 40 kPa（150 ～ 300 mmHg）；成人 40 ～ 53.3 kPa（300 ～ 400 mmHg）。

三、教学分析

（一）基础知识分析

（1）呼吸道结构：学习了解呼吸道解剖结构是本操作的基础理论要求（图 3-9-1）。

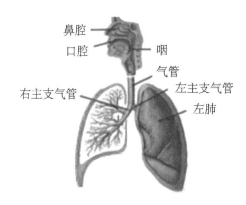

图 3-9-1 呼吸系统概观

（2）吸痰管型号的选择：我们在临床工作中，根据不同科室及患者年龄阶段需求不同，所使用吸痰管型号也不尽相同，如在妇产科新生儿室所用痰管型号为（新生儿 6 ～ 8 号），儿科病房为（婴幼儿 8 ～ 10 号，儿童 10 ～ 14 号），普通科室成人吸痰所用痰管为（14 ～ 16 号），分别以图片或实物的方式展示给学员（图 3-9-2）。

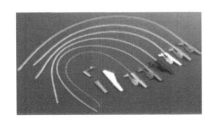

图 3-9-2 不同型号吸痰管

（3）基本原则：吸痰管较为安全选择应是型号适宜，根据不同年龄段患者选择不同吸痰管型号。

（二）重点难点分析

（1）吸痰前、中、后的评估是此项操作的重点内容，讲解观察要点：①吸痰前评估患者意识状态，生命体征，吸氧流量。②吸痰时评估患者生命体征有无大幅波动，若出现心率下降、颜面发绀应立即停止吸痰；观察痰液性状及痰液量的多少，气道有无破损出血，如果痰液黏稠，可配合翻身拍背雾化吸入。③吸痰后评估患者肺部情况，如需要再次吸痰，应间隔 3 ~ 5 分钟。结合现场操作的同时向学员进行示范，让学员进行实际操作练习，对没有观察到的地方加以提示说明。

（2）吸痰时如何找到气道位置是难点：患者体位要求去枕平卧头偏向一侧，充分打开气道；吸痰管经口咽部到达气管，不同位置插入深度不同（图3-9-3）；如吸痰管进入气道可刺激患者咳嗽，这时才可打开负压吸引痰液。

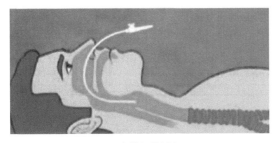
吸痰管经鼻插入

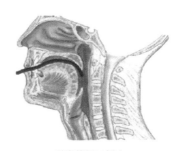
吸痰管经口插入

图 3-9-3 吸痰管插入深度

第十节 密闭式气管内吸痰法

扫码观看操作视频
观看方法见本书配套学习卡

一、操作流程（表 3-10-1）

表 3-10-1 密闭式气管内吸痰法操作流程

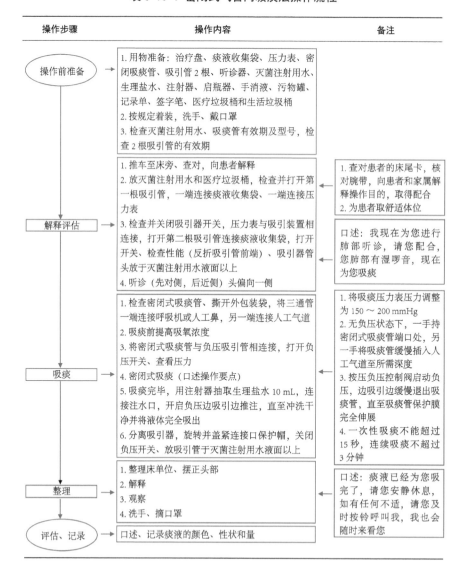

操作步骤	操作内容	备注
操作前准备	1. 用物准备：治疗盘、痰液收集袋、压力表、密闭吸痰管、吸引管 2 根、听诊器、灭菌注射用水、生理盐水、注射器、启瓶器、手消液、污物罐、记录单、签字笔、医疗垃圾桶和生活垃圾桶 2. 按规定着装，洗手、戴口罩 3. 检查灭菌注射用水、吸痰管有效期及型号，检查 2 根吸引管的有效期	
解释评估	1. 推车至床旁、查对，向患者解释 2. 放灭菌注射用水和医疗垃圾桶，检查并打开第一根吸引管，一端连接痰液收集袋、一端连接压力表 3. 检查并关闭吸引器开关，压力表与吸引装置相连接，打开第二根吸引管连接痰液收集袋，打开开关、检查性能（反折吸引管前端）、吸引器管头放于灭菌注射用水液面以上 4. 听诊（先对侧，后近侧）头偏向一侧	1. 查对患者的床尾卡，核对腕带，向患者和家属解释操作目的，取得配合 2. 为患者取舒适体位 口述：我现在为您进行肺部听诊，请您配合，您肺部有湿啰音，现在为您吸痰
吸痰	1. 检查密闭式吸痰管、撕开外包装袋，将三通管一端连接呼吸机或人工鼻，另一端连接人工气道 2. 吸痰前提高吸氧浓度 3. 将密闭式吸痰管与负压吸引管相连接，打开负压开关、查看压力 4. 密闭式吸痰（口述操作要点） 5. 吸痰完毕，用注射器抽取生理盐水 10 mL，连接注水口，开启负压边吸引边注推，直至冲洗干净并将液体完全吸出 6. 分离吸引器，旋转并盖紧连接口保护帽，关闭负压开关，放吸引管于灭菌注射用水液面以上	1. 将吸痰压力表压力调整为 150 ～ 200 mmHg 2. 无负压状态下，一手持密闭式吸痰管端口处，另一手将吸痰管缓慢插入人工气道至所需深度 3. 按压负压控制阀启动负压，边吸引边缓慢退出吸痰管，直至吸痰管保护膜完全伸展 4. 一次性吸痰不能超过 15 秒，连续吸痰不超过 3 分钟
整理	1. 整理床单位、摆正头部 2. 解释 3. 观察 4. 洗手、摘口罩	口述：痰液已经为您吸完了，请您安静休息，如有任何不适，请您及时按铃呼叫我，我也会随时来看您
评估、记录	口述、记录痰液的颜色、性状和量	

注：1. 总分 100 分。

　　2. 重点项目：如密闭式吸痰管使用方法不正确，扣 20 分。

　　3. 计时从病情判断起至整理用物止，完成时间为 5 分钟。

二、操作评分标准（表 3-10-2）

表 3-10-2 密闭式气管内吸痰法操作评分

单位：　　　　　　姓名：　　　　　　成绩：

项目	总分	操作要点	评分等级		
			A	B	C
仪表	5	仪表端庄，衣帽整洁，洗手，戴口罩	5	3	1
操作前准备	15	物品准备齐全（检查密闭式吸痰装置性能）	5	3	1
		不少于两种方式确认患者	4	3	1
		观察患者生命体征、意识状态、病情	2	1	0
		判断患者合作程度，必要时给予肢体约束	4	3	1
操作过程	60	摆适宜排痰体位	5	3	1
		检查负压吸引表处于工作状态，调到正常值范围	5	2	0
		密闭式吸痰管一端与负压相连，另一端与呼吸机管路连接	10	5	0
		吸痰时左手控制吸引阀，右手接吸痰管插入所需深度	10	10	5
		吸痰动作轻柔，螺旋式旋转上提，深度适宜	10	5	2
		吸痰时间小于 15 秒	10	5	4
		观察患者生命体征有无波动，是否在正常范围	5	3	1
		吸痰结束，抽回吸痰管至可见吸痰管上黑色指示线，冲洗痰管	5	1	0
操作后	10	整理床单位，洗手，取下口罩符合要求	5	3	1
		操作在 5 分钟内完成	5	3	1
提问	10	密闭式吸痰适应证有哪些	10	5	0
总分	100	实际得分合计			

考核人员：　　　　考核日期：　　　年　月　日

理论提问

密闭式吸痰适应证有哪些？

答：①机械通气时需高呼吸末正压（positive end expiratory pressure，PEEP），高吸入氧浓度的患者。

②有呼吸道传染病的机械通气患者。

③氧储备差的机械通气患者。

④痰液多，需反复多次吸痰的机械通气患者。

三、教学分析

（一）基础知识分析

（1）密闭式吸痰管结构：了解密闭式吸痰管结构是操作基础理论要求。密闭式吸痰管有 5 个接口，患者端的三通分别接气管插管和呼吸机螺纹管，负压控制阀接负压源接口，湿化口接灭菌水以起到稀释痰液的作用，利于痰液吸出，用冲洗口接灭菌水以冲洗痰液管的痰液（图 3-10-1）。

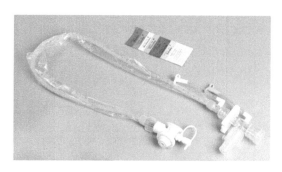

图 3-10-1 密闭式吸痰管

（2）密闭式吸痰优点：控制感染，加强医疗护理工作的安全性；使用密闭式吸痰可以预防和降低呼吸相关性肺炎的发生；简化吸痰过程，提高护理人员工作效率，降低患者耗材费用并满足患者吸痰需求；有利于较好的维持血氧饱和度，防止出现反射性心率增快、血压升高；对 PEEP 值影响较小，减少对肺泡内气体弥散的影响。

（二）重点难点分析

（1）密闭式吸痰手法是此项操作的重点内容：打开负压源吸痰，一手握住三通接头端，另一手拇指及示指将吸痰管插入气道直至适宜深度，然后按下负压阀开启负压进行吸痰。吸痰结束后，将吸痰管缓缓抽回，然后冲洗吸痰管以防堵塞吸痰管，冲洗完毕后关闭负压控制阀。这部分可以现场实操的方式向学员进行示范，并让学员操作练习，对不正确的地方加以指导。

（2）掌握密闭式吸痰的使用时机是难点：①低氧血症患者，可不用脱开呼吸机吸痰中断氧气供应，减少意外发生。②飞沫传染疾病患者，保护患者和减少医护人员的职业暴露。③严重肺部感染患者，避免污染和交叉感染。④机械通气痰液黏稠患者，可从湿化注液口注入湿化液，稀释痰液便于吸引。

第十一节 呼吸机管路安装及气管插管内吸痰

扫码观看操作视频
观看方法见本书配套学习卡

一、操作流程（表 3-11-1）

表 3-11-1 呼吸机管路安装及气管插管内吸痰操作流程

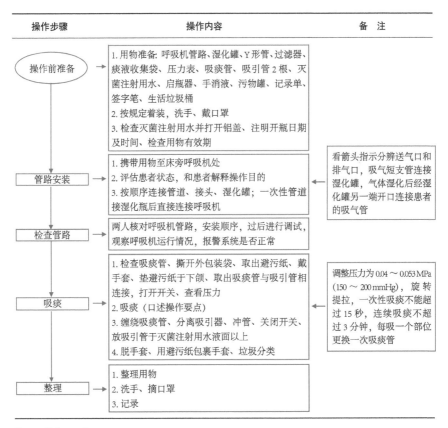

注：1. 总分 100 分。

2. 重点项目：呼吸机管路接口安装不正确，扣 20 分。

3. 计时从管路安装开始至整理用物止，完成时间为 5 分钟。

二、操作评分标准（表 3-11-2）

表 3-11-2 呼吸机管路安装及气管插管内吸痰操作评分

单位：		姓名：	成绩：		
项目	总分	操作要点	评分等级		
			A	B	C
仪表	5	仪表端庄，衣帽整洁，洗手，戴口罩	5	3	1
操作前准备	15	物品准备齐全（按呼吸机型号准备）	5	3	1
		两人核对用物	5	3	1
		用物按顺序摆放整齐	5	3	0
		判断患者合作程度，必要时给予肢体约束	4	3	1
操作过程	60	管道连接顺序正确	10	5	1
		管道连接不漏气	10	5	0
		吸痰时未污染管道及吸痰管	10	2	0
		调试呼吸机报警设置，呼吸机自检	10	4	5
		吸痰时间小于 15 秒，吸痰手法规范	10	5	2
		未观察呼吸机运作情况	10	5	4
操作后	10	整理用物、记录、洗手，符合要求	5	3	1
		操作在 5 分钟内完成	5	3	1
提问	10	人工气道吸痰注意事项有哪些	10	5	0
总分	100	实际得分合计			
考核人员：		考核日期： 年 月 日			

理论提问

人工气道吸痰注意事项有哪些？

答：医务人员在进行吸痰操作时要注意手卫生，以及无菌操作原则。操作前使用物品应当做好充分准备，不应因用物准备不全而中断吸痰过程（包括各种仪器及负压装置是否可以正常运转）。吸痰的时机需要评估准确，听诊痰鸣音有大气道分泌物滞留，患者监护仪显示血氧饱和度下降，动脉血气分析患者氧分压降低，翻身护理前后，给人工气道气囊放气前后。在吸痰操作前后需要给患者吸入纯氧两分钟，避免发生低氧血症。在吸痰步骤中，同一根吸痰管需要先吸引口腔中分泌物再次吸引鼻腔。传染病患者在吸痰操作时应使用密闭式吸痰管进行吸引。

三、教学分析

（一）基础知识分析

了解呼吸机管路结构是操作基础理论要求。呼吸机送气口和排气端口一般有箭头指示；安装呼吸过滤器及过滤器积水杯；湿化罐上接灭菌注射用水；吸气支管路由一短管连接湿化罐，湿化罐的另一端开口连接患者吸气管；呼吸机管路吸气管一支和呼气管一支连接积液瓶，收集呼吸机管路的冷凝水；接 Y 形管，连接模拟肺通气检查（图 3-11-1）。

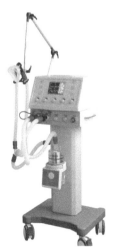

图 3-11-1　呼吸机

（二）重点难点分析

（1）呼吸机管路安装顺序是此项操作重点内容：呼吸机管路安装是将拆解消毒好的呼吸机管、过滤器、湿化罐顺次连接到呼吸端口的对应位置，并固定到支撑臂上。吸气支管及呼气支管，如何连接进、出气管，湿化罐如何放置；以现场教学的方法向学员进行示范及讲解，同时让学员练习，对不正确的地方加以指导。

（2）在建立人工气道后，常伴有患者意识障碍，呼吸道可出现咳嗽等自身保护性反射障碍或消失，在患者呼吸道产生分泌物时，不可通过咳嗽反射自行将有害物质排除，需要医务人员通过负压吸引方式将气道分泌物排出体外。当使用负压吸痰时，压力较低只能吸出稀薄的分泌物，对痰液黏稠患者及深部痰液达不到吸痰效果，则需加大负压。但较大负压可以造成肺泡不张，所以应做好呼吸道黏膜湿化，避免形成痰栓、痰痂等，注意呼吸机湿化罐应在正常水位线，吸痰前后叩背可使肺部复张。临床上成人吸痰使用负压一般为 10.7 ～ 16.0 kPa，吸痰过程动作轻柔，不要过分刺激患者气道，以免引起呼吸道痉挛，血氧骤降。不宜在同一部位吸引时间过长及负压过大，以免损伤气道黏膜，引起黏膜出血。吸痰管应在逐渐退出过程打开负压吸痰，抽吸时应旋转吸痰管，并间断使用负压，减少气管黏膜损伤，且吸痰更为有效。严格无菌操作，密切观察生命体征变化，如有异常暂停吸痰，及时对症处理（图 3-11-2）。

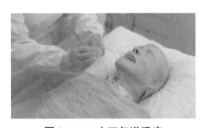

图 3-11-2　人工气道吸痰

第十二节 气管切开术后换药

一、操作流程（表 3-12-1）

扫码观看操作视频
观看方法见本书配套学习卡

表 3-12-1 气管切开术后换药操作流程

操作步骤	操作内容	备注
操作前准备	1. 仪表端庄，着装符合要求 2. 物品准备：监护仪、吸痰盘（换药碗一个、镊子两把、生理盐水、20 mL 注射器、75% 酒精、棉签、无菌气垫、气管固定带）	场景描述：病房内有一名气管切开患者，需要气管切开术后换药
评估检查	1. 携用物至床旁、查对床尾卡、腕带 2. 评估患者的病情、意识状态、血氧饱和度、气道情况及合作程度 3. 解释气管切开术后换药的目的，教会其配合方法	
摆体位	1. 协助患者取平卧位并去枕后仰 2. 检查气管套管固定带是否固定妥善 3. 气囊是否充盈，必要时吸痰	
更换气管垫	1. 右手戴一次性无菌手套轻轻撤去旧敷料 2. 观察切口有无渗出，周围有无红肿 3. 洗手、戴口罩 4. 消毒切口周围皮肤：以切口为中心，遵循由内向外、由上至下的原则，每次取两根酒精棉签，消毒顺序为：①螺旋式消毒气管翼上、下各两遍。②消毒切口上、下各两遍（直径范围不小于 10 cm×15 cm） 5. 右手持镊子取无菌气管垫置于消毒后的皮肤上，将一侧敷料送至气管翼下方，左手持另一镊子从气管翼上方掏取，对侧同理（注意无菌原则和敷料的整齐美观） 6. 观察气管固定带清洁度，检查其松紧度（可放入一到两横指）	口述：您好，为预防气管切开术后感染，现遵医嘱为您换药，如有不舒服请举手示意，不要摇动头部和颈部，希望您配合 切口无渗出 周围无红肿
观察	观察患者面色、血氧饱和度（必要时）、气道及伤口局部情况	患者生命体征平稳，血氧饱和度 100%
整理用物	1. 协助患者取舒适卧位，整理床单位 2. 交代注意事项 3. 收拾用物，洗手，摘口罩，记录	口述：您好，气管垫已经为您更换好，呼叫器就在您的枕旁，有不舒服请及时告诉我们，我也会过来巡视的，谢谢您的配合

注：1. 总分 100 分。

　　2. 重点项目：如气管切开处消毒顺序错误，扣 20 分。

　　3. 计时从评估检查起至整理用物止，完成时间为 8 分钟。

二、操作评分标准（表 3-12-2）

表 3-12-2 气管切开术后换药操作评分

项目	总分	操作要点	评分等级 A	B	C
仪表	5	仪表端庄，衣帽整洁	5	3	1
操作前准备	15	物品准备齐全	5	3	1
		评估患者意识、生命体征	4	3	1
		查对医嘱、床号、姓名	2	1	0
		向患者解释操作目的并取得患者配合	4	3	1
操作过程	60	患者体位合适舒适	5	3	1
		检查气切固定带方法正确	2	1	0
		检查气囊方法正确，消毒范围符合要求	3	2	1
		取无菌敷料方法正确	8	5	3
		敷料更换手法正确	6	4	2
		敷料更换过程无菌操作	10	6	4
		更换敷料后整洁、美观	5	3	1
		更换后再次检查固定带	2	1	0
		观察患者生命体征	10	6	4
		妥善安置患者、整理床单位	5	3	1
		交代注意事项	4	3	1
操作后	10	正确处理医疗垃圾	5	3	1
		洗手、摘口罩，记录。操作在 8 分钟内完成	5	3	1
提问	10	选择其中 1 项：1.气管切开处换药消毒范围是什么 2.为什么要进行气管切开术后换药	10	5	0
总分	100	实际得分合计			

考核人员：　　　考核日期：　　年　月　日

理论提问

1. 气管切开处换药消毒范围是什么？

答：以切口为中心，遵循由内向外、由上至下的原则，每次取两根酒精棉签，消毒顺序为：①螺旋式消毒气管翼上、下各两遍。②消毒切口上、下各两遍（直径范围不小于 10 cm×15 cm）。

2. 为什么要进行气管切开术后换药？

答：预防患者切口感染，保持患者气道通畅和舒适，减少细菌及分泌物的刺激，保持气管切开处清洁干燥，清除切口周围的分泌物，促进创面愈合，减少患者的痛苦。

三、教学分析

（一）基础知识分析

（1）上呼吸道解剖结构，学习了解上呼吸道解剖结构（图 3-12-1）。

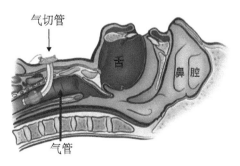

图 3-12-1 上呼吸道结构

（2）气管切开术是切开颈段前壁（甲状软骨上），放入金属气管套管和硅胶套管，是解除喉源性呼吸困难、呼吸功能失常或下呼吸道分泌物潴留所致呼吸困难的常见手术（图 3-12-2）。

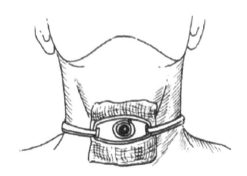

图 3-12-2 气管切开示意

（3）气管切开换药的基本原则

1）气管切开术后换药需遵循无菌原则，根据切口处分泌物的多少，适当增减换药次数，1 日 3 次，有污染及时更换，手法轻柔。

2）观察分泌物的颜色、性质，若有异常及时送检做分泌物的培养及药敏试验。

（二）重点难点分析

（1）操作前的评估是此项操作的重点，操作前评估患者生命体征是否平稳，是否需要吸痰，气管固定带是否在有效固定位。

（2）如何有效全方位的换药是此项操作的难点。

1）气管切开术后换药：以切口为中心，遵循由内向外、由上至下的原则，每次取两根酒精棉签，消毒顺序为：①螺旋式消毒气管翼上、下各两遍。②消毒切口上、下各两遍（直径范围不小于 10 cm × 15 cm）。

2）因切口位置的特殊性，必要时可反复消毒。

第十三节　气管套管内套管更换及清洗技术

扫码观看操作视频
观看方法见本书配套学习卡

一、操作流程（表 3-13-1）

表 3-13-1　气管套管内套管更换及清洗技术操作流程

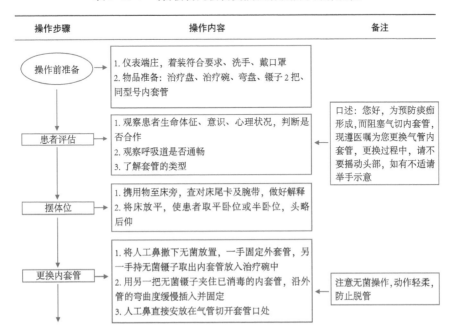

操作步骤	操作内容	备注
操作前准备	1. 仪表端庄，着装符合要求、洗手、戴口罩 2. 物品准备：治疗盘、治疗碗、弯盘、镊子 2 把、同型号内套管	口述：您好，为预防痰痂形成，而阻塞气切内套管，现遵医嘱为您更换气管内套管，更换过程中，请不要摇动头部，如有不适请举手示意
患者评估	1. 观察患者生命体征、意识、心理状况，判断是否合作 2. 观察呼吸道是否通畅 3. 了解套管的类型	
摆体位	1. 携用物至床旁，查对床尾卡及腕带，做好解释 2. 将床放平，使患者取平卧位或半卧位，头略后仰	
更换内套管	1. 将人工鼻撤下无菌放置，一手固定外套管，另一手持无菌镊子取出内套管放入治疗碗中 2. 用另一把无菌镊子夹住已消毒的内套管，沿外管的弯曲度缓慢插入并固定 3. 人工鼻直接安放在气管切开套管口处	注意无菌操作，动作轻柔，防止脱管

（续表）

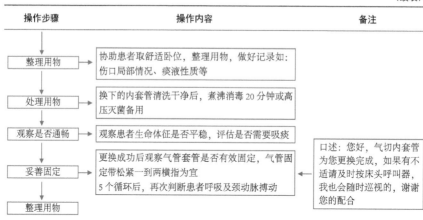

操作步骤	操作内容	备注
整理用物	协助患者取舒适卧位，整理用物，做好记录如：伤口局部情况、痰液性质等	
处理用物	换下的内套管清洗干净后，煮沸消毒 20 分钟或高压灭菌备用	
观察是否通畅	观察患者生命体征是否平稳，评估是否需要吸痰	口述：您好，气切内套管为您更换完成，如果有不适请及时按床头呼叫器，我也会随时巡视的，谢谢您的配合
妥善固定	更换成功后观察气管套管是否有效固定，气管固定带松紧一到两横指为宜 5 个循环后，再次判断患者呼吸及颈动脉搏动	
整理用物		

注：1. 总分 100 分。

2. 重点项目：如更换气管内套管污染，放置不到位扣 20 分。

3. 计时从患者评估起至整理用物止，完成时间为 10 分钟。

二、操作评分标准（表 3-13-2）

表 3-13-2 气管套管内套管更换及清洗技术操作评分

单位： 姓名： 成绩：

项目	总分	操作要点	评分等级		
			A	B	C
仪表	5	仪表端庄，衣帽整洁，戴口罩	5	3	1
操作前准备	15	用物准备齐全	5	3	1
		观察患者生命体征、意识和心理状况	4	3	1
		呼吸道是否通畅	2	1	0
		了解套管类型	4	3	1
操作过程	60	查对腕带、床尾卡	5	3	1
		协助患者摆体位	2	1	0
		一手固定外套管	3	2	1
		一手操作防止脱管	8	5	3
		无菌操作放置内套管	6	4	2
		动作轻柔	10	6	4
		更换完毕放置人工鼻	5	3	1
		动作轻柔	2	1	0
		观察气切处局部情况	10	6	4
		换下内套管清洗	5	3	1
		观察是否需要吸痰	4	3	1

（续表）

项目	总分	操作要点	评分等级		
			A	B	C
操作后	10	观察气切固定带松紧适宜	5	3	1
		操作在 10 分钟内完成	5	3	1
提问	10	选择其中 1 项： 1. 更换气管套管内套管放置方法 2. 气管套管内套管的清洗及消毒	10	5	0
总分	100	实际得分合计			
考核人员：		考核日期：　　年　月　日			

理论提问

1. 更换气管内套管放置方法？

答：沿着外套管弯曲缓慢放入内套管，动作轻柔、熟练，减少对患者气道的刺激，取出内套管时另一手固定外套管，以防脱出。

2. 气管套管内套管的清洗及消毒？

答：内套管的清洗最好使用自带刷子和流动水清洗，清洗干净后高压灭菌备用。

三、教学分析

（一）基础知识分析

（1）上呼吸道解剖结构：学习了解上呼吸道解剖结构（图 3-13-1）。

（2）气管套管结构分为气管套管外套管、内套管、管芯（图 3-13-2）。

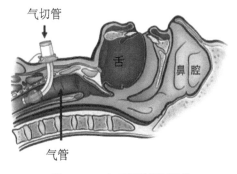

图 3-13-1 上呼吸道解剖结构

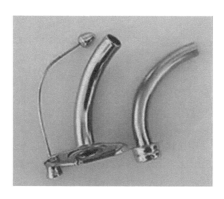

图 3-13-2 气管切开套管结构

（二）重点难点分析

（1）如何取出气管切开内套管及置入内套管是此操作重点内容：①在临床内套管不易取出，可雾化吸入或用少量生理盐水打入缝隙使其湿润，便能方便取出，取出内套管时另一手固定外套管，以防脱出。②置入内套管时需沿着外套管弯曲缓慢放入内套管，动作轻柔，沿内套管弧度轻柔放置，减少对患者气道的刺激。这部分可以现场实操的方式向学员进行示范、讲解，同时让学员进行操作练习，并对不正确的地方加以指导。

（2）内套管如何清洗消毒是此操作难点内容，内套管的清洗最好使用自带刷子和流动水清洗，内套管壁如有痰痂可用生理盐水浸泡，清洗干净后高压灭菌备用。

气管套管内套管及时更换会有效防止患者人工气道痰痂形成和大出血的发生，从而减轻患者的痛苦，对病情恢复有一定的作用。

第十四节　气囊压测定

扫码观看操作视频
观看方法见本书配套学习卡

一、操作流程（表3-14-1）

表3-14-1　气囊压测定操作流程

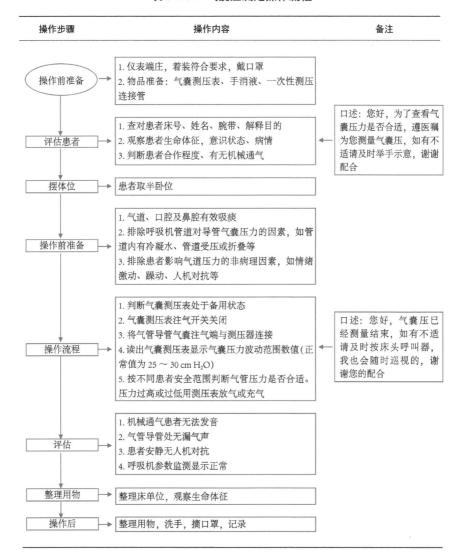

操作步骤	操作内容	备注
操作前准备	1. 仪表端庄，着装符合要求，戴口罩 2. 物品准备：气囊测压表、手消液、一次性测压连接管	
评估患者	1. 查对患者床号、姓名、腕带、解释目的 2. 观察患者生命体征，意识状态、病情 3. 判断患者合作程度、有无机械通气	口述：您好，为了查看气囊压力是否合适，遵医嘱为您测量气囊压，如有不适请及时举手示意，谢谢配合
摆体位	患者取半卧位	
操作前准备	1. 气道、口腔及鼻腔有效吸痰 2. 排除呼吸机管道对导管气囊压力的因素，如管道内有冷凝水、管道受压或折叠等 3. 排除患者影响气道压力的非病理因素，如情绪激动、躁动、人机对抗等	
操作流程	1. 判断气囊测压表处于备用状态 2. 气囊测压表注气开关关闭 3. 将气管导管气囊注气端与测压器连接 4. 读出气囊测压表显示气囊压力波动范围数值(正常值为 25～30 cm H$_2$O) 5. 按不同患者安全范围判断气管压力是否合适。压力过高或过低用测压表放气或充气	口述：您好，气囊压已经测量结束，如有不适请及时按床头呼叫器，我也会随时巡视的，谢谢您的配合
评估	1. 机械通气患者无法发音 2. 气管导管处无漏气声 3. 患者安静无人机对抗 4. 呼吸机参数监测显示正常	
整理用物	整理床单位，观察生命体征	
操作后	整理用物，洗手，摘口罩，记录	

注：1. 总分100分。

　　2. 重点项目：如不能熟练使用气囊测压表扣20分。

　　3. 计时从评估患者起至整理用物止，完成时间为5分钟。

二、操作评分标准（表 3-14-2）

表 3-14-2 气囊压测定操作评分

单位：		姓名：	成绩：		
项目	总分	操作要点	评分等级		
			A	B	C
仪表	5	仪表端庄，衣帽整洁，洗手，戴口罩	5	3	1
操作前准备	15	物品准备齐全	5	3	1
		确认患者	4	3	1
		观察患者生命体征、意识状态、病情	2	1	0
		判断患者合作程度	4	3	1
操作过程	60	摆舒适体位	5	3	1
		气道、口腔及鼻腔有效吸痰	2	1	0
		排除影响气囊压测定的外在因素	3	2	1
		排除非病理因素的影响	8	5	3
		判断气囊测压表处于备用状态方法正确	6	4	2
		气囊测压表注气开关关闭	10	6	4
		注气端与测压器连接	5	3	1
		正常值范围	2	1	0
		判断压力是否合适	10	6	4
		观察气管导管无漏气	5	3	1
		呼吸机参数监测无人机对抗	4	3	1
操作后	10	整理床单位、洗手，取下口罩符合要求	5	3	1
		操作在 5 分钟内完成	5	3	1
提问	10	选择其中 1 项： 1. 气囊压过大患者会有什么并发症 2. 机械通气与非机械通气患者气囊压正常值	10	5	0
总分	100	实际得分合计			
考核人员：		考核日期：　　年　　月　　日			

理论提问

1. 气囊压过大患者会有什么并发症？

答：气囊压过大造成气道黏膜缺血性损伤、气道炎症、溃疡、气管软化和气管狭窄，甚至气管食管瘘。

2. 机械通气与非机械通气患者气囊压正常值？

答：机械通气患者安全范围 25 ～ 30 cmH_2O，非机械患者安全范围 ≤ 25 cmH_2O。

三、教学分析

（一）基础知识分析

（1）气囊压力大小的变化是一个动态过程，气管插管的移位、呼吸机的使用或咳嗽、头部位置，以及气道压力和胸腔压力的改变均可影响气囊压，可使用气囊测压表进行操作（图3-14-1）。

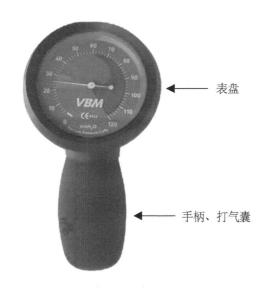

表盘

手柄、打气囊

图 3-14-1 气囊测压表

（2）气管切开气囊位置如图 3-14-2 所示。

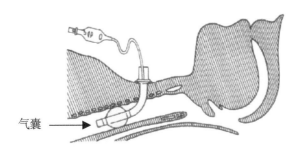

气囊

图 3-14-2 气管切开气囊示意

（3）经口气管插管气囊位置如图 3-14-3 所示。

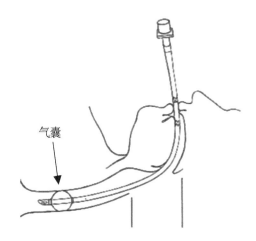
气囊

图 3-14-3 经口气管插管气囊位置示意

（4）气囊压力：压力应小于毛细血管灌注压 20 ～ 30 mmHg。机械通气患者安全范围 25 ～ 30 cmH$_2$O，非机械通气患者安全范围 ≤ 25 cmH$_2$O 既可有效封闭气道，又不高于气管黏膜毛细血管灌注压，可预防气道黏膜缺血性损伤及气管食管瘘、拔管后气管狭窄等并发症。

（二）重点难点分析

（1）如何控制测压表对气囊充气的压力范围是此项操作的重点

1）气囊压过大造成气道黏膜缺血性损伤、炎症、溃疡，气管软化和气管狭窄，甚至气管食管瘘。

2）气囊压力过低易导致微误吸，而套囊上滞留物为呼吸机肺炎病原的重要来源，而且还会导致气道漏气，降低机械通气质量，影响临床治疗效果。

（2）使用气囊测压表对气囊正确充气是此项操作难点内容

1）首先对气囊测压表进行检查，用手按住鲁尔连接口，捏充气球茎，使压力值达到 120 cmH$_2$O，保持 30 秒，如压力值下降应更换气囊测压表。

2）由于气囊长时间连接气管导管，测压表可用来监测和通过释放阀来调整压力值至正常范围。这部分可以现场实操的方式向学员进行示范、讲解，同时让学员进行操作练习，对不正确的地方加以指导。

第十五节 囊上冲洗技术

一、操作流程（表 3-15-1）

表 3-15-1 囊上冲洗技术标准操作流程

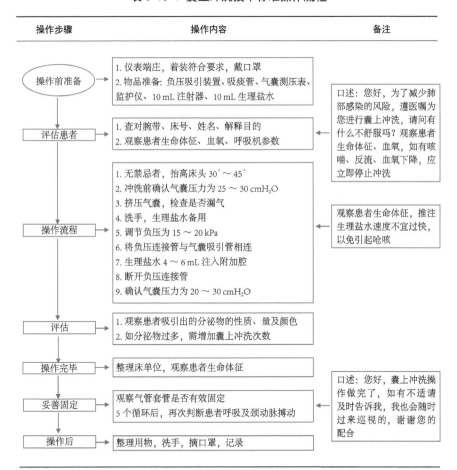

操作步骤	操作内容	备注
操作前准备	1. 仪表端庄，着装符合要求，戴口罩 2. 物品准备：负压吸引装置、吸痰管、气囊测压表、监护仪、10 mL 注射器、10 mL 生理盐水	口述：您好，为了减少肺部感染的风险，遵医嘱为您进行囊上冲洗，请问有什么不舒服吗？观察患者生命体征、血氧，如有咳喘、反流、血氧下降，应立即停止冲洗
评估患者	1. 查对腕带、床号、姓名、解释目的 2. 观察患者生命体征、血氧、呼吸机参数	
操作流程	1. 无禁忌者，抬高床头 30°～45° 2. 冲洗前确认气囊压力为 25～30 cmH₂O 3. 挤压气囊，检查是否漏气 4. 洗手，生理盐水备用 5. 调节负压为 15～20 kPa 6. 将负压连接管与气囊吸引管相连 7. 生理盐水 4～6 mL 注入附加腔 8. 断开负压连接管 9. 确认气囊压力为 20～30 cmH₂O	观察患者生命体征，推注生理盐水速度不宜过快，以免引起呛咳
评估	1. 观察患者吸引出的分泌物的性质、量及颜色 2. 如分泌物过多，需增加囊上冲洗次数	
操作完毕	整理床单位，观察患者生命体征	
妥善固定	观察气管套管是否有效固定 5 个循环后，再次判断患者呼吸及颈动脉搏动	口述：您好，囊上冲洗操作做完了，如有不适请及时告诉我，我也会随时过来巡视的，谢谢您的配合
操作后	整理用物，洗手，摘口罩，记录	

注：1. 总分 100 分。

　　2. 重点项目：如负压调节数值不准确，扣 20 分。

　　3. 计时从评估患者到洗手止，完成时间为 5 分钟。

二、操作评分标准（表 3-15-2）

表 3-15-2 囊上冲洗技术操作评分

单位：		姓名：	成绩：		
项目	总分	操作要点	A	B	C
仪表	5	仪表端庄，衣帽整洁	5	3	1
操作前准备	15	物品准备齐全	5	3	1
		确认患者信息不少于两种方式	4	3	1
		观察患者生命体征	2	1	0
		洗手符合要求，戴口罩	4	3	1
操作过程	60	抬高床头 $30° \sim 45°$	5	3	1
		冲洗前确认气囊压力在 $25 \sim 30 \, cmH_2O$	2	1	0
		检查气囊通畅无反折无堵管	3	2	1
		洗手时机准确	8	5	3
		生理盐水备用	6	4	2
		调节负压在 $15 \sim 20 \, kPa$	10	6	4
		将负压连接管与气囊吸引管相连	5	3	1
		生理盐水注入附加腔	2	1	0
		断开负压连接管	10	6	4
		确认气囊压力在 $25 \sim 30 \, cmH_2O$	5	3	1
		手法轻柔，有爱伤观念	4	3	1
操作后	10	洗手，取下口罩符合要求	5	3	1
		操作在 5 分钟内完成	5	3	1
提问	10	选择其中 1 项： 1. 囊上冲洗技术负压在多少合适 2. 囊上冲洗技术的冲洗顺序	10	5	0
总分	100	实际得分合计			
考核人员：		考核日期： 年 月 日			

理论提问

1. 囊上冲洗技术负压在多少合适？

答：囊上冲洗负压建议 < 20 mmHg（20 mmHg ≈ 2.7 kPa ≈ 0.0027 MPa），如果负压过大，引流会导致气道黏膜损伤，引起出血、溃疡、坏死、咽部水肿。

2. 囊上冲洗技术的冲洗顺序？

答：顺序是冲洗前先打胀气囊→抽吸后→再注入生理盐水→最后一次抽吸完后→将气囊以最小漏气技术充气。

三、教学分析

（一）基础知识分析

（1）可囊上冲洗的气管插管如图 3-15-1 所示。

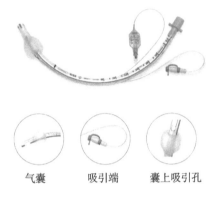

气囊　　　　吸引端　　　囊上吸引孔

图 3-15-1 可囊上冲洗的气管插管

（2）囊上冲洗又称为声门下滞留引流、气囊上滞留物引流，是指用于附带于气管导管壁内的引流管路对气囊上滞留物进行持续或间断负压引流的一项操作技术。

（二）重点难点分析

（1）囊上冲洗操作前的评估是此项操作重点内容：建立人工气道的患者，口咽分泌物及反流的胃内容物积聚于声门和气囊之间，随着患者呼吸，一过性气囊压下降，体位改变，气道径改变，分泌物从气囊边缘或褶皱处流入下呼吸道，增加了肺部感染的发生率，所以在操作前要确保气囊压在正常范围内。

（2）囊上冲洗技术的顺序及异常处理是此操作的难点内容：①囊上冲洗技术的顺序是冲洗前先打胀气囊→抽吸后→再注入 4～6 mL 生理盐水→最后一次抽吸完后→将气囊以最小漏气技术充气，以达到理想压力值 25～30 cmH$_2$O。②囊上冲洗技术异常处理：引流不畅需检查管道有无受压及反折；调整患者体位、调整气管套管位置。③囊上冲洗技术的并发症：囊上冲洗负压建议＜20 mmHg（20 mmHg≈2.7 kPa≈0.0027 MPa）如果负压过大会导致气道黏膜损伤，引起出血、溃疡、坏死、咽部水肿。

人工气道的建立破坏了人体正常生理结构，会有各种物质积聚在气囊上和声门之间，流入呼吸道引起呼吸机相关性肺炎，所以囊上冲洗可以通过负压吸引直接吸出积聚气囊上方的分泌物，从而减少呼吸机相关性肺炎的发生。

第十六节 胸腔穿刺技术

一、操作流程（表 3-16-1）

表 3-16-1 胸腔穿刺技术操作流程

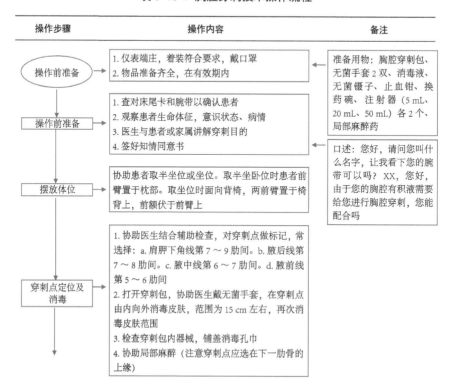

操作步骤	操作内容	备注
操作前准备	1. 仪表端庄，着装符合要求，戴口罩 2. 物品准备齐全，在有效期内	准备用物：胸腔穿刺包、无菌手套 2 双、消毒液、无菌镊子、止血钳、换药碗、注射器（5 mL、20 mL、50 mL）各 2 个、局部麻醉药
操作前准备	1. 查对床尾卡和腕带以确认患者 2. 观察患者生命体征，意识状态、病情 3. 医生与患者或家属讲解穿刺目的 4. 签好知情同意书	口述：您好，请问您叫什么名字，让我看下您的腕带可以吗？XX，您好，由于您的胸腔有积液需要给您进行胸腔穿刺，您能配合吗
摆放体位	协助患者取半坐位或坐位。取半坐卧位时患者前臂置于枕部。取坐位时面向背椅，两前臂置于椅背上，前额伏于前臂上	
穿刺点定位及消毒	1. 协助医生结合辅助检查，对穿刺点做标记，常选择：a. 肩胛下角线第 7～9 肋间。b. 腋后线第 7～8 肋间。c. 腋中线第 6～7 肋间。d. 腋前线第 5～6 肋间 2. 打开穿刺包，协助医生戴无菌手套，在穿刺点由内向外消毒皮肤，范围为 15 cm 左右，再次消毒皮肤范围 3. 检查穿刺包内器械，铺盖消毒孔巾 4. 协助局部麻醉（注意穿刺点应选在下一肋骨的上缘）	

（续表）

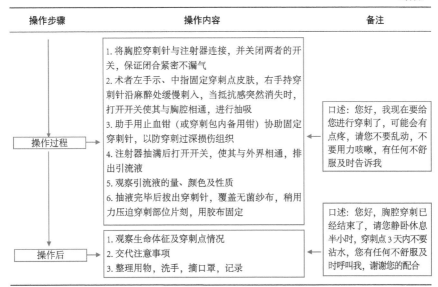

操作步骤	操作内容	备注
操作过程	1.将胸腔穿刺针与注射器连接，并关闭两者的开关，保证闭合紧密不漏气 2.术者左手示、中指固定穿刺点皮肤，右手持穿刺针沿麻醉处缓慢刺入，当抵抗感突然消失时，打开开关使其与胸腔相通，进行抽吸 3.助手用止血钳（或穿刺包内备用钳）协助固定穿刺针，以防穿刺过深损伤组织 4.注射器抽满后打开开关，使其与外界相通，排出引流液 5.观察引流液的量、颜色及性质 6.抽液完毕后拔出穿刺针，覆盖无菌纱布，稍用力压迫穿刺部位片刻，用胶布固定	口述：您好，我现在要给您进行穿刺了，可能会有点疼，请您不要乱动，不要用力咳嗽，有任何不舒服及时告诉我
操作后	1.观察生命体征及穿刺点情况 2.交代注意事项 3.整理用物，洗手，摘口罩，记录	口述：您好，胸腔穿刺已经结束了，请您静卧休息半小时，穿刺点3天内不要沾水，您有任何不舒服及时呼叫我，谢谢您的配合

注：1. 总分100分。

　　2. 重点项目：如不能熟练胸腔穿刺流程，扣20分。

二、操作评分标准（表3-16-2）

表3-16-2 胸腔穿刺技术操作评分

单位：		姓名：	成绩：		
项目	总分	操作要点	评分等级		
			A	B	C
仪表	5	仪表端庄，衣帽整洁	5	3	1
操作前准备	15	检查用物是否齐全	5	3	1
		查对患者，向患者解释穿刺目的、消除紧张感	4	3	1
		协助医生签知情同意书	2	1	0
		协助医生摆放体位	4	3	1
操作过程	60	协助医生穿刺点定位	5	3	1
		消毒术区皮肤，直径15 cm左右	2	1	0
		检查穿刺包的器械	3	2	1
		覆盖无菌洞巾并固定	8	5	3
		协助医生局部麻醉位置	6	4	2
		胸穿针与注射器连接，并关闭两者的开关，保证不漏气	10	6	4
		协助医生穿刺手法正确	5	3	1
		协助固定穿刺针	10	6	4
		注射器抽满后关闭前端开关	2	1	0
		观察引流液的量，颜色及性质	5	3	1
		拔出穿刺针，压迫片刻，消毒，固定穿刺点	4	3	1

(续表)

项目	总分	操作要点	评分等级		
			A	B	C
操作后	10	观察生命体征及穿刺点	5	3	1
		交代注意事项，洗手，摘口罩，记录	5	3	1
提问	10	选择其中 1 项： 1. 胸膜腔穿刺时出现胸膜反应有哪些表现，如何处理 2. 穿刺过程中患者出现咳嗽如何处置	10	5	0
总分	100	实际得分合计			
考核人员：		考核日期： 年 月 日			

理论提问

胸腔穿刺一次抽液量是多少，若引流脓性液体注意什么？

答：诊断性抽液抽取 50～100 mL 即可；减压性抽液，首次不超过 600 mL，以后每次不超过 1000 mL；若引流液体为脓性液体，应每次抽取干净，并注意用无菌试管留取标本，行涂片革兰染色镜检查、细菌培养及药敏试验检查。

三、教学分析

（一）基础知识分析

（1）胸腔解剖结构：学习了解胸腔解剖结构是本操作的基础理论要求（图 3-16-1）。

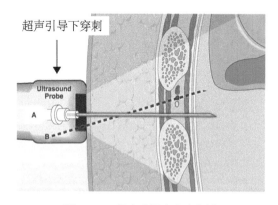

图 3-16-1 超声波探头胸腔穿刺

（2）穿刺目的：可分为诊断性穿刺和治疗性穿刺。

1）诊断性：原因不明的胸腔积液，可做诊断性穿刺，胸水做涂片、培养、细胞学和生化学检查以帮助寻找病因。

2）治疗性：①通过抽液、抽气或胸腔减压治疗胸腔大量积液、积气产生的肺组织压迫，缓解呼吸困难。②向胸腔内注射抗肿瘤药或促进胸膜粘连药物等，进行治疗。③抽吸胸膜腔的脓液，进行胸腔冲洗，治疗脓胸。

（3）适应证

1）胸腔积液需要明确诊断。

2）大量胸腔积液产生呼吸困难等压迫症状，需要抽出液体缓解症状。

（4）禁忌证

1）严重肺气肿。

2）凝血功能障碍，有严重出血者。

3）穿刺点红肿有皮肤疾病。

（二）重点难点分析

（1）摆放体位及穿刺点定位是重点内容：学员需要掌握胸摆放体位及穿刺点定位。这部分可以图片或实物的方式展示给学员（图3-16-2）。

1）坐位：取坐位时面向背椅，两前臂置于椅背上，前额伏于前臂上。当选择肩胛下角线穿刺时，患者只能取坐位。

2）半卧位：取半坐卧位时患者前臂置于枕部。当选择腋中线、腋前线、锁骨中线穿刺点时，患者只能取半卧位。

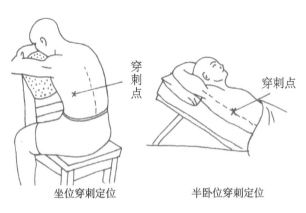

坐位穿刺定位　　　　　半卧位穿刺定位

图 3-16-2 胸腔穿刺体位

（2）穿刺点定位：确定穿刺点并以龙胆紫标出进针点。

1）肋间定位：让患者取坐位面向椅背，两前臂置于椅背上，不能起床者取半卧位，双前臂上举抱于枕部，肩胛下角对应第7～8肋。

2）常规穿刺点：胸部叩诊实音最明显处，常取肩胛线或腋后线第7～8肋间。

3）特殊穿刺点：包裹性积液可结合X线或B超定位。

4）气胸穿刺点：锁骨中线第二肋间，下一肋骨上缘。

（3）胸腔穿刺术常见并发症及处理措施是难点内容。

1）胸膜反应：可表现为胸闷、气闭、发汗、心悸、面色苍白等，严重者可出现休克。这时应停止操作，平卧吸氧，必要时皮下注射0.1%肾上腺素0.3～0.5 mL。

2）引发气胸：穿刺针过深，穿破肺脏可引起医源性气胸。少量气胸者经保守治疗后可以自行吸收，气胸大于30%的患者需要行胸腔闭式引流手术。但如果患者是使用机械通气者，气胸可能会继续发展，甚至成为张力性气胸，应注意观察，必要时放置胸腔闭式引流管。

3）复张性肺水肿：如果引流过快、过多，会导致受压肺泡快速复张引起复张性肺水肿，表现为气促、咳泡沫痰。治疗以限制入量、利尿为主。

4）出血：损伤肋骨间血管并发出血，穿刺进针要沿肋骨上缘，避免穿伤血管。一旦有胸腔内大出血、穿刺损伤胸腔大血管、大出血危及生命，则需要急诊行开胸手术治疗。

第十七节　更换胸腔闭式引流装置技术

一、操作流程（表 3-17-1）

3-17-1　更换胸腔闭式引流装置技术操作流程

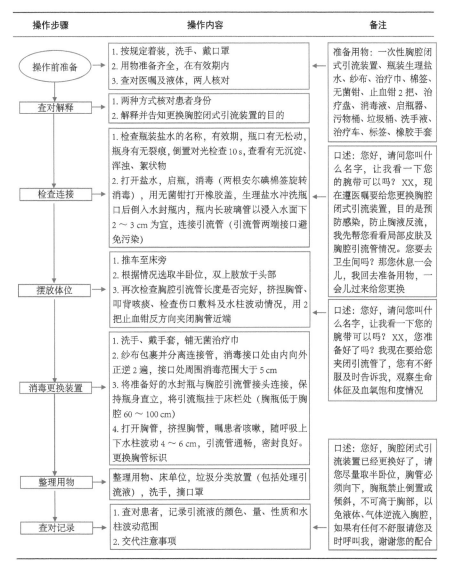

操作步骤	操作内容	备注
操作前准备	1. 按规定着装，洗手、戴口罩 2. 用物准备齐全，在有效期内 3. 查对医嘱及液体，两人核对	准备用物：一次性胸腔闭式引流装置、瓶装生理盐水、纱布、治疗巾、棉签、无菌钳、止血钳 2 把、治疗盘、消毒液、启瓶器、污物桶、垃圾桶、洗手液、治疗车、标签、橡胶手套
查对解释	1. 两种方式核对患者身份 2. 解释并告知更换胸腔闭式引流装置的目的	
检查连接	1. 检查瓶装盐水的名称，有效期，瓶口有无松动，瓶身有无裂痕，倒置对光检查 10 s，查看有无沉淀、浑浊、絮状物 2. 打开盐水，启瓶，消毒（两根安尔碘棉签旋转消毒），用无菌钳打开橡胶盖，生理盐水冲洗瓶口后倒入水封瓶内，瓶内长玻璃管以浸入水面下 2～3 cm 为宜，连接引流管（引流管两端接口避免污染）	口述：您好，请问您叫什么名字，让我看一下您的腕带可以吗？ XX，现在遵医嘱要给您更换胸腔闭式引流装置，目的是预防感染，防止胸液反流，我先帮您看看局部皮肤及胸腔引流管情况。您要去卫生间吗？那您休息一会儿，我回去准备用物，一会儿过来给您更换
摆放体位	1. 推车至床旁 2. 根据情况选取半卧位，双上肢放于头部 3. 再次检查胸腔引流管长度是否完好，挤捏胸管、叩背咳痰、检查伤口敷料及水柱波动情况，用 2 把止血钳反方向夹闭胸管近端	口述：您好，请问您叫什么名字，让我看一下您的腕带可以吗？ XX，您准备好了吗？我现在要给您夹闭引流管了，您有不舒服及时告诉我，观察生命体征及血氧饱和度情况
消毒更换装置	1. 洗手、戴手套，铺无菌治疗巾 2. 纱布包裹并分离连接管，消毒接口处由内向外正逆 2 遍，接口处周围消毒范围大于 5 cm 3. 将准备好的水封瓶与胸腔引流管接头连接，保持瓶身直立，将引流瓶挂于床栏处（胸瓶低于胸腔 60～100 cm） 4. 打开胸管，挤捏胸管，嘱患者咳嗽，随呼吸上下水柱波动 4～6 cm，引流管通畅，密封良好。更换胸管标识	
整理用物	整理用物、床单位，垃圾分类放置（包括处理引流液），洗手，摘口罩	口述：您好，胸腔闭式引流装置已经更换好了，请您尽量取半卧位，胸管必须向下，胸瓶禁止倒置或倾斜，不可高于胸部，以免液体、气体逆流入胸腔，如果有任何不舒服请您及时呼叫我，谢谢您的配合
查对记录	1. 查对患者，记录引流液的颜色、量、性质和水柱波动范围 2. 交代注意事项	

注：1. 总分 100 分。

2. 重点项目：如不能熟练连接胸腔闭式引流装置扣 20 分。

3. 计时检查连接起至整理用物止，完成时间为 15 分钟。

二、操作评分标准（表 3-17-2）

表 3-17-2 更换胸腔闭式引流装置技术操作评分

单位：		姓名：	成绩：		
项目	总分	操作要点	评分等级		
			A	B	C
仪表	5	仪表端庄，衣帽整洁。洗手符合要求，戴口罩	5	3	1
操作前准备	15	准备用物，在有效期内	5	3	1
		查医嘱、两人核对，向患者解释目的	4	3	1
		水封瓶注入生理盐水	2	1	0
		连接引流管正确	4	3	1
操作过程	60	核对、解释，正确摆放体位	5	3	1
		挤压引流管	2	1	0
		观察水封瓶情况	3	2	1
		夹闭胸腔引流管，观察生命体征	8	5	3
		洗手、戴手套，铺治疗巾	6	4	2
		分离连接管	5	3	1
		消毒接口处时无污染	10	6	4
		连接引流管，检查连接情况	2	1	0
		松开止血钳，挤压引流管，观察引流量	10	6	4
		贴标识	5	3	1
		记录正确，交代注意事项	4	3	1
操作后	10	整理用物并分类处理，洗手，取下口罩符合要求	5	3	1
		操作在 15 分钟内完成	5	3	1
提问	10	选择其中 1 项： 1. 胸腔插管后为什么要接水封瓶 2. 胸腔闭式引流管引流特点	10	5	0
总分	100	实际得分合计			
考核人员：		考核日期： 年 月 日			

理论提问

1. 胸腔插管后为什么要接水封瓶？

答：正常情况下胸膜腔压力随呼吸而改变，一般呼气时压力为 $-0.294 \sim -0.49$ kPa（$-3 \sim -5$ cmH$_2$O），吸气时压力为 $-0.782 \sim -0.978$ kPa（$-8 \sim -10$ cmH$_2$O）。为了防止胸膜腔内的负压将空气吸入胸腔，造成肺萎陷，所以应接水封瓶。

2. 胸腔闭式引流管引流特点？

答：当留置部位在锁骨中线第2肋或腋前线第3肋，主要用于引出气体；当留置部位在腋前线至腋后线第6～8肋，主要用于引出液体。正常术后应小于100 mL/h，色淡红，不易凝血。如大于100 mL/h持续2小时，颜色鲜红或暗红，性状黏稠，易凝血，可能为胸腔内有活动性出血；如引流液为淡绿色或咖啡色，可能出现吻合口瘘；如为乳糜样，可能为乳糜胸。

三、教学分析

（一）基础知识分析

（1）胸腔闭式引流是将引流管一端放入胸腔内，而另一端接入比其位置更低的水封瓶，以便排出气体或收集胸腔内的液体，使得肺重新张开而恢复功能（图3-17-1）。

（2）胸腔闭式引流装置使用可以现场实操的方式向学员进行示范、讲解，同时让学员进行操作练习，并对不正确的地方加以指导，学员需要掌握胸腔闭式引流装置使用方法，可以图片或实物的方式展示给学员（图3-17-2）。

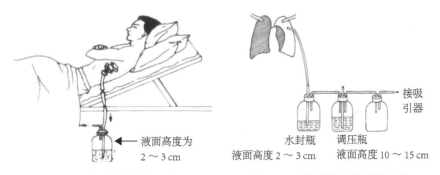

图 3-17-1 胸腔闭式引流示意　　　　图 3-17-2 胸腔闭式引流装置示意

（3）基本原理：利用重力和呼吸运动的原理，结合水封瓶内液体的共同作用，起到引流胸腔内的气体和液体、促进复张的作用。

（二）重点难点分析

（1）保持引流通畅是此项操作的重点，包括以下内容。

1）引流术后，如患者血压平稳，应取半坐卧位，以利于引流及呼吸。

2）鼓励患者咳嗽及深呼吸，使进入胸腔内气体及液体排出，促进肺复张。

3）防止引流管道受压、弯曲、阻塞。

4）定时往下挤捏引流管，以免管腔被血块、脓液阻塞。

（2）更换后效果测试：

1）如果水封瓶内的水柱随呼吸动作上下波动，说明引流通畅。

2）如果胸腔引流管持续排出气体和液体，则表示胸腔引流通畅。

（3）并发症及预防措施难点：

1）皮下气肿

◆ 临床表现：患者出现胸闷、气短，进行性呼吸困难；广泛皮下气肿，置管周围皮下可触及捻发感。

◆ 预防措施：①置管时选择合适的引流管，切口大小要适当，置管后向家属及患者交代胸腔闭式引流管的注意事项，防止引流管脱出，使胸膜腔与外界相通。②密切观察引流装置，防止引流装置接口松动等现象。

2）引流不畅

◆ 临床表现：引流管水柱波动微弱，挤压有阻力感，引流液突然减少；患者出现呼吸困难加重。

◆ 预防措施：①加强巡视，避免受压扭曲。②引流管放置位置正确，定时挤压引流管，保持引流通畅。③鼓励患者有效咳嗽，必要时给予翻身叩背。

3）感染

◆ 临床表现：发热，白细胞升高；置管周围皮肤红肿，引流液呈脓性液体。

◆ 预防措施：①每一项操作要严格无菌进行。②护士向家属及患者交代无菌知识。③伤口处敷料由经验丰富的护士进行换药，并根据医嘱定时更换，如果有污染随时更换。

4）纵隔摆动

◆ 临床表现：患者出现进行性呼吸困难，休克，严重时心搏骤停。

◆ 预防措施：①密切观察引流管防止脱出，导致开放性气胸。②防止大量胸腔积液、积气引流过多过快。③防止剧烈咳嗽使气体过快排出胸腔。

第十八节 胸腔引流瓶／袋更换技术

一、操作流程（表 3-18-1）

表 3-18-1 胸腔引流瓶／袋更换操作流程

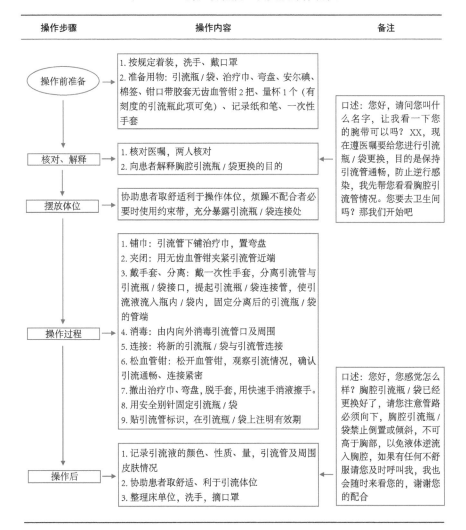

操作步骤	操作内容	备注
操作前准备	1. 按规定着装，洗手、戴口罩 2. 准备用物：引流瓶／袋、治疗巾、弯盘、安尔碘、棉签、钳口带胶套无齿血管钳2把、量杯1个（有刻度的引流瓶此项可免）、记录纸和笔、一次性手套	口述：您好，请问您叫什么名字，让我看一下您的腕带可以吗？XX，现在遵医嘱要给您进行引流瓶／袋更换，目的是保持引流管通畅，防止逆行感染，我先帮您看看胸腔引流管情况。您要去卫生间吗？那我们开始吧
核对、解释	1. 核对医嘱，两人核对 2. 向患者解释胸腔引流瓶／袋更换的目的	
摆放体位	协助患者取舒适利于操作体位，烦躁不配合者必要时使用约束带，充分暴露引流瓶／袋连接处	
操作过程	1. 铺巾：引流管下铺治疗巾，置弯盘 2. 夹闭：用无齿血管钳夹紧引流管近端 3. 戴手套、分离：戴一次性手套，分离引流管与引流瓶／袋接口，提起引流瓶／袋连接管，使引流液流入瓶内／袋内，固定分离后的引流瓶／袋的管端 4. 消毒：由内向外消毒引流管口及周围 5. 连接：将新的引流瓶／袋与引流管连接 6. 松血管钳：松开血管钳，观察引流情况，确认引流通畅、连接紧密 7. 撤出治疗巾、弯盘，脱手套，用快速手消液擦手。 8. 用安全别针固定引流瓶／袋 9. 贴引流管标识，在引流瓶／袋上注明有效期	口述：您好，您感觉怎么样？胸腔引流瓶／袋已经更换好了，请您注意管路必须向下，胸腔引流瓶／袋禁止倒置或倾斜，不可高于胸部，以免液体逆流入胸腔，如果有任何不舒服请您及时呼叫我，我也会随时来看您的，谢谢您的配合
操作后	1. 记录引流液的颜色、性质、量，引流管及周围皮肤情况 2. 协助患者取舒适、利于引流体位 3. 整理床单位，洗手，摘口罩	

注：1. 总分 100 分。

2. 重点项目：如不能熟练更换胸腔引流瓶／袋扣 20 分。

3. 按感控要求分类处理用物。

二、操作评分标准（表 3-18-2）

表 3-18-2 胸腔引流瓶／袋更换操作评分

单位：		姓名： 成绩：			
项目	总分	操作要点	评分等级		
			A	B	C
仪表	5	仪表端庄，衣帽整洁。洗手符合要求，戴口罩	5	3	1
操作前准备	15	准备用物，在有效期内	5	3	1
		查医嘱、两人核对	4	3	1
		向患者解释目的	2	1	0
		核对、解释，正确摆放体位	4	3	1
操作过程	60	铺治疗巾、置弯盘	5	3	1
		无齿血管钳夹紧引流管近端	2	1	0
		戴手套，分离引流管方法正确	3	2	1
		消毒正确	8	5	3
		连接新的引流管	6	4	2
		松血管钳	5	3	1
		检查引流管是否通畅	10	6	4
		撤治疗巾、弯盘	2	1	0
		脱手套，用快速手消毒液擦手	10	6	4
		固定引流袋	5	3	1
		贴引流标识，在袋面上写上有效期	4	3	1
操作后	10	观察生命体征、询问患者感受并交代注意事项	5	3	1
		记录，整理床单位，洗手，摘口罩规范	5	3	1
提问	10	选择其中 1 项：1.胸腔引流瓶／袋不慎脱管应如何处理 2.胸腔引流瓶／袋的拔管指征是什么	10	5	0
总分	100	实际得分合计			
考核人员：		考核日期： 年 月 日			

理论提问

1. 胸腔引流瓶／袋不慎脱管应如何处理？

答：应立即用手捏闭伤口处皮肤，消毒后用凡士林纱布封闭伤口，立即通知医生，同时监测患者生命体征，协助医生做进一步处理。

2. 胸腔引流瓶／袋拔管指征是什么？

答：术后 5～10 日，引流液量逐渐减少，＜20 mL/24 h，颜色逐渐由红色转为淡红或无色。

三、教学分析

（一）基础知识分析

（1）胸腔解剖结构：学习了解胸腔解剖结构是本操作的基础理论要求（图 3-18-1）。

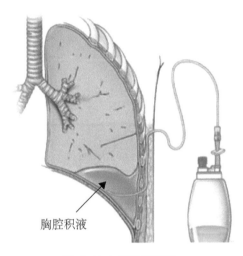

胸腔积液

图 3-18-1 胸腔引流图

（2）胸腔引流瓶 / 袋的使用可以现场实操的方式向学员进行示范、讲解，同时让学员进行操作练习，对不正确的地方加以指导。学员还需要掌握胸腔引流瓶 / 袋的使用方法，可以图片或实物的方式展示给学员（图 3-18-2，图 3-18-3）。

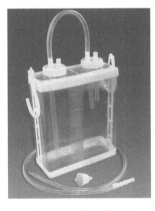 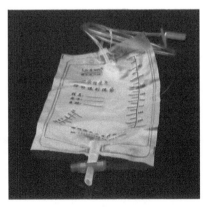

图 3-18-2 胸腔引流瓶　　　　图 3-18-3 胸腔引流袋

（二）重点难点分析

（1）观察胸腔引流液是此项操作的重点：因为大量的胸腔积液使肺组织受压萎缩，引流液释放过多、过快，都会使胸腔内压突然下降、肺血管扩张、液体渗出增多，可造成复张后肺水肿，因此第一次放引流液不应超过 600 mL。不同颜色的胸腔积液所反映的引起胸腔积液疾病的原因、性质也不同，所以在某种程度下可以通过观察胸腔引流液的颜色对引起胸腔积液的原因有个大致的判断。

（2）常见的胸腔引流液的颜色

1）红色：当胸腔内由于创伤、出血、肿瘤或者其他原因引起胸腔内出血等情况时，胸腔积液的颜色比较暗红，出血越多，颜色越暗红，病情越重。

2）白色、乳白色：在各种手术后、创伤后等情况下，胸腔积液的颜色为白色时往往提示胸导管损伤、乳糜胸形成。

3）草绿色：如果胸腔积液的颜色为草绿色，可能存在胸腔内结核感染等情况。

4）黑色：当胸腔内引流液的颜色较暗时，可能存在胸腔内霉菌感染等情况。

（3）引流瓶/袋更换技术并发症与预防措施是难点：

1）感染：①严格无菌操作。②引流瓶/袋应始终低于耻骨联合，防止引流管瓶/袋倒置造成逆行感染。③保持引流口引流部位敷料的清洁、干燥，一旦有渗血、渗液要及时更换。

2）引流不畅：①引流管应放置妥当，避免受压、扭曲、堵塞等。②接头处应衔接良好，防止脱管。③每小时挤捏引流管以保持引流通畅。

3）出血：①及时观察引流液颜色有无血性液体渗出。②检查引流装置，负压是否正确。

4）滑脱：①引流管要保持一定长度且固定好，每班次要检查引流管长度有无改变，避免牵拉造成管口疼痛及滑脱。②对躁动不安的患者设专人守护或使用约束带。③更换引流瓶/袋时动作要轻、稳、熟练。

第十九节 痰标本采集操作技术

扫码观看操作视频
观看方法见本书配套学习卡

一、操作流程（表 3-19-1）

表 3-19-1 痰标本采集操作流程

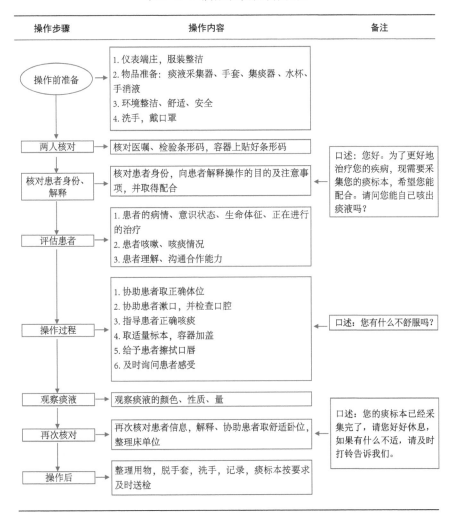

注：1. 总分 100 分。
　　2. 重点项目：如痰标本采集方法不正确或操作不成功，扣 20 分。

二、操作评分标准（表 3-19-2）

表 3-19-2 痰标本采集操作评分

单位：		姓名：		成绩：		
项目	总分	操作要点	评分等级			
			A	B	C	
仪表	5	仪表端庄，衣帽整洁	5	3	1	
操作前准备	15	评估：患者意识、生命体征、咳痰能力等	3	2	1	
		环境符合操作要求	2	1	0	
		用物准备：痰液采集器、手套、集痰器、无菌吸痰管、负压吸引装置、手消液	2	1	0	
		洗手符合要求，戴口罩	3	2	1	
		双人核医嘱、条形码，把条形码粘贴在容器上	5	3	1	
操作过程	60	两种方式核对患者信息	6	4	2	
		向患者解释操作目的、注意事项及配合技巧	8	6	4	
		协助患者取正确体位，协助患者漱口，并检查口腔	10	6	4	
		指导患者正确咳痰	10	6	4	
		取适量标本，容器加盖，给予患者擦拭口唇，及时询问患者感受	10	6	4	
		观察痰液的颜色、性质、量	10	6	4	
		再次核对患者信息，确认无误	6	4	2	
操作后	10	协助患者取舒适体位、整理床单位、向患者解释	3	2	1	
		整理用物，洗手，取下口罩符合要求	5	3	1	
		按要求送检痰标本	2	1	0	
提问	10	选择其中 1 项： 1. 痰标本留置的最佳时间是什么时候 2. 如何留取痰培养标本	10	5	0	
总分	100	实际得分合计				
考核人员：		考核日期： 年 月 日				

理论提问

1. 痰标本留置最佳时间如何选择？

答：除 24 小时痰标本外，痰液收集时间宜选择在清晨。

2. 如何留取痰培养标本？

答：应用双氧水或多贝尔漱口液，深呼吸咳出痰液置于无菌容器中送检。

三、教学分析

（一）基础知识分析

（1）痰标本的分类：学习了解痰标本的分类和痰标本采集的目的是本操作的基础理论要求。痰标本一般分为三种：痰常规标本、24 小时痰标本、痰培养标本。

（2）痰液检查的目的：辅助诊断某些呼吸系统的疾病，如支气管哮喘、支气管扩张等；确诊呼吸系统的疾病，如肺结核、肺炎；观察疗效和预后判断。

（3）采集过程如图 3-19-1 所示。

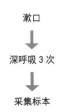

图 3-19-1 痰标本采集流程

（二）重点难点分析

（1）掌握正确痰标本的采集方法是此项操作重点内容，痰标本采集方法：①自然咳嗽法：在早上醒后用冷开水漱口数次，深吸气用力咳出深部第一口痰，留于痰标本容器中，标本量至少 1 mL，应避免或减少唾液和鼻咽部分泌物的混入。②诱导排痰法：用 3% ～ 5% 氯化钠溶液 5 mL，雾化吸入 5 分钟后，协助患者胸部叩击后再留取痰液。③经气道吸痰法：使用一次性吸痰管经气道通过负压吸引装置吸出所需的痰液。④经纤维支气管镜取痰法：常用于给患者行纤维支气管镜检查时顺便抽取。⑤气道穿刺采集法：用 14 号针头环甲膜穿刺，再以聚乙烯导管经针管伸至气管，然后以针筒套住导管往后拉抽吸分泌物。

（2）此项操作的难点是要根据不同痰标本的类型，选择正确的合适的采集方法：①留取痰常规标本可以采用的采集方法有：自然咳嗽法、诱导排痰法、经气道吸痰法、气管穿刺法。②痰培养标本采集方法步骤和痰常规标本一样，不同的是，应先用漱口液漱口，再用清水漱口；操作时注意无菌操作，并用无菌容器留取标本。③24 小时痰标本采集要把从晨 7 时至次晨 7 时第一口痰结束，全部痰液留在容器中送检（标明起止时间）。

（3）如何降低痰液被污染的可能性：目前常使用的痰标本采取法，痰液易被咽喉部寄殖菌污染，使痰微生物学检查的实际价值受到一定的限制。若经环甲膜穿刺气管吸引或经纤维支气管镜防污染双套管毛刷采样，可防止咽喉部寄生菌的污染，对肺部微生物感染病因的诊断和药物选择有重要价值。

扫码观看操作视频
观看方法见本书配套学习卡

第二十节 鼻/咽拭子采集操作技术

一、操作流程（表 3-20-1）

表 3-20-1 鼻/咽拭子采集操作技术流程

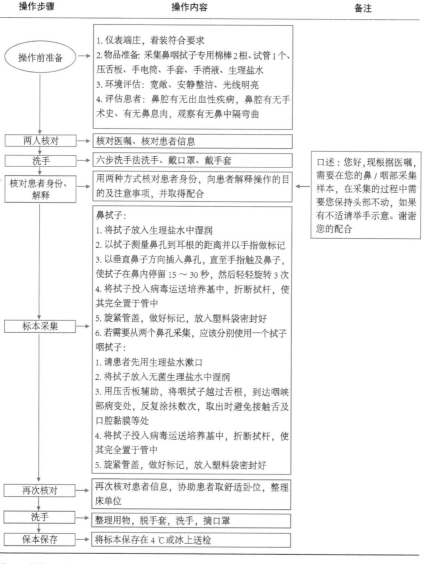

操作步骤	操作内容	备注
操作前准备	1. 仪表端庄，着装符合要求 2. 物品准备: 采集鼻咽拭子专用棉棒2根、试管1个、压舌板、手电筒、手套、手消液、生理盐水 3. 环境评估: 宽敞、安静整洁、光线明亮 4. 评估患者: 鼻腔有无出血性疾病，鼻腔有无手术史、有无鼻息肉，观察有无鼻中隔弯曲	
两人核对	核对医嘱、核对患者信息	
洗手	六步洗手法洗手、戴口罩、戴手套	口述：您好，现根据医嘱，需要在您的鼻/咽部采集样本，在采集的过程中需要您保持头部不动，如果有不适请举手示意。谢谢您的配合
核对患者身份、解释	用两种方式核对患者身份，向患者解释操作的目的及注意事项，并取得配合	
标本采集	鼻拭子： 1. 将拭子放入生理盐水中湿润 2. 以拭子测量鼻孔到耳根的距离并以手指做标记 3. 以垂直鼻子方向插入鼻孔，直至手指触及鼻子，使拭子在鼻内停留 15～30 秒，然后轻轻旋转 3 次 4. 将拭子投入病毒运送培养基中，折断拭杆，使其完全置于管中 5. 旋紧管盖，做好标记，放入塑料袋密封好 6. 若需要从两个鼻孔采集，应该分别使用一个拭子 咽拭子： 1. 请患者先用生理盐水漱口 2. 将拭子放入无菌生理盐水中湿润 3. 用压舌板辅助，将咽拭子越过舌根，到达咽峡部病变处，反复涂抹数次，取出时避免接触舌及口腔黏膜等处 4. 将拭子投入病毒运送培养基中，折断拭杆，使其完全置于管中 5. 旋紧管盖，做好标记，放入塑料袋密封好	
再次核对	再次核对患者信息，协助患者取舒适卧位，整理床单位	
洗手	整理用物，脱手套，洗手，摘口罩	
保本保存	将标本保存在 4 ℃或冰上送检	

注: 1. 总分 100 分。

2. 重点项目如鼻/咽拭子采集方法不正确或操作不成功，扣 20 分。

3. 计时从病情判断起至整理用物止，完成时间为 3 分钟。

二、操作评分标准（表 3-20-2）

表 3-20-2 鼻／咽拭子采集操作技术评分

单位：		姓名：	成绩：		
项目	总分	操作要点	评分等级		
			A	B	C
仪表	5	仪表端庄，衣帽整洁	5	3	1
操作前准备	15	用物准备：采集鼻咽拭子专用棉棒 2 根、试管 1 个、压舌板、手电筒、手套、手消液、生理盐水	3	2	1
		环境评估：宽敞、安静整洁、光线明亮	3	2	1
		评估患者：鼻腔有无出血性疾病，鼻腔有无手术史、有无鼻息肉，观察有无鼻中隔弯曲	3	2	1
		洗手符合要求，戴口罩、戴手套	5	3	1
		两人核对医嘱	3	2	1
操作过程	60 鼻拭子	两种方式核对患者信息	6	4	2
		向患者解释操作目的、注意事项及配合技巧	6	6	4
		将拭子放入生理盐水中湿润	8	5	3
		以拭子测量鼻孔到耳根的距离并以手指做标记	8	5	3
		以垂直鼻子方向插入鼻孔，直至手指触及鼻子，使拭子在鼻内停留 15 ～ 30 秒，然后轻轻旋转 3 次	10	6	4
		将拭子投入病毒运送培养基中，折断拭杆，使其完全置于管中	10	6	4
		旋紧管盖，做好标记，放入塑料袋密封好	6	4	2
		再次核对患者信息，确认无误	6	4	2
	60 咽拭子	两种方式核对患者信息	6	4	2
		向患者解释操作目的、注意事项及配合技巧	6	6	4
		请患者先用生理盐水漱口	8	5	3
		将拭子放入无菌生理盐水中湿润	8	5	3
		用压舌板辅助，将咽拭子越过舌根，到达咽峡部病变处，反复涂抹数次，取出时避免接触舌及口腔黏膜等处	10	6	4
		将拭子投入病毒运送培养基中，折断拭杆，使其完全置于管中	10	6	4
		旋紧管盖，做好标记，放入塑料袋密封好	6	4	2
		再次核对患者信息，确认无误	6	4	2
操作后	10	协助患者取舒适体位、整理床单位	3	2	1
		整理用物、脱手套、洗手、取下口罩符合要求	5	3	1
		将标本保存在 4 ℃或冰上送检。操作在 3 分钟内完成	2	1	0
提问	10	选择其中 1 项： 1.患者在做鼻拭子前应注意什么 2.采集咽拭子的注意事项有哪些	10	5	0
总分	100	实际得分合计			
考核人员：		考核日期： 年 月 日			

理论提问

1. **患者在做鼻拭子前应注意什么？**

答：①做鼻拭子前 2 天不要服用抗生素。

②做鼻拭子前半小时内不要用含有消毒药物的漱口水或局部涂抹药物。

③做鼻拭子前 2 个小时不吃东西、不抽烟、不喝酒。

2. **采集咽拭子的注意事项有哪些？**

答：①采集时棉签不要触及其他部位，防止标本污染，影响结果。

②避免在进食 2 小时内采集标本，以防呕吐。

三、教学分析

（一）基础知识分析

（1）鼻 / 咽拭子的概念和目的：学习了解鼻 / 咽拭子的概念和目的是本操作的基础理论要求。鼻拭子：是用医用棉签通过人体鼻腔到达咽部蘸取少量分泌物，采取的样本就是鼻拭子标本。咽拭子：就是用医用棉签从人体的咽部蘸取少量分泌物，采取的样本就是咽拭子标本。鼻 / 咽拭子的目的是通过采集咽喉部的分泌物，通过细菌培养来确定感染源或微生物的种类，然后根据感染源对症治疗，还可以进行药物敏感试验，使用比较敏感的药物来进行治疗，效果会比较好。

（2）鼻 / 咽拭子采集部位如图 3-20-1 所示。

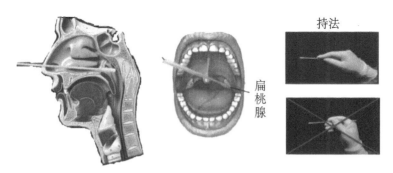

图 3-20-1 鼻 / 咽拭子部位及持法

（3）鼻 / 咽拭子采集的方法如图 3-20-2 所示。

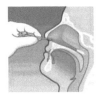

图 3-20-2 鼻 / 咽拭子采集方法

（二）重点难点分析

（1）采集方法是此项操作重点内容，采集标本时要插入动作迅速，切忌犹豫，部分患者对鼻拭子探入鼻腔操作不耐受，会出现流眼泪、异物感等，操作前嘱患者如有不适，大口深吸气，避免呛咳。采集的深度和黏膜接触时间的长短是此项操作的关键，在进行鼻 / 咽拭子操作时，拭子进入的方向应和上颚平行，咽拭子的顶端需要朝向耳垂方向（图 3-20-3），如果进入方向不正确很难到达鼻咽底部，标本的阳性率就会显著降低。

（2）采样体位：将患者的头向后倾斜70°，以拉直鼻子和鼻咽之间的通道，采样者站在患者的侧方取样。

（3）平卧位鼻咽拭子样本采集的优势：①降低鼻黏膜刺激和损伤。患者平卧位采集姿势较坐位有较高的舒适感，且易于固定患者头部，便于鼻咽拭子顺利进入到达鼻咽后壁，减少操作过程中因异物感条件反射躲避使位置偏移，造成鼻黏膜损伤出血。②便于采样操作。③降低职业暴露风险。操作者站于患者侧位，可以直接避开患者咳嗽等喷溅动作产生的飞沫、气溶胶。

（4）指导患者在采集标本过程中如何正确配合：①告知患者采集标本的目的及重要性，并取得患者和家属的配合。②告知患者清晨禁食、禁水，也不得刷牙、漱口，以防咽部细菌数量大量减少，影响培养结果。③在采集瞬间，嘱患者做深呼吸，尽量放松，以免呕吐造成污染。

第二十一节 单／双人心肺复苏技术

扫码观看操作视频
观看方法见本书配套学习卡

一、操作流程（表 3-21-1）

表 3-21-1 单人心肺复苏术操作流程

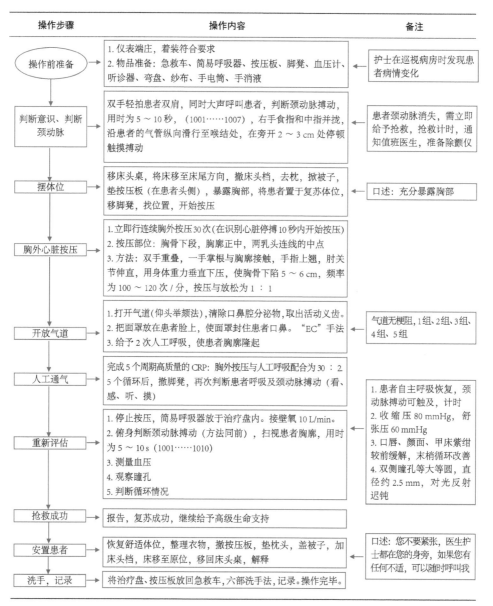

操作步骤	操作内容	备注
操作前准备	1. 仪表端庄，着装符合要求 2. 物品准备：急救车、简易呼吸器、按压板、脚凳、血压计、听诊器、弯盘、纱布、手电筒、手消液	护士在巡视病房时发现患者病情变化
判断意识、判断颈动脉	双手轻拍患者双肩，同时大声呼叫患者，判断颈动脉搏动，用时为 5～10 秒，（1001……1007），右手食指和中指并拢，沿患者的气管纵行滑行至喉结处，在旁开 2～3 cm 处停顿触摸搏动	患者颈动脉消失，需立即给予抢救，抢救计时，通知值班医生，准备除颤仪
摆体位	移床头桌，将床移至床尾方向，撤床头档，去枕，掀被子，垫按压板（在患者头侧），暴露胸部，将患者置于复苏体位，移脚凳，找位置，开始按压	口述：充分暴露胸部
胸外心脏按压	1. 立即行连续胸外按压30次（在识别心脏停搏10秒内开始按压） 2. 按压部位：胸骨下段，胸廓正中，两乳头连线的中点 3. 方法：双手重叠，一手掌根与胸廓接触，手指上翘，肘关节伸直，用身体重力垂直下压，使胸骨下陷 5～6 cm，频率为 100～120 次／分，按压与放松为 1∶1	
开放气道	1. 打开气道（仰头举颏法），清除口鼻腔分泌物，取出活动义齿。 2. 把面罩放在患者脸上，使面罩封住患者口鼻。"EC"手法 3. 给予 2 次人工呼吸，使患者胸廓隆起	气道无梗阻，1组、2组、3组、4组、5组
人工通气	完成 5 个周期高质量的 CRP：胸外按压与人工呼吸配合为 30∶2，5 个循环后，撤脚凳，再次判断患者呼吸及颈动脉搏动（看、感、听、摸）	1. 患者自主呼吸恢复，颈动脉搏动可触及，计时 2. 收缩压 80 mmHg，舒张压 60 mmHg 3. 口唇、颜面、甲床紫绀较前缓解，末梢循环改善 4. 双侧瞳孔等大等圆，直径约 2.5 mm，对光反射迟钝
重新评估	1. 停止按压，简易呼吸器放于治疗盘内。接壁氧 10 L/min。 2. 俯身判断颈动脉搏动（方法同前），扫视患者胸廓，用时为 5～10 s（1001……1010） 3. 测量血压 4. 观察瞳孔 5. 判断循环情况	
抢救成功	报告，复苏成功，继续给予高级生命支持	
安置患者	恢复舒适体位，整理衣物，撤按压板，垫枕头，盖被子，加床头档，床移至原位，移回床头桌，解释	口述：您不要紧张，医生护士都在您的身旁，如果您有任何不适，可以随时呼叫我
洗手，记录	将治疗盘、按压板放回急救车，六部洗手法，记录。操作完毕。	

注：1. 总分 100 分，90 分达标。

　　2. 从物品放置于床头柜至报告操作完毕止，完成时间 5 分钟。

二、操作流程（表 3-21-2）

表 3-21-2 双人心肺复苏术操作流程

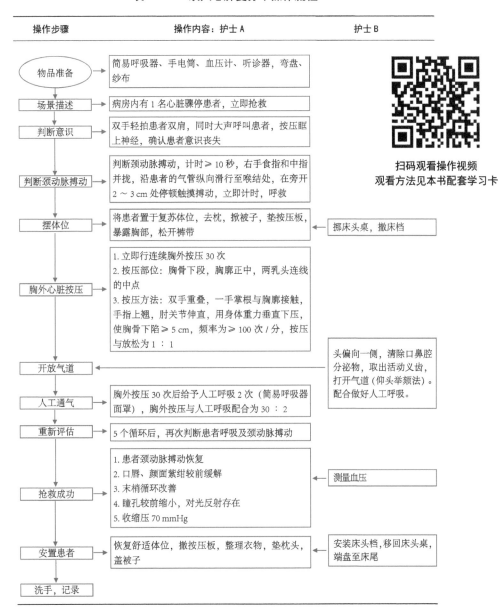

操作步骤	操作内容：护士 A	护士 B
物品准备	简易呼吸器、手电筒、血压计、听诊器、弯盘、纱布	
场景描述	病房内有 1 名心脏骤停患者，立即抢救	
判断意识	双手轻拍患者双肩，同时大声呼叫患者，按压眶上神经，确认患者意识丧失	
判断颈动脉搏动	判断颈动脉搏动，计时 ≥ 10 秒，右手食指和中指并拢，沿患者的气管纵向滑行至喉结处，在旁开 2 ~ 3 cm 处停顿触摸搏动，立即计时，呼救	
摆体位	将患者置于复苏体位，去枕，掀被子，垫按压板，暴露胸部，松开裤带	← 挪床头桌，撤床档
胸外心脏按压	1. 立即行连续胸外按压 30 次 2. 按压部位：胸骨下段，胸廓正中，两乳头连线的中点 3. 按压方法：双手重叠，一手掌根与胸廓接触，手指上翘，肘关节伸直，用身体重力垂直下压，使胸骨下陷 ≥ 5 cm，频率为 ≥ 100 次 / 分，按压与放松为 1：1	
开放气道		← 头偏向一侧，清除口鼻腔分泌物，取出活动义齿，打开气道（仰头举颏法）。配合做好人工呼吸。
人工通气	胸外按压 30 次后给予人工呼吸 2 次（简易呼吸器面罩），胸外按压与人工呼吸配合为 30：2	
重新评估	5 个循环后，再次判断患者呼吸及颈动脉搏动	
抢救成功	1. 患者颈动脉搏动恢复 2. 口唇、颜面紫绀较前缓解 3. 末梢循环改善 4. 瞳孔较前缩小，对光反射存在 5. 收缩压 70 mmHg	← 测量血压
安置患者	恢复舒适体位，撤按压板，整理衣物，垫枕头，盖被子	← 安装床头档，移回床头桌，端盘至床尾
洗手，记录		

扫码观看操作视频
观看方法见本书配套学习卡

注：1. 临床抢救过程中，视情况可将简易呼吸器连接氧源。
　　2. 使用简易呼吸器前检查简易呼吸器。

三、操作评分标准（表 3-21-3）

表 3-21-3 单／双人心肺复苏操作评分

项目	总分	操作要点	评分等级 A	评分等级 B	评分等级 C
单位：		姓名： 成绩：			
仪表	5	仪表端庄，衣帽整洁	5	3	1
操作前准备	30	判断意识方法正确	5	4	3
		及时呼救	4	2	1
		患者体位符合要求	2	1	0
		操作者位置正确	2	1	0
		清除患者口腔内异物及呕吐物	2	1	0
		打开气道且方法正确	4	3	2
		评估呼吸循环方法正确	6	5	4
		触摸颈动脉方法符合要求	5	4	3
操作过程	45	进行两次球囊辅助呼吸	4	3	2
		人工呼吸方法正确	6	4	2
		确定按压部位方法正确	5	4	2
		按压部位准确、手法符合规范	5	3	3
		频率至少 100 次／分、深度 > 5 cm	5	3	2
		按压与人工呼吸比例 30：2	2	1	2
		连续完成 5 个循环	5	3	2
		评估呼吸循环且方法正确	2	1	0
		判断患者恢复指标方法正确	6	5	4
		测量血压方法正确	5	3	2
操作后	10	整理患者及床单位并记录	5	3	2
		妥善清理用物。操作在 5 分钟内完成	5	1	0
提问	10	选择其中 1 项： 1. 心肺复苏的有效指征 2. 使用简易呼吸器的有效指征	10	5	0
总分	100	实际得分合计			
考核人员：		考核日期： 年 月 日			

口述提问

1. 复苏成功的标志是什么？

答：①大动脉搏动恢复，收缩压维持在 60 mmHg。

②自主呼吸恢复。

③患者可有神志方面的好转。

④末梢循环改善，口唇、颜面、皮肤、指端由苍白发绀转为红润，肢体转温。

⑤瞳孔缩小，并有对光反射。

⑥昏迷变浅，出现反射、挣扎或躁动。

2. 按压注意事项有哪些？

答：①垫板位置：按压板位置与患者双肩平齐。

②按压频率及深度：频率 100 ～ 120 次 / 分、深度 5 ～ 6 cm

③按压位置：两乳头连线中点。

④按压手法：双手叠扣法

⑤应用简易呼吸器：将简易呼吸器连接氧气，氧流量 10 ～ 12 L/min，一手固定面罩，另一手挤压简易呼吸器气囊 1 秒，连续两次，每次送气 500 ～ 600 mL，通气频率 8 ～ 10 次 / 分，以呼气结束记为一次呼吸。

3. 2 次评估颈动脉的区别？

答：①第一次评估到 1007；第二次评估到 1010。

②第一次评估颈动脉时，操作者从胸廓外侧到内侧观察胸廓起伏；第二次是看、感、听、摸（看胸廓是否起伏、感觉呼吸道有无气体通过声音，触摸颈动脉搏动）。

四、教学分析

（一）基础知识分析

（1）按压的部位：学习了解胸外心脏按压的部位及深度。

（2）心脏按压与简易呼吸的各个参数指标：学员需要掌握心脏按压与简易呼吸器使用过程中的连续性及频次。

（二）重点难点分析

（1）按压频率及按压手法是此项操作的重点内容（图 3-21-1），应以现场实操的方式向学员进行示范及讲解。

（2）按压深度是本节的难点，既有效又避免用力过度导致肋骨骨折等并发症。同时让学员进行操作练习，对不正确的地方加以指导。

（3）使用简易呼吸器时必须完全打开气道（图 3-21-2），掌握简易呼吸器使用的各项参数 [频率 10 次 / 分，呼吸比 1 ：（1.5 ～ 2），潮气量（成人）400 ～ 600 mL，气囊容积 1500 mL]。

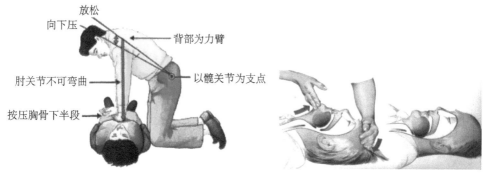

图 3-21-1 胸外心脏按压示意　　　　图 3-21-2 开放气道示意

第二十二节 食管–气管联合导气管技术

一、操作流程（表 3-22-1）

表 3-22-1 食管–气管联合导气管技术操作流程

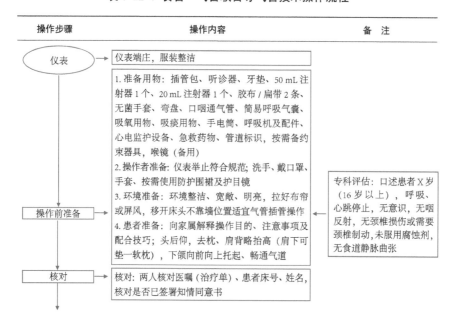

操作步骤	操作内容	备　注
仪表	仪表端庄，服装整洁	
操作前准备	1.准备用物：插管包、听诊器、牙垫、50 mL 注射器 1 个、20 mL 注射器 1 个、胶布／扁带 2 条、无菌手套、弯盘、口咽通气管、简易呼吸气囊、吸氧用物、吸痰用物、手电筒、呼吸机及配件、心电监护设备、急救药物、管道标识，按需备约束器具，喉镜（备用） 2.操作者准备：仪表举止符合规范；洗手、戴口罩、手套、按需使用防护围裙及护目镜 3.环境准备：环境整洁、宽敞、明亮，拉好布帘或屏风，移开床头不靠墙位置适宜气管插管操作 4.患者准备：向家属解释操作目的、注意事项及配合技巧；头后仰，去枕，肩背略抬高（肩下可垫一软枕），下颌向前向上托起、畅通气道	专科评估：口述患者 X 岁（16 岁以上），呼吸、心跳停止，无意识，无咽反射，无颈椎损伤或需要颈椎制动，未服用腐蚀剂，无食道静脉曲张
核对	核对：两人核对医嘱（治疗单）、患者床号、姓名，核对是否已签署知情同意书	

（续表）

操作步骤	操作内容	备注
操作过程	1. 插管前准备：监测生命体征；检查口腔有无异物；清除患者口、鼻腔分泌物；取出活动性义齿；按需约束肢体；简易呼吸气囊辅助呼吸；高浓度给氧 2～3 分钟；选择气管导管 2. 抬高下颌（如怀疑有颈椎损伤禁止操作） 3. 右手持笔样握住导管弯曲朝上插入口中 4. 当门齿或牙龈位于黑圈之间时停止插入 5. 用 50 mL 注射器给咽部套囊注入 100 mL 的空气 6. 用 20 mL 注射器给主腔套囊充入 15 mL 空气 7. 按医嘱给氧；无自主呼吸者，接呼吸机机械辅助通气	
操作后	观察患者血氧饱和度有无改善，牙齿有无松脱，气管导管是否固定通畅，两侧肺的呼吸音是否对称、痰液情况，呼吸机使用性能及有无人机对抗等	患者血氧饱和度 100%，牙齿完好，无脱落，气管导管固定通畅，双肺呼吸音对称，痰液为少量白色黏痰。呼吸机运转正常，人机配合情况好，无对抗
记录、洗手	1. 记录导管插管的日期、时间、痰液性状、量 2. 粘贴管道标识 3. 按病情协助患者取舒适的体位，注意保暖 4. 整理床单位 5. 分类处理用物 6. 落实手卫生，摘口罩 7. 为提高插管成功率，可在插管时使用喉镜	

注：1. 总分 100 分。

　　2. 重点项目：如插导管操作不成功，扣 20 分。

　　3. 计时从病情判断起至整理用物止，完成时间为 5 分钟。

二、操作评分标准（表 3-22-2）

表 3-22-2 食管 - 气管联合导气管技术操作评分

| 单位： | | 姓名： | | 成绩： | | |

项目	总分	操作要点	A	B	C
仪表	5	仪表端庄，衣帽整洁	5	3	1
操作前准备	30	洗手，戴口罩	5	3	1
		物品准备齐全	5	3	1
		评估患者病情、意识状态	5	3	1
操作过程	45	气管插管盘放治疗车上推至床边，核对患者身份，解释	5	3	1
		体位：患者平卧，头颈部位置适中，开放气道	5	3	1
		根据患者体型选择合适的导管，检查 2 个气囊是否漏气	5	3	1
		安装呼吸机，由医生给氧	5	3	1
		检查口腔，清除分泌物	5	3	1
		取出活动性义齿	5	3	1
		固定肢体，并给予约束	5	3	1
		插管时观察生命体征及血氧饱和度	5	3	1
		插上管后接呼吸机，观察通气效果	5	3	1
		分别向咽部套囊及主腔套囊注气，放入牙垫，牢固固定	5	3	1

(续表)

项目	总分	操作要点	评分等级		
			A	B	C
操作后	10	根据患者病情进行肢体约束	5	3	1
		整理床单位及用物	5	3	1
		协助患者取功能卧位	5	3	1
		洗手，摘口罩，记录。操作在 5 分钟内完成	5	3	1
提问	10	选择其中 1 个： 1. 咽部套囊及主腔套囊注气量分别是多少 2. 食管 – 气管联合导气管的优点及缺点	10	5	0
总分	100	实际得分合计			
考核人员：		考核日期： 年 月 日			

理论提问

1. 咽部套囊及主腔套囊注气量分别是多少？

答：咽部套囊注气量 100 mL，主腔套囊注气量 15 mL。

2. 食管 – 气管联合导气管的优点及缺点？

答：①优点：插入迅速；防止反流、误吸及胃扩张；可用于非禁食患者，可盲插；高供氧；可在自然体位插管。

②缺点：必须用于没有反应或没有咽反射的患者；部分患者密封性差；不能完全避免误吸；可能损伤食道；只能用于成人；部分清醒患者拔管时会有呕吐。

三、教学分析

（一）基础知识分析

了解食管 – 气管联合导气管（esophageal-tracheal combitube，ETC）的构造（图 3-22-1），一个腔类似于传统的气管导管，其远端开放，称作气管腔；另一个腔远端封闭，在近端咽喉水平有侧孔，称作食管腔。

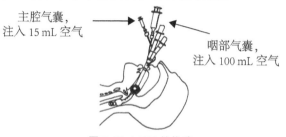

主腔气囊，注入 15 mL 空气

咽部气囊，注入 100 mL 空气

图 3-22-1 ETC 的构造

（二）重点难点分析

（1）专科评估是本节的重点，需掌握此项技术的禁忌证。

（2）套囊注气是本节的难点，先向咽部套囊注气 100 mL，再向主腔套囊充气 15 mL。拔管时可同时进行。可以现场实操的方式向学员进行示范及讲解，同时让学员进行操作练习，对不正确的地方加以指导。

第二十三节　脉搏血氧仪监测技术

一、操作流程（表 3-23-1）

表 3-23-1 脉搏血氧仪监测技术操作流程

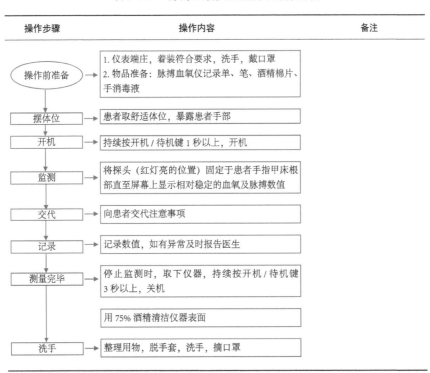

操作步骤	操作内容	备注
操作前准备	1. 仪表端庄，着装符合要求，洗手，戴口罩 2. 物品准备：脉搏血氧仪记录单、笔、酒精棉片、手消毒液	
摆体位	患者取舒适体位，暴露患者手部	
开机	持续按开机/待机键 1 秒以上，开机	
监测	将探头（红灯亮的位置）固定于患者手指甲床根部直至屏幕上显示相对稳定的血氧及脉搏数值	
交代	向患者交代注意事项	
记录	记录数值，如有异常及时报告医生	
测量完毕	停止监测时，取下仪器，持续按开机/待机键 3 秒以上，关机	
	用 75% 酒精清洁仪器表面	
洗手	整理用物，脱手套，洗手，摘口罩	

注：1. 总分 100 分。

2. 重点项目：如监测仪放置位置不正确或操作不成功，扣 20 分。

3. 计时从监测起至整理用物止，完成时间为 1 分钟。

二、操作评分标准（表 3-23-2）

表 3-23-2 脉搏血氧仪监测技术操作评分

单位：		姓名：	成绩：		
项目	总分	操作要点	评分等级		
			A	B	C
仪表	5	仪表端庄，衣帽整洁	5	3	1
操作前准备	30	准备用物	5	3	1
		向患者解释监测目的	5	3	1
		洗手符合要求，戴口罩	5	3	1
操作过程	45	患者取舒适体位，暴露患者手部	5	3	1
		持续按开机/待机键1秒以上，开机	5	3	1
		将探头（红灯亮的位置）固定于患者手指甲床根部	10	6	4
		直至屏幕上显示相对稳定的血氧及脉搏数值	10	6	4
		向患者交代注意事项	10	6	4
		记录数值，如有异常及时报告医生	10	6	4
		当患者停止监测时，取下仪器，持续按开机/待机键3秒以上，关机	5	3	1
		用75%酒精清洁仪器表面	5	3	1
操作后	10	洗手，取下口罩符合要求	5	3	1
		操作在1分钟内完成	5	3	1
提问	10	选择其中1项： 1.脉搏血氧监测过程中的注意事项是什么 2.影响监测结果的因素有哪些	10	5	0
总分	100	实际得分合计			
考核人员：		考核日期： 年 月 日			

理论提问

1. 脉搏血氧监测过程中的注意事项是什么？

答：①将夹有仪器的手放置于床面或身体等稳定的平面，告知患者或家属检测过程中避免手指大幅度活动，防止仪器移位或滑落。

②持续监测的患者应每2小时更换1次监测部位，防止监测部位处皮肤不适造成损伤。

③确保患者手指干燥，指甲表面无异物，以确保监测的准确性。

④传感器探头位置应避开有各种注射管、动脉导管和测量血压的肢体。

2. 影响监测结果的因素有哪些？

答：周围环境的光线、探头与局部组织的对合程度、局部血供、涂抹指甲油、皮肤过厚或色素沉着都会影响监测结果的准确性。

三、教学分析

（一）基础知识分析

（1）血氧饱和度定义：血氧饱和度是血液中被氧结合的氧合血红蛋白容量占全部可结合的血红蛋白（hemoglobin，Hb）容量的百分比，即血液中血氧的浓度，反映肺的氧合和血红蛋白携氧能力。

（2）脉搏血氧监测仪的工作原理：采用指套式光电传感器，测量时，只需将传感器套在患者手指上，将手指作为盛装血红蛋白的透明容器，使用波长 660 nm 的红光和 940 nm 的近红外光作为射入光源，测定通过组织床的光传导强度，来计算血红蛋白浓度及血氧饱和度，仪器即可显示人体血氧饱和度（图 3-23-1）。

脉搏血氧仪可以无创方式测量血氧饱和度，同时通过对动脉搏动的监测，计算心率变化。因其体积小，且操作简便、无创，适于 ICU 患者病情稳定后的转运或普通病房及家庭的病情观察使用。

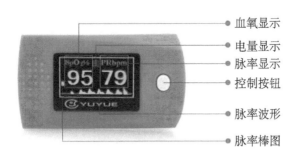

图 3-23-1　脉搏血氧仪构造

（二）重点难点分析

（1）脉搏血氧仪的正确使用是此项操作的重点内容，可以现场实操的方式向学员进行示范、讲解。同时让学员进行练习，对不正确的地方加以指导。排除影响测量结果的外在因素，如周围光线的影响、探头与局部组织的对合程度、局部血供、涂抹指甲油、皮肤过厚或色素沉着。

（2）怎样根据监测的数据分析患者病情，从而达到监测目的是此项操作的难点。

1）血氧饱和度正常值：95% ～ 100%。

首先，血氧饱和度降低应先考虑吸入的氧气分压是否过低，在吸入的空气氧含量远远不够的情况下，可能会导致血氧饱和度的严重降低。

其次，考虑气流是否有堵塞，是否有哮喘、舌后坠，呼吸道分泌物中是否有异常堵塞等，这些疾病都有可能会导致通气不顺畅。

再次，考虑换气功能是否有障碍，重症肺炎、严重性的肺结核、肺肿瘤、肺栓塞等这些疾病都会严重影响人体的换气功能，导致换气障碍。

最后，考虑身体组织器官微循环情况是否良好，是否能够持续正常的氧气供给，这会影响到身体内的新陈代谢，如果身体内新陈代谢的量过于大，那么体内的静脉血氧含量就会明显下降，静脉血液会经过分流进入肺循环，然后就会导致身体内发生严重的低氧情况。

2）心率正常值：成人 60 ～ 100 次 / 分。

◆ 心动过速：成人安静时心率超过 100 次 / 分（一般不超过 160 次 / 分），称为窦性心动过速，常见于兴奋、激动、吸烟、饮酒、喝浓茶或咖啡后，或见于感染、发热、休克、贫血、缺氧、甲状腺功能亢进、心力衰竭等病理状态下，或见于应用阿托品、肾上腺素、麻黄素等药物后。

◆ 心动过缓：成人安静时心率低于 60 次 / 分（一般在 45 次 / 分以上），称为窦性心动过缓，可见于长期从事重体力劳动的健康人和运动员；常见于甲状腺功能减退、颅内压增高、阻塞性黄疸等病理状态下，或见于洋地黄、奎尼丁或普萘洛尔类药物应用过量。

第二十四节 高流量湿化治疗仪的使用

扫码观看操作视频
观看方法见本书配套学习卡

一、操作流程（表 3-24-1）

表 3-24-1 高流量湿化治疗仪的使用操作流程

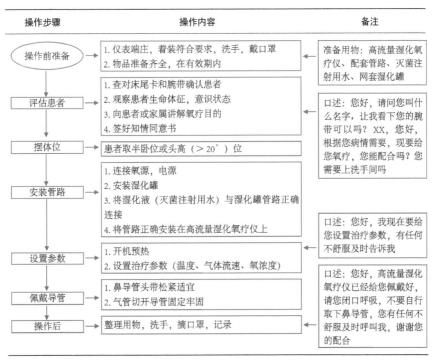

注：1. 总分 100 分。

2. 重点项目：管路连接正确，否则扣 10 分。

3. 计时从评估患者起至整理用物止，完成时间为 10 分钟。

二、操作评分标准（表 3-24-2）

表 3-24-2 高流量湿化治疗仪的使用操作评分

单位：		姓名：	成绩：			
项目	总分	操作要点		评分等级		
				A	B	C
仪表	5	仪表端庄，衣帽整洁，洗手，戴口罩		5	3	1
操作前准备	15	检查用物是否齐全		5	3	1
		查对患者，向患者解释氧疗目的，消除紧张感		4	3	1
		签知情同意书		2	1	0
		摆放体位		4	3	1

(续表)

项目	总分	操作要点	评分等级		
			A	B	C
操作过程	60	连接氧源、电源	5	3	1
		安装湿化罐	5	1	0
		将湿化液（灭菌注射用水）与湿化罐管路正确连接	5	2	1
		将管路正确安装在经鼻高流量湿化治疗仪上	10	6	4
		开机预热	5	4	2
		设置治疗参数（温度、气体流速、氧浓度）	10	6	4
		将鼻塞与患者连接	10	3	1
		调节鼻导管头带使松紧适宜	10	6	4
操作后	10	观察生命体征，交代注意事项（嘱患者闭口呼吸），洗手、摘口罩，记录	5	3	1
		操作在 10 分钟内完成	5	3	1
提问	10	选择其中 1 项： 1. 经鼻高流量湿化治疗仪的组成部分 2. 嘱患者闭口呼吸的原因	10	5	0
总分	100	实际得分合计			
考核人员：	考核日期： 年 月 日				

理论提问

1. 经鼻高流量湿化治疗仪的组成部分？

答：空氧混合装置、湿化治疗仪、高流量鼻塞及连接呼吸管路。

2. 嘱患者闭口呼吸的原因？

答：不同流速时口腔张开和闭合时的鼻咽部压力不同，当口腔闭合时，能产生更好的呼气末正压效应，维持肺泡开放，有利于呼气末肺泡复张和气血交换。有研究结果显示，高流量湿化治疗仪流量每增加 10 L/min，患者咽腔 PEEP 就增加 0.5 ~ 1 cmH_2O（1 cmH_2O=0.098 kPa）。流量增加到 60 L/min 时，闭口的女性受试者咽腔 PEEP 可达到 8.7 cmH_2O 左右，男性为 5.4 cmH_2O，张口呼吸情况下女性为 3.1 cmH_2O，男性为 2.6 cmH_2O 左右。

三、教学分析

（一）基础知识分析

（1）高流量湿化氧疗的生理学机制：学习了解高流量湿化治疗仪的生理学机制是本操作的基础理论要求。

1）呼吸末正压效应：高流量湿化治疗仪通过持续输送高速气流的方式，在气道内产生并维持一定的压力即呼气末正压，其有利于呼气末肺泡复张和气血交换。

2）生理无效腔冲刷效应：高流量湿化治疗仪通过为患者提供恒定的、可调节的高流速空氧混合气体，冲刷患者呼气末残留在鼻腔、口腔及咽部的解剖无效腔的气体，可明显减少患者下一次吸气时吸入的 CO_2 含量。

3）维持黏液纤毛清除系统功能：高流量湿化治疗仪能提供可调节恒温恒湿的高速气流，其更符合人体生理情况下呼吸道对气体温度及湿度的需求，可降低医用干冷气体对上下呼吸道黏液纤毛系统功能和黏膜的影响。

4）降低患者上气道阻力和呼吸功能：高流量湿化治疗仪可以提供满足患者吸气流速的需求及恒温恒湿的高流量气体，患者在吸气时不需要用力吸气也不需要对吸入气体进行加温加湿，这样不仅降低了吸气阻力，同时避免了患者对吸入气体进行温化湿化所需的代谢消耗，减少了患者的呼吸做功。

（2）高流量湿化氧疗仪：学员需要掌握经鼻高流量湿化氧疗仪的组成部分及连接方式，可以图片或实物的方式展示给学员（图3-24-1）。

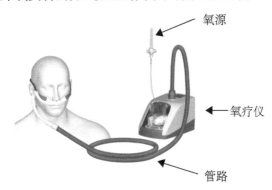

图 3-24-1 高流量湿化氧疗仪使用示意

（3）基本原则：①选取小于鼻孔内径 50% 的鼻导管，鼻导管孔径超过鼻孔径 50% 时会造成鼻腔阻塞、出血甚至坏死。②嘱患者闭口呼吸。

（二）重点难点分析

（1）管路连接方法是此项操作难点内容，可以现场实操的方式向学员进行示范、讲解，同时让学员进行操作练习，对不正确的地方加以指导。

（2）正确佩戴导管是该项操作的重点内容（图3-24-2），鼻导管的头带应松紧适宜，太紧会引起鼻导管对患者鼻部及面部的压迫，太松则会引起鼻导管的脱落，影响经鼻高流量湿化氧疗的疗效。

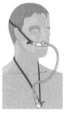 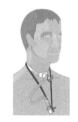 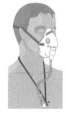 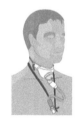

鼻塞式导管　　半开放气管切开导管　　面罩式导管　　气管切开罩式导管

图 3-24-2 高流量湿化氧疗仪的导管类型

第二十五节 超声导入仪的使用

一、操作流程（表 3-25-1）

表 3-25-1 超声导入仪的使用操作流程

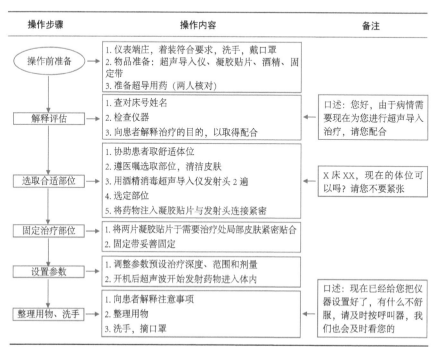

操作步骤	操作内容	备注
操作前准备	1. 仪表端庄，着装符合要求，洗手，戴口罩 2. 物品准备：超声导入仪、凝胶贴片、酒精、固定带 3. 准备超导用药（两人核对）	
解释评估	1. 查对床号姓名 2. 检查仪器 3. 向患者解释治疗的目的，以取得配合	口述：您好，由于病情需要现在为您进行超声导入治疗，请您配合
选取合适部位	1. 协助患者取舒适体位 2. 遵医嘱选取部位，清洁皮肤 3. 用酒精消毒超声导入仪发射头 2 遍 4. 选定部位 5. 将药物注入凝胶贴片与发射头连接紧密	X 床 XX，现在的体位可以吗？请您不要紧张
固定治疗部位	1. 将两片凝胶贴片贴于需要治疗处局部皮肤紧密贴合 2. 固定带妥善固定	
设置参数	1. 调整参数预设治疗深度、范围和剂量 2. 开机后超声波开始发射药物进入体内	
整理用物、洗手	1. 向患者解释注意事项 2. 整理用物 3. 洗手，摘口罩	口述：现在已经给您把仪器设置好了，有什么不舒服，请及时按呼叫器，我们也会及时看您的

注：1. 总分 100 分。

　　2. 重点项目：如超声导入仪设置不正确或不会使用，扣 20 分。

二、操作评分标准（表3-25-2）

表3-25-2 超声导入仪的使用操作评分

单位：		姓名：	成绩：		
项目	总分	操作要点	评分等级		
			A	B	C
仪表	5	仪表端庄，衣帽整洁	5	3	1
操作前准备	15	物品准备齐全	5	3	1
		解释得当，与患者语言沟通文明，态度好	3	2	1
		仪器检查正确	3	2	1
		洗手符合要求，戴口罩	4	3	1
操作过程	60	酒精消毒超声导入仪发射头	5	3	1
		协助患者取舒适体位	2	1	0
		选取部位正确	2	1	0
		正确连接仪器	3	2	1
		药物均匀注入凝胶贴片	8	5	3
		凝胶贴片与发射头连接紧密	10	6	4
		设置仪器数据正确	10	6	4
		正确固定	5	3	1
		紧密贴合治疗处皮肤	6	4	2
		与患者解释沟通到位	5	3	1
		动作轻柔、操作熟练	4	3	1
操作后	10	洗手，摘口罩，整理用物符合要求	5	3	1
		向患者解释注意事项到位	5	3	1
提问	10	超声导入仪的给药特点是什么	10	5	0
总分	100	实际得分合计			
考核人员：		考核日期： 年 月 日			

理论提问

超声导入仪的给药特点是什么？

答：①可产生稳定、可控的给药速度。

②避免药物在胃肠道灭活。

③最大限度地避免药物在体内的首过效应。

④药物用量降低，但疗效明显提升。

⑤大幅度减少了药物的不良反应。

⑥无创伤，无痛苦，患者依从性好。

三、教学分析

（一）基础知识分析

（1）超声导入仪的治疗原理：超声波可以提高生物膜、毛孔的通透性。超声波作用前，毛孔为 50 nm 左右；超声波作用后毛孔扩大到 110 nm 左右，而药物分子大小为 80 nm 左右。另外，通过温热效应和促渗剂（水化剂、角质层剥离剂）的应用对皮肤进行预处理，增加皮肤的通透性；通过机械效应"内按摩"产生允许生物大分子药物通过的生物孔道。人为造成药物通过的直接通道，使药物顺利通过。通过以上方法的协同作用促进了药物向体内的有效转运。

（2）皮肤的组成结构（图 3-25-1，图 3-25-2）：帮助大家理解超声导入仪的工作原理。

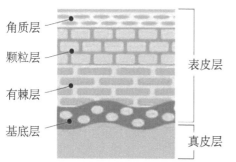
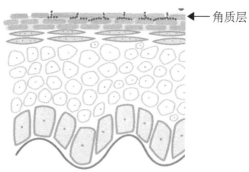

图 3-25-1 皮肤结构示意　　　图 3-25-2 表皮结构及角化示意

（二）重点难点分析

正确的仪器使用方法是此项操作的重点内容，可以现场操作的方式向学员进行示范、讲解，同时让学员操作练习，对不正确的地方加以指导。

（1）超声导入仪全貌如图 3-25-3 所示。

（2）超声导入仪控制面板如图 3-25-4 所示。

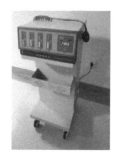
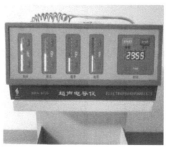

图 3-25-3 超声导入仪　　图 3-25-4 超声导入仪控制面板

第二十六节 振动排痰仪的使用

一、操作流程（表 3-26-1）

表 3-26-1 振动排痰仪的使用操作流程

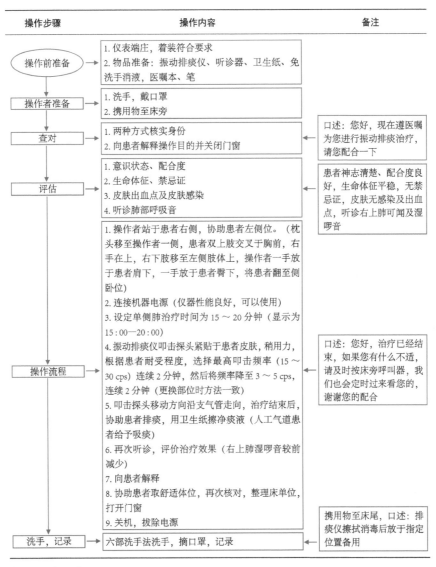

注：1. 总分 100 分。

    2. 重点项目：如振动仪叩击探头放置位置不对，扣 20 分。

    3. 计时从病情判断起至整理用物止，完成时间为 5 分钟。

二、操作评分标准（表 3-26-2）

表 3-26-2 振动排痰仪的使用操作评分

单位：		姓名：	成绩：		
项目	总分	操作要点	评分等级		
			A	B	C
仪表	5	仪表端庄，衣帽整洁	5	3	1
操作前准备	15	正确查对、洗手、戴口罩	3	2	1
		关闭门窗	2	0	0
		评估意识状态、生命体征、禁忌证、皮肤感染及出血、听诊	10	8	6
操作过程	60	患者体位符合要求	6	5	4
		连接电源口述性能	6	5	4
		设置治疗时间正确	6	5	4
		排痰仪紧贴皮肤	6	5	4
		叩击探头走向正确	6	5	4
		口述清醒患者协助排痰	6	5	4
		口述人工气道者给予吸痰	6	5	4
		再次听诊并评价	6	5	4
		再次核对	6	5	4
		关机、拔除电源	6	5	4
操作后	10	整理床单位	2	1	0
		正确洗手，摘口罩	4	3	2
		记录、打开门窗	2	1	0
		操作在 5 分钟内完成	2	1	0
提问	10	选择其中 1 项： 1. 振动排痰禁忌证有哪些 2. 振动排痰常见并发症有哪些	10	5	0
总分	100	实际得分合计			
考核人员：		考核日期：　　年　月　日			

理论提问

1. 振动排痰禁忌证有哪些？

答：肋骨骨折、胸部外伤、气胸、胸腔出血、皮肤感染、咯血、肺栓塞。

2. 振动排痰常见并发症有哪些？

答：窒息、肾损伤、肋骨骨折、吸入性肺炎。

三、教学分析

（一）基础知识分析

呼吸道的解剖结构：学员需掌握双肺及气管的分支结构（图 3-26-1）。

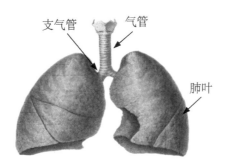

图 3-26-1 双肺及气管分支结构

（二）重点难点分析

（1）并发症及禁忌证是本节重点，使用前及使用过程中，需掌握评估内容。

（2）肺部听诊是本节的难点，听诊的顺序（图 3-26-2），可以现场实操的方式向学员进行示范及讲解，同时让学员进行操作练习，对不正确的地方加以指导。

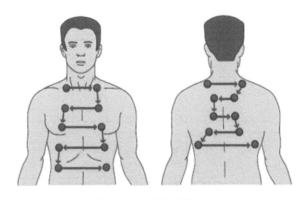

图 3-26-2 肺部听诊顺序

第二十七节 无创呼吸机正压通气技术

一、操作流程（表 3-27-1）

表 3-27-1 无创呼吸机正压通气技术操作流程

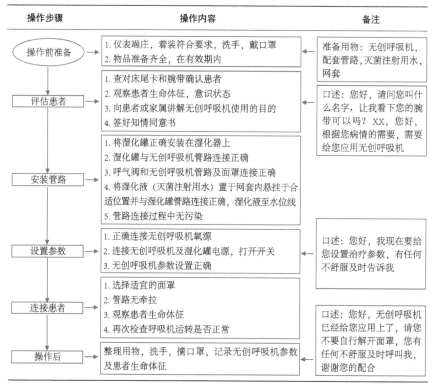

注: 1. 总分 100 分。

  2. 重点项目: 管路连接正确, 否则扣 10 分。

  3. 计时从评估患者起至整理用物止, 完成时间为 8 分钟。

二、操作评分标准（表 3-27-2）

表 3-27-2 无创呼吸机正压通气技术操作评分

单位:		姓名:	成绩:			
项目	总分	操作要点		评分等级		
				A	B	C
仪表	5	仪表端庄, 衣帽整洁		5	3	1
操作前准备	15	洗手, 戴口罩		2	1	0
		检查用物是否齐全		4	3	1
		面对患者, 向患者解释使用无创呼吸机的目的, 消除其紧张感		5	3	1
		签知情同意书		4	3	1

（续表）

项目	总分	操作要点	评分等级		
			A	B	C
操作过程	60	湿化罐正确安装在湿化器上	5	3	1
		将管路与呼吸机正确连接	5	1	0
		将湿化液（灭菌注射用水）与湿化罐管路正确连接	5	2	1
		正确连接氧源，打开电源	10	6	4
		开机自检，设置治疗参数	10	6	4
		再次检查通气情况	5	4	2
		将面罩与患者正确连接	10	3	1
		管路无牵拉	10	6	4
操作后	10	观察患者生命体征，交代注意事项，洗手，摘口罩，记录无创呼吸机参数及患者生命体征	5	3	1
		操作在8分钟内完成	5	3	1
提问	10	选择其中1项： 1. 无创正压通气治疗的不良反应有哪些 2. 无创正压通气的连接装置有哪些	10	5	0
总分	100	实际得分合计			
考核人员：		考核日期： 年 月 日			

理论提问

1. 无创正压通气治疗的不良反应有哪些？

答：胃胀气、误吸、器械相关性压力性损伤、排痰困难、不耐受、气压伤等。

2. 无创正压通气的连接装置有哪些？

答：主要有五种：头罩、覆盖口鼻部的面罩、鼻罩、鼻通道、接口器。

三、教学分析

（一）基础知识分析

（1）漏气补偿：无创正压通气漏气是必然会存在的，在一定范围内也是允许的。大多数便携式无创呼吸机的设计特点为涡轮、单管路供气、微处理器控制，呼吸机通过持续地监测流量和压力，反馈给微处理器以控制输送给患者的气流量。这种设计就决定了呼吸机"漏气"通气的特点，存在"故意漏气"和"非故意漏气"两种情况：前者指由于采用单回路，应用了持续开放的呼气阀，那么无论是吸气还是呼气，呼吸机管路内均处于正压（高于大气压）状态，始终有气体自呼气阀漏出，漏气量的大小与管路内压力和呼气阀的种类及口径相关，但这是呼吸机设计时就通过了精确计算并进行补偿的，因此是允许存在的"故意漏气"。后者则是指无创呼吸机通过口/鼻面罩与患者相连，以固定带将面罩固定，由于面罩与患者面部无法做到完全密闭，因而在无创通气时气体经面罩与患者面部之间的缝隙漏出，这部分漏气通常被称为"非故意漏气"。漏气量与固定带松紧程度、面罩与面部塑形是否良好及管路内压力有关。呼吸机对"非故意漏气"也是可以监测并进行补偿的。不同品牌的呼吸机可补偿的量有所不同，一般而言，此漏气补偿最好不超过 30 L/min。

（2）无创呼吸机通气模式：持续气道正压模式：该模式主要应用于有自主呼吸的患者，持续气道正压是一个高于大气压的基线压力，吸气时无附加压力，呼吸机通过持续监测管路压力并通过改变流速维持该压力即可。自主（spontaneous，S）模式或时间（timed，T）模式：呼气末的基线压力称呼气气道正压（expiratory positive airway pressure，EPAP），吸气时在气道所增加的压力称为吸气气道正压（inspiratory positive airway pressure，IPAP），该吸气压力在自主模式中是由患者触发来启动流量切换终止，而在时间模式中则是由时间触发来启动流量切换终止。

（二）重点难点分析

（1）管路连接方法是此项操作的重点内容，可以现场实操的方式向学员进行示范、讲解（图 3-27-1，图 3-27-2），同时让学员进行操作练习，对不正确的地方加以指导。

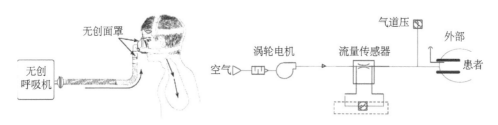

图 3-27-1 无创呼吸机示意　　　　　　图 3-27-2 无创呼吸机工作原理

（2）无创正压通气治疗时人机配合是该项操作的难点内容。研究发现当漏气量过大时，呼吸机区别和反馈调节的能力下降，出现假触发的次数明显增多。当管路内流速改变不恒定时，如果是患者吸气造成，呼吸机即认为是患者吸气触发，此时便立即增大供气流速提高管路压力实现吸气时辅助通气，促进人机协调。如果是因为患者明显躁动或者不能耐受面罩，频繁地改变面罩位置，也会造成管路漏气量不断变化和（或）漏气量过大，呼吸机此时就难以区分是患者自主触发还是漏气。因此，无创正压通气特别强调患者的配合，并需要尽可能地减少漏气。应做到以下几点。

1）加强操作者的培训和教育。

2）加强患者及家属的培训及教育，讲述治疗的目的（缓解症状、帮助康复）、行无创正压通气的必要性。

3）指导患者有规律地放松呼吸，嘱患者尽量经鼻呼吸以减轻腹胀。

第二十八节 呼吸机的使用

一、操作流程（表 3-28-1）

表 3-28-1 呼吸机的使用操作流程

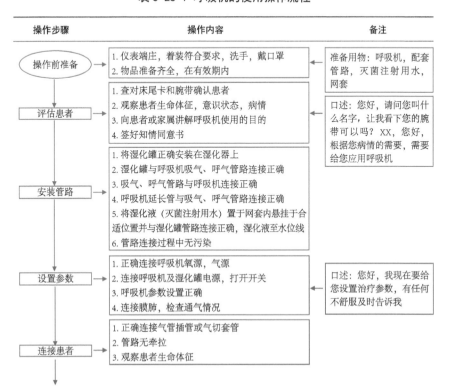

（续表）

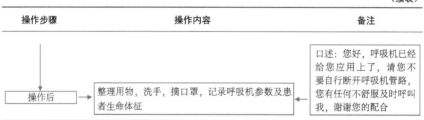

操作步骤	操作内容	备注
操作后	整理用物，洗手，摘口罩，记录呼吸机参数及患者生命体征	口述：您好，呼吸机已经给您应用上了，请您不要自行断开呼吸机管路，您有任何不舒服及时呼叫我，谢谢您的配合

注：1. 总分 100 分。

2. 重点项目：管路连接正确，否则扣 10 分。

3. 计时从评估患者起至整理用物止，完成时间为 8 分钟。

二、操作评分标准（表 3-28-2）

表 3-28-2 呼吸机的使用评分

单位：　　　　　　　姓名：　　　　　　　成绩：

项目	总分	操作要点	评分等级 A	B	C
仪表	5	仪表端庄，衣帽整洁	5	3	1
操作前准备	15	洗手，戴口罩	2	1	0
		检查用物是否齐全	4	3	1
		查对患者，向患者解释使用呼吸机的目的，消除其紧张感	5	3	1
		签知情同意书	4	3	1
操作过程	60	湿化罐正确安装在湿化器上	5	3	1
		将管路与呼吸机正确连接	5	1	0
		将湿化液（灭菌注射用水）与湿化罐管路正确连接	5	2	1
		正确连接氧源，气源，打开电源	10	6	4
		开机自检，设置治疗参数	10	6	4
		连接膜肺，检查通气情况	5	4	2
		将呼吸机延长管与患者正确连接	10	3	1
		管路无牵拉	10	6	4
操作后	10	观察患者生命体征，交代注意事项，洗手、摘口罩，记录呼吸机参数及患者生命体征	5	3	1
		操作在 8 分钟内完成	5	3	1
提问	10	选择其中 1 项： 1. 机械通气的临床目标 2. 机械通气患者呼吸机相关性肺炎集束化管理方案	10	5	0
总分	100	实际得分合计			

考核人员：　　　　　考核日期：　　年　　月　　日

理论提问

1. 机械通气的临床目标？

答：纠正低氧血症、纠正急性呼吸性酸中毒、缓解缺氧和二氧化碳潴留引起的呼吸窘迫、防止或改善肺不张、防止或改善呼吸肌疲劳、保证镇静剂和肌松剂的安全性、促进胸壁稳定。

2. 机械通气患者呼吸机相关性肺炎集束化管理方案？

答：①抬高床头。

②每日唤醒和评估患者能否脱机拔管。

③预防应激性溃疡。

④预防深静脉血栓。

三、教学分析

（一）基础知识分析

（1）机械通气的生理学作用：学习了解机械通气的生理学作用有助于学员掌握机械通气的临床目的及本操作的意义。

1）提供一定水平的分钟通气量以改善肺泡通气。

2）改善氧合指数。

3）提供吸气末压（平台压）和呼气末正压以增加吸气末肺容积和呼气末肺容积。

4）对气道阻力较高和肺顺应性较低者，机械通气可降低呼吸肌功能消耗，缓解呼吸肌疲劳。

（2）呼吸机的组成部分：学员需要掌握呼吸机的组成部分及管路连接方式，可以图片或实物的方式展示给学员（图 3-28-1）。

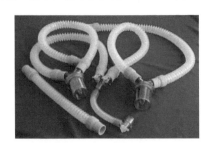

图 3-28-1 呼吸机管路

（二）重点难点分析

（1）管路连接方法是此项操作的重点内容（图 3-28-2），可以现场实操的方式向学员进行示范、讲解，同时让学员进行操作练习，对不正确的地方加以指导。

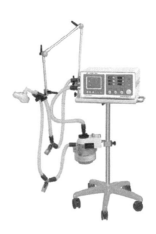

图 3-28-2 呼吸机管路连接

（2）呼吸机的基本模式是此项操作的难点内容：①辅助 / 控制通气：辅助通气是指在自主吸气用力时提供通气辅助，患者开始自主吸气时，呼吸回路中的压力或流速发生变化，当达到触发阈值时呼吸机即按预设潮气量、吸气流速、吸呼时间比将气体输送给患者，呼吸频率由患者决定，并由患者触发机械通气，潮气量由呼吸机决定。控制通气是指由呼吸机完全代替患者的自主呼吸，患者的呼吸频率、潮气量、吸呼时间比和吸气流速及波形完全由呼吸机控制和实施，送气停止后，靠患者自身胸廓和肺的弹性回缩力将气体排出体外。②同步间歇指令通气：了解同步间歇指令之前先介绍下间歇指令通气，是指呼吸机以预设的频率向患者输送预设潮气量，在两次机械通气的周期之间允许患者自主呼吸。由于患者的自主呼吸和呼吸机指令通气不同步时可出现人机对抗，设计者又对其送气方式设计进行修改，使呼吸机与患者的自主呼吸同步，这就是同步间歇指令通气。③持续气道正压通气：是指在自主呼吸条件下，整个呼吸周期气道均保持正压，整个通气过程由患者自主呼吸完成，患者通过按需活瓣或持续高流量系统来实现持续气道正压。

第二十九节　多导睡眠监测仪的使用

一、操作流程（表 3-29-1）

表 3-29-1　多导睡眠监测仪的使用操作流程

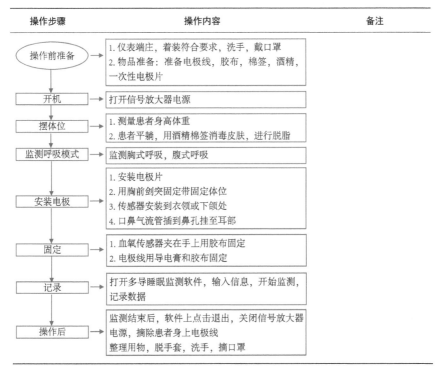

操作步骤	操作内容	备注
操作前准备	1.仪表端庄，着装符合要求，洗手，戴口罩 2.物品准备：准备电极线，胶布，棉签，酒精，一次性电极片	
开机	打开信号放大器电源	
摆体位	1.测量患者身高体重 2.患者平躺，用酒精棉签消毒皮肤，进行脱脂	
监测呼吸模式	监测胸式呼吸，腹式呼吸	
安装电极	1.安装电极片 2.用胸前剑突固定带固定体位 3.传感器安装到衣领或下颌处 4.口鼻气流管插到鼻孔挂至耳部	
固定	1.血氧传感器夹在手上用胶布固定 2.电极线用导电膏和胶布固定	
记录	打开多导睡眠监测软件，输入信息，开始监测，记录数据	
操作后	监测结束后，软件上点击退出，关闭信号放大器电源，摘除患者身上电极线 整理用物，脱手套，洗手，摘口罩	

注：1.　总分 100 分。

2.　重点项目：如电极安装位置不正确或操作不成功，扣 10 分。

3.　计时从打开信号放大器电源起至整理用物止，完成时间为 8 分钟。

二、操作评分标准（表 3-29-2）

表 3-29-2　多导睡眠监测仪的使用评分

单位：		姓名：	成绩：			
项目	总分	操作要点	评分等级			
			A	B	C	
仪表	5	仪表端庄，衣帽整洁	5	3	1	
操作前准备	15	物品准备：电极线，胶布，棉签，酒精，一次性电极片	5	3	1	
		向患者解释	5	3	1	
		洗手符合要求，戴口罩	5	3	1	

(续表)

项目	总分	操作要点	评分等级		
			A	B	C
操作过程	60	打开信号放大器电源	5	3	1
		患者平躺，用酒精棉签消毒皮肤，进行脱脂	2	1	0
		监测胸式呼吸，腹式呼吸	3	2	1
		安装电极片	8	5	3
		用胸前剑突固定带固定体位	6	4	2
		传感器安装到衣领或下颌处	10	6	4
		口鼻气流管插到鼻孔挂至耳部	5	3	1
		血氧传感器夹在手上用胶布固定	2	1	0
		电极线用导电膏和胶布固定	10	6	4
		打开多导睡眠监测软件，输入信息，开始监测，记录数据	5	3	1
		软件上点击退出，关闭信号放大器电源，摘除患者身上电极线	4	3	1
操作后	10	洗手，取下口罩符合要求	5	3	1
		操作在8分钟内完成	5	3	1
提问	10	多导睡眠仪检查内容是什么	10	5	0
总分	100	实际得分合计			
考核人员：		考核日期： 年 月 日			

理论提问

多导睡眠仪检查内容是什么？

答：①睡眠情况：脑电图、眼电图、肌电图准确反映睡眠情况和分期。

②呼吸情况：鼻气流、胸部腹部运动和血氧反映是否发生睡眠呼吸暂停和睡眠过程中缺氧的时间和程度。

③心脏情况：了解整个睡眠过程中心率及心电图波形的改变，分析各种心律失常及其他异常波形和呼吸暂停的关系。

三、教学分析

（一）基础知识分析

（1）多导睡眠监测：是通过夜间连续的呼吸、动脉血氧饱和度、脑电图、心电图、心率等指标的监测，了解受检测者有无呼吸暂停、暂停的次数、暂停的时间、发生暂停时最低动脉血氧值及对身体健康影响的程度，是国际公认的诊断睡眠呼吸暂停低通气综合征的金标准。应用多导睡眠监测仪是最常用的睡眠监测手段（图3-29-1）。

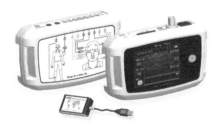

图3-29-1 多导睡眠监测仪

（2）呼吸紊乱指数（AHI 或 RDI）是指平均每小时睡眠中，呼吸暂停＋低通气次数。

1）呼吸暂停（Apnea）指口鼻气流完全停止大于等于10秒（气道可能阻塞100%）。

2）低通气（Hypopnea）指气流下降大于或等于50%，持续10秒以上，并伴有不少3%的血氧饱和度（SaO_2）下降或微觉醒（气道大概阻塞50%）。

（二）重点难点分析

（1）正确安装电极是此操作的重点内容，电极安置良好是监测到清晰信号的重要保障。可以现场实操的方式向学员进行示范、讲解，同时让学员进行练习，对不正确的地方加以指导。

（2）了解多导睡眠监测的内容并对根据监测结果进行病情分析是此项操作的难点。监测主要由三方面组成：

1）睡眠情况：通过记录脑电图、眼电图、肌电图，准确反映睡眠状况和分期。

◆ 脑电图：需区分睡眠与觉醒，睡眠各个分期及其各期所占比例。

◆ 眼电图：根据眼球是否运动，区分快速动眼睡眠及非快速动眼睡眠。

◆ 肌电图：记录下颌部位的肌肉活动产生的电活动，辅助区分快速动眼睡眠及非快速动眼睡眠。

2）呼吸情况：①鼻气流：多用对温度敏感的热敏电阻感知呼出气及吸入

气的温差变化，以了解气流的有或无，判断是否发生了睡眠呼吸暂停。②胸部及腹部运动：通过胸腹带中的电阻或其他导电物质感受胸腹部活动的存在或消失，来区分中枢或阻塞性睡眠呼吸暂停。③血氧测定：通过夹在手指上的传感器持续不断地采集血氧饱和度信息可以了解整个睡眠过程中缺氧的时间和程度，对判断睡眠呼吸暂停综合征病情的轻重、评估治疗效果很有帮助。

3）心脏情况：通过心电图了解整个睡眠过程中心率及心电图波形的改变，分析各种心律失常及其他异常波形和呼吸暂停的关系，评估治疗效果。

第三十节 体外膜肺氧合技术

一、操作流程（表 3-30-1）

表 3-30-1 体外膜肺氧合技术操作流程

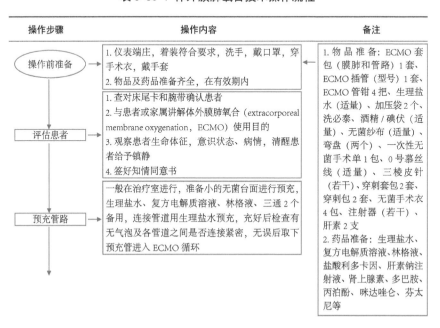

（续表）

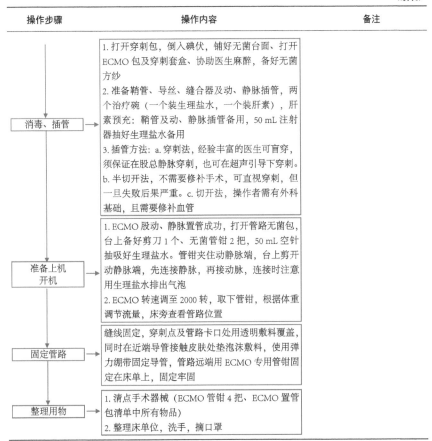

操作步骤	操作内容	备注
消毒、插管	1.打开穿刺包，倒入碘伏，铺好无菌台面、打开 ECMO 包及穿刺套盒、协助医生麻醉，备好无菌方纱 2. 准备鞘管、导丝、缝合器及动、静脉插管，两个治疗碗（一个装生理盐水，一个装肝素），肝素预充：鞘管及动、静脉插管备用，50 mL 注射器抽好生理盐水备用 3. 插管方法：a. 穿刺法，经验丰富的医生可盲穿，须保证在股总静脉穿刺，也可在超声引导下穿刺。b. 半切开法，不需要修补手术，可直视穿刺，但一旦失败后果严重。c. 切开法，操作者需有外科基础，且需要修补血管	
准备上机开机	1.ECMO 股动、静脉置管成功，打开管路无菌包，台上备好剪刀1个、无菌管钳2把，50 mL 空针抽吸好生理盐水。管钳夹住动静脉端，台上剪开动静脉端，先连接静脉，再接动脉，连接时注意用生理盐水排出气泡 2. ECMO 转速调至 2000 转，取下管钳，根据体重调节流量，床旁查看管路位置	
固定管路	缝线固定，穿刺点及管路卡口处用透明敷料覆盖，同时在近端导管接触皮肤处垫泡沫敷料，使用弹力绷带固定导管，管路远端用 ECMO 专用管钳固定在床单上，固定牢固	
整理用物	1. 清点手术器械（ECMO 管钳4把、ECMO 置管包清单中所有物品） 2. 整理床单位，洗手，摘口罩	

注：1. 总分 100 分。

　2. 重点项目：如无菌操作错误扣 20 分。

　3. 整个操作过程应有专人观察患者生命体征变化。

　4. 计时从预充管路起至整理用物止，完成时间为 20 分钟。

二、操作评分标准（表 3-30-2）

表 3-30-2 体外膜肺氧合技术操作评分

单位：		姓名：	成绩：			
项目	总分	操作要点		评分等级		
				A	B	C
仪表	5	仪表端庄，衣帽整洁，洗手，戴口罩，穿手术衣，戴手套		5	3	1
操作前准备	15	检查用物齐全		5	3	1
		查对患者，向患者或家属讲解 ECMO 使用目的		4	3	1
		查看患者生命体征及意识		2	1	0
		签知情同意书		4	3	1

（续表）

项目	总分	操作要点	评分等级		
			A	B	C
操作过程	60	无菌区域预充 ECMO 管路，检查各管道之间紧密连接	5	3	1
		备皮、消毒术区皮肤操作正确	2	1	0
		覆盖无菌洞巾并固定	3	2	1
		打开 ECMO 包及穿刺套盒方法正确	8	5	3
		协助医生麻醉操作熟练	6	4	2
		置管方法正确	10	6	4
		准备上机手法熟练	5	3	1
		及时开机	10	6	4
		观察患者生命体征变化	2	1	0
		穿刺点消毒及固定正确	5	3	1
		管路固定牢固	4	3	1
操作后	10	清点手术器械，整理用物，洗手，摘口罩	5	3	1
		操作在 20 分钟内完成	5	3	1
提问	10	选择其中 1 项： 1.ECMO 工作原理是什么 2.ECMO 适应证有哪些	10	5	0
总分	100	实际得分合计			
考核人员：		考核日期： 年 月 日			

理论提问

1. ECMO 工作原理是什么？

答：通过手术操作将连接 ECMO 机器的血管插管，经胸部、颈部或腹股沟切口插入大血管，将身体中的静脉血引出，经人工肺进行气体交换后由血泵输回患者的动脉或静脉系统。人工肺起到人体肺的作用，血泵起到人体心脏的作用。

2. ECMO 适应证有哪些？

答：①循环支持：急性心肌炎、急性心梗导致的心源性休克和心脏术后的心源性休克，安装心室辅助、人工心脏和心脏移植前的过渡。

②呼吸支持：成人呼吸窘迫综合征，新生儿肺疾病。

③替代体外循环：肺移植、神经外科、供体脏器支持、急性肺栓塞。

三、教学分析

（一）基础知识分析

（1）什么是 ECMO 技术？

1）ECMO 是一种持续体外生命支持手段，将体内的静脉血引出体外，经过特殊材质人工心、肺旁路氧合后注入患者动脉或静脉系统，起到心肺辅助的作用。

2）通过体外设备较长时间全部或部分代替心、肺功能，使心、肺得以充分休息，以争取心、肺病变治愈及功能恢复的时间。

（2）ECMO基本结构：主要包括血管内插管、连接管、驱动泵（人工心脏）、氧合器（人工肺）、空气混合器、变温水箱、监测系统等部分。学员需要熟悉物品的准备及名称、功能和使用方法，可以图片或实物的方式展示给学员（图3-30-1）。

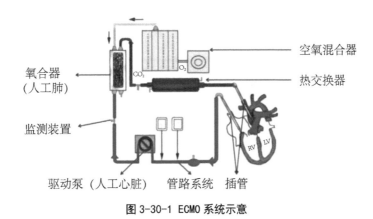

图 3-30-1 ECMO 系统示意

（3）ECMO支持类型的选择

1）VV-ECMO：适用于肺功能损伤，对心脏无支持作用（图3-30-2）。

2）VA-ECMO：对心、肺同时进行支持（图3-30-3）。

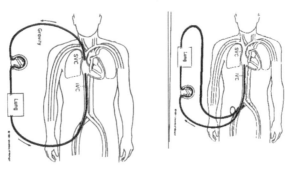

图 3-30-2 VV-ECMO　　　　图 3-30-3 VA-ECMO

（二）重点难点分析

（1）ECMO运行期间管路及检测是重点内容，可以现场实操的方式向学员进行示范、讲解，同时让学员进行操作练习，对不正确的地方加以指导。

1）管路的安全是管理的重中之重，避免脱管、反折，避免管路进入空气：①颈内静脉置管 / 股静脉置管，配合医师置管时用 0 号慕丝线缝合两个部位（穿刺点处、管路卡口处）透明敷料覆盖，同时在近端导管接触皮肤处垫以泡沫敷料，使用弹力绷带或寸带绕头固定导管于耳缘上方。通过股静脉置管者，在大腿近端膝盖上方处绕腿固定。管道远端应用 ECMO 专用管钳固定在床单上。②保持 ECMO 管路整理摆放有序，固定牢靠，更换体位时需要多人保护管路，必要时给予患者适度镇静和保护性约束，同时固定好泵和膜肺，使膜肺位置低于患者穿刺处，以利于重力引流。

2）密切观察和监测：①观察下肢的皮肤颜色、温度及足背动脉情况；血泵的转速和流量的变化。②检查管路中是否有空气或者血栓的形成，可用强光手电筒检查膜肺内有无血栓的形成，颜色比其他地方深暗说明有血栓，如果发现血栓要及时报告，并且每班交接血栓的大小。③血气分析的监测和抗凝的监测，活化凝血时间（ACT）维持在 160～180 秒，监测活化部分凝血活酶时间（APTT）维持在 50～70 秒。

（2）ECMO 过程中的常见并发症和预防措施是难点内容。

1）出血：①观察患者意识瞳孔变化，防止颅内出血，观察穿刺点、口腔黏膜出血点等。②各种引流量、尿液、粪便、胃液颜色及性状，警惕消化道出血。③尽量减少肌内、皮下注射，以动脉管路采血。④注意保护黏膜，减少气道及鼻腔吸引。⑤准确记录出血量，根据化验成分进行输血。

2）感染：①保持 ICU 环境清洁，控制入室人员。②加强气道湿化，保证呼吸道通畅，呼吸机管路及时更换。③置管时、置管后严格手卫生，无菌技术操作规程。④置管处敷料定时更换，有污染时随时更换。⑤及时利用胃肠功能，预防细菌移位。

3）空气栓塞：①ECMO 运行期间严格检查各个接头。②膜肺一般低于患者放置，不能堵塞膜肺的排气口，气流流量不能过大。③不得在 ECMO 管道中加药、抽血，全程防止管路松动、脱出和反折。④严密观察 ECMO 各个参数并记录。

第三十一节 肺动脉压监测技术

一、操作流程（表 3-31-1）

表 3-31-1 肺动脉压监测技术操作流程

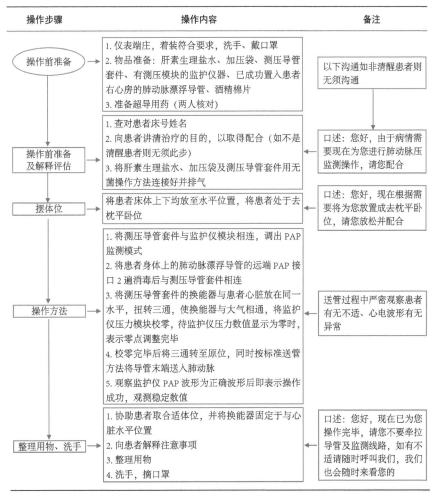

操作步骤	操作内容	备注
操作前准备	1.仪表端庄，着装符合要求，洗手、戴口罩 2.物品准备：肝素生理盐水、加压袋、测压导管套件、有测压模块的监护仪器、已成功置入患者右心房的肺动脉漂浮导管、酒精棉片 3.准备超导用药（两人核对）	以下沟通如非清醒患者则无须沟通
操作前准备及解释评估	1.查对患者床号姓名 2.向患者讲清治疗的目的，以取得配合（如不是清醒患者则无须此步） 3.将肝素生理盐水、加压袋及测压导管套件用无菌操作方法连接好并排气	口述：您好，由于病情需要现在为您进行肺动脉压监测操作，请您配合
摆体位	将患者床体上下均放至水平位置，将患者处于去枕平卧位	口述：您好，现在根据需要为您放置成去枕平卧位，请您放松并配合
操作方法	1.将测压导管套件与监护仪模块相连，调出 PAP 监测模式 2.将患者身体上的肺动脉漂浮导管的远端 PAP 接口 2 遍消毒后与测压导管套件相连 3.将测压导管套件的换能器与患者心脏放在同一水平，扭转三通，使换能器与大气相通，将监护仪压力模块校零，待监护仪压力数值显示为零时，表示零点调整完毕 4.校零完毕后将三通转至原位，同时按标准送管方法将导管末端送入肺动脉 5.观察监护仪 PAP 波形为正确波形后即表示操作成功，观测稳定数值	送管过程中严密观察患者有无不适、心电波形有无异常
整理用物、洗手	1.协助患者取合适体位，并将换能器固定于与心脏水平位置 2.向患者解释注意事项 3.整理用物 4.洗手，摘口罩	口述：您好，现在已为您操作完毕，请您不要牵拉导管及监测线路，如有不适请随时呼叫我们，我们也会随时来看您的

注：1.总分 100 分。

2.重点项目：如送管方法不正确或监测方法错误，扣 20 分。

二、操作评分标准（表 3-31-2）

表 3-31-2 肺动脉压监测技术操作评分

单位：		姓名：	成绩：		
项目	总分	操作要点	评分等级		
			A	B	C
仪表	5	仪表端庄，衣帽整洁	5	3	1
操作前准备	15	物品准备齐全	4	2	1
		解释得当，与患者语言沟通文明，态度好	3	2	1
		测压导管套件连接正确	5	3	1
		洗手符合要求，戴口罩	3	2	1
操作过程	60	体位摆放正确	5	3	1
		测压套件与监护仪连接正确	2	1	0
		与患者解释沟通到位	3	2	1
		测压套件与漂浮导管连接正确	8	5	3
		消毒正确	6	4	2
		送管方法正确	10	6	4
		送管过程中观察波形变化	6	3	1
		调用监护模式正确	2	1	0
		校零方法正确	10	6	4
		判断导管位置方法正确	5	3	1
		动作轻柔、操作熟练	3	2	1
操作后	10	洗手，整理用物符合要求，换能器固定正确	5	3	1
		向患者解释注意事项到位	5	3	1
提问	10	选择其中 1 项： 1. 标准送管过程中依次测得的压力分别是什么 2. 如何根据波形判断导管所处位置	10	5	0
总分	100	实际得分合计			
考核人员：		考核日期： 年 月 日			

理论提问

1. 标准送管过程中依次测得的压力分别是什么？

答：依次是右房压、右室压、肺动脉压、肺楔压（图 3-31-1）。

2. 如何根据波形判断导管所处位置？

答：右房压 0 ～ 8 mmHg，右室收缩压 20 ～ 30 mmHg、舒张压 0 ～ 8 mmHg，

肺动脉收缩压 20 ～ 30 mmHg、舒张压 8 ～ 15 mmHg，肺楔压 8 ～ 12 mmHg，波形如图 3-31-1 所示。

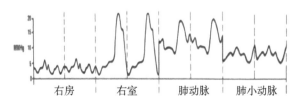

图 3-31-1　连续压力曲线

三、教学分析

（一）基础知识分析

（1）肺动脉漂浮导管（Swan-Ganz 导管）结构图及导管在心脏内各位置示意图（图 3-31-2）：学习了解导管结构和心脏解剖结构有助于理解本操作。

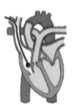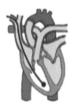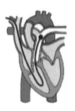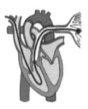

图 3-31-2　导管在心脏中位置示意

（2）标准送管方法：缓慢推送导管并观察患者心率及肺动脉波形，使漂浮导管以小距离快速进入心腔直至进入肺动脉。气囊充气，导管即进入肺动脉远端，气囊放气后，导管又迅速退回原肺动脉位置，证明位置良好。顺序依次为上腔静脉→右心房（15 ～ 20 cm），气囊充气→三尖瓣→右心室→肺动脉瓣→肺动脉→肺动脉分支，放瘪气囊→肺动脉。

（二）重点难点分析

（1）正确的操作方法和对监护压力波形的理解判断是此项操作的重点内容，可以现场操作的方式向学员进行示范、讲解，同时让学员操作练习，对不正确的地方加以指导。

（2）实物讲解加压袋、肝素、生理盐水和测压导管套件（图 3-31-3，图 3-31-4）。

（3）测压套件校零的标准理想位置：右心房中部水平线为理想的标准零点（图 3-31-5）。

仰卧位：第 4 肋间腋中线水平。

侧卧位：胸骨右缘第 4 肋间水平。

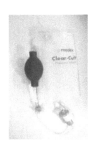 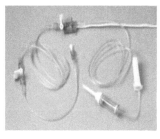 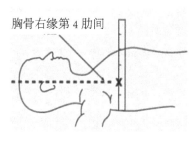

图 3-31-3 加压袋　　图 3-31-4 压力传感器　　图 3-31-5 测压示意

（4）根据压力波形判断导管在体内的不同位置（图 3-31-6）。

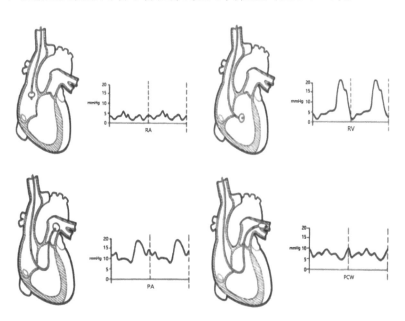

图 3-31-6 压力波形与导管在体内位置的关系

第三十二节 呼气末二氧化碳监测技术

一、操作流程（表 3-32-1）

表 3-32-1 呼气末二氧化碳监测技术操作流程

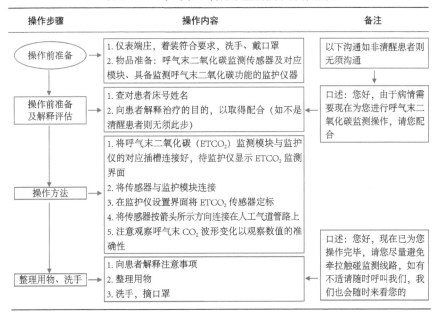

操作步骤	操作内容	备注
操作前准备	1. 仪表端庄，着装符合要求，洗手、戴口罩 2. 物品准备：呼气末二氧化碳监测传感器及对应模块、具备监测呼气末二氧化碳功能的监护仪器	以下沟通如非清醒患者则无须沟通
操作前准备及解释评估	1. 查对患者床号姓名 2. 向患者解释治疗的目的，以取得配合（如不是清醒患者则无须此步）	口述：您好，由于病情需要现在为您进行呼气末二氧化碳监测操作，请您配合
操作方法	1. 将呼气末二氧化碳（$ETCO_2$）监测模块与监护仪的对应插槽连接好，待监护仪显示 $ETCO_2$ 监测界面 2. 将传感器与监护模块连接 3. 在监护仪设置界面将 $ETCO_2$ 传感器定标 4. 将传感器按箭头所示方向连接在人工气道管路上 5. 注意观察呼气末 CO_2 波形变化以观察数值的准确性	
整理用物、洗手	1. 向患者解释注意事项 2. 整理用物 3. 洗手，摘口罩	口述：您好，现在已为您操作完毕，请您尽量避免牵拉触碰监测线路，如有不适请随时呼叫我们，我们也会随时来看您的

注：1. 总分100分。

　　2. 重点项目：如传感器连接不正确，扣20分。

二、操作评分标准（表 3-32-2）

表 3-32-2 呼气末二氧化碳监测技术操作评分

单位：		姓名：	成绩：			

项目	总分	操作要点	评分等级		
			A	B	C
仪表	5	仪表端庄，衣帽整洁	5	3	1
操作前准备	15	物品准备齐全	4	2	1
		解释得当，与患者语言沟通文明，态度好	3	2	1
		是否查对床号姓名	5	3	1
		洗手符合要求，戴口罩	3	2	1

(续表)

项目	总分	操作要点	评分等级		
			A	B	C
操作过程	60	爱伤观念强	5	3	1
		测压套件与监护仪连接正确	2	1	0
		与患者解释沟通到位	3	2	1
		监护仪设置正确	8	5	3
		模块与监护仪连接正确	6	4	2
		传感器与人工气道管路连接方法正确	10	6	4
		连接完成后观察波形变化	6	3	1
		调用监护模式正确	2	1	0
		传感器定标方法正确	10	6	4
		观察数值准确性	5	3	1
		动作轻柔、操作熟练	3	2	1
操作后	10	洗手，摘口罩，整理用物符合要求	5	3	1
		向患者解释注意事项到位	5	3	1
提问	10	传感器根据在气流中的位置不同主要分几种？分别是什么	10	5	0
总分	100	实际得分合计			
考核人员：		考核日期： 年 月 日			

理论提问

传感器根据在气流中的位置不同主要分几种？分别是什么？

答：主要分两种，分别是主流式和侧流式。

三、教学分析

（一）基础知识分析

（1）呼气末二氧化碳分压监测的常用方法和临床意义：临床常用的是红外线 CO_2 分析技术，即利用 CO_2 吸收红外线的特性，测量吸收前后红外线的强度变化，从而计算出 CO_2 浓度，反映患者的肺通气和肺血流情况。

（2）根据传感器在气流中的位置不同，常用取样方法有主流取样和侧孔取样两种。主流取样：是将传感器连接在患者的气道内，其优点是直接与气流接触，识别反应快，气道内分泌物或水蒸气对监测效果影响小，不丢失气体；其缺点为传感器重量较大，增加额外无效腔量（约 20 mL），不适用于未插气管导管的患者。侧孔取样：是经取样管自动在气道内持续吸出部分气体做测定，其优点是传感器并不直接连接在通气回路中，且不增加回路的无效腔量和部件的重量，适用于未插气管导管的患者，改装后的取样管经鼻腔仍可做出精确的测定；其缺点是识别反应稍慢，因水蒸气或气道内分泌物而影响取样，在行低流量麻醉或小儿麻醉时应注意补充因取样而丢失的气体量。目前大部分测量仪是采用侧孔取样法。

（二）重点难点分析

（1）正确的各组件连接方法是此项操作的重点内容，可以现场操作的方式向学员进行示范、讲解，同时让学员操作练习，对不正确的地方加以指导。

1）两种模块（图 3-32-1，图 3-32-2）。

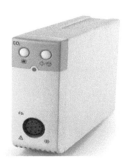 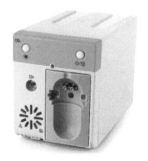

图 3-32-1 主流式模块　　　图 3-32-2 侧流式模块

2）主流式传感器的连接（图 3-32-3，图 3-32-4）。

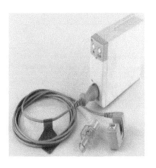 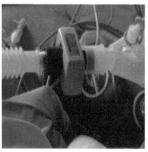

图 3-32-3 连接传感器　　　图 3-32-4 连接传感器

3）侧流式传感器的连接（图 3-32-5，图 3-32-6）。

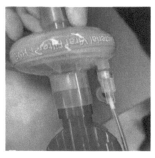 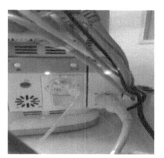

图 3-32-5 连接传感器　　　　图 3-32-6 连接传感器

（2）注意避免影响测量数值准确性的因素。

1）当通气或血流受影响时均会影响数值的准确性，故在开始监测时应取动脉血气分析以了解与 $PaCO_2$ 的关系。

2）避免呼吸机管路的漏气。

3）采样管路应保持干燥，尽量采用一次性采样管路。

4）及时清除储水罐内水分。

第三十三节 气管插管术的护理配合技术

一、操作流程（表 3-33-1）

表 3-33-1 气管插管术的护理配合技术操作流程

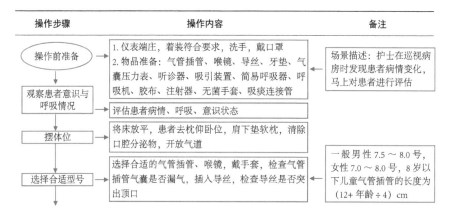

（续表）

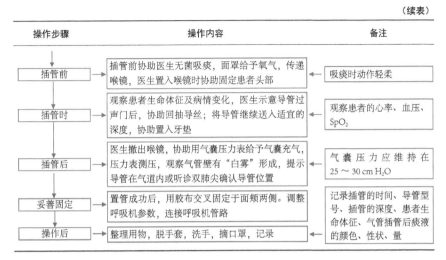

操作步骤	操作内容	备注
插管前	插管前协助医生无菌吸痰，面罩给予氧气，传递喉镜，医生置入喉镜时协助固定患者头部	吸痰时动作轻柔
插管时	观察患者生命体征及病情变化，医生示意导管过声门后，协助回抽导丝；将导管继续送入适宜的深度，协助置入牙垫	观察患者的心率、血压、SpO₂
插管后	医生撤出喉镜，协助用气囊压力表给予气囊充气，压力表测压，观察气管壁有"白雾"形成，提示导管在气道内或听诊双肺尖确认导管位置	气囊压力应维持在 $25 \sim 30$ cm H_2O
妥善固定	置管成功后，用胶布交叉固定于面颊两侧。调整呼吸机参数，连接呼吸机管路	记录插管的时间、导管型号、插管的深度、患者生命体征、气管插管后痰液的颜色、性状、量
操作后	整理用物，脱手套，洗手，摘口罩，记录	

注：1. 总分100分。

2. 重点项目：如气管插管配合方法不正确或操作不成功，扣20分。

3. 计时从病情判断起至整理用物止，完成时间为10分钟。

二、操作评分标准（表 3-33-2）

表 3-33-2 气管插管术的护理配合技术操作评分

单位：　　　　　　姓名：　　　　　　成绩：

项目	总分	操作要点	评分等级 A	B	C
仪表	5	仪表端庄，衣帽整洁	5	3	1
操作前准备	15	快速判断患者意识和呼吸	5	3	1
		及时通知医生	4	3	1
		准备气管插管包、喉镜	2	1	0
		洗手符合要求，戴口罩	4	3	1
操作过程	60	清理口腔及咽部分泌物	5	3	1
		将床放平，使患者头后仰	4	2	0
		选择合适的气管插管	3	2	1
		无菌吸痰	8	5	3
		观察患者的生命体征及病情变化	6	4	2
		回抽导丝，放置牙垫	10	6	4
		气囊充气	5	3	1
		测试方法正确	4	2	0
		导管固定	10	6	4
		连接呼吸机	5	3	1
操作后	10	洗手，记录，取下口罩符合要求	5	3	1
		操作在10分钟内完成	5	3	1
提问	10	选择其中1项： 1. 气管插管的型号选择及插入深度有哪些 2. 如何判断气管插管是否插入成功	10	5	0
总分	100	实际得分合计			
考核人员：		考核日期：　　年　　月　　日			

理论提问

1. 气管插管的型号选择及插入深度有哪些？

答：一般男性 7.5～8.0 号，女性 7.0～8.0 号，8 岁以下儿童气管插管的长度为（12+ 年龄 ÷4）cm；气管插管插入深度成年男性为 22～24 cm，女性为 20～22 cm，儿童为（年龄 ×2+12）cm。

2. 如何判断气管插管是否插入成功？

答：①吸气时管壁清亮，呼气时"水雾"样变化。

②人工通气时，可见双侧胸廓对称起伏，听诊双肺可听到肺泡呼吸音。

③压迫胸部时，导管口有气流。

④可见呼吸囊随呼吸而张缩。

⑤血氧饱和度的改变。

三、教学分析

（一）基础知识分析

（1）上呼吸道解剖结构：学习了解上呼吸道解剖结构是本操作的基础理论要求（图 3-33-1）。

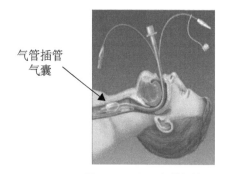

气管插管
气囊

图 3-33-1 经口气管插管示意

（2）气管插管术的分类及特点

1）经口气管插管：常规途径，较难耐受；使用较粗的管道，可提供更有效的通气。

2）经鼻气管插管：较易耐受，使用较细的管道，气道阻力较高；用于长期需要气管内置管，但又不适宜气管切开的患者。

（3）气管插管临床型号的选择：学员需要掌握气管插管型号的选择，可以图片或实物的方式展示给学员（图 3-33-2）。

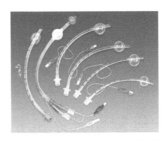

图 3-33-2　各种型号的气管插管

（4）基本原则：一般男性 7.5 ～ 8.0 号，女性 7.0 ～ 8.0 号，8 岁以下儿童气管插管的长度为（12+ 年龄 ÷4）cm；气管插管插入深度成年男性为 22 ～ 24 cm，女性为 20 ～ 22 cm，儿童为（年龄 ×2+12）cm。

（二）重点难点分析

（1）气管插管指征是本节的重点内容

1）患者自主呼吸突然停止，需紧急建立人工气道行机械呼吸和治疗者。

2）因严重低氧血症或高碳酸血症，或其他原因需要较长时间机械通气者。

3）不能自主清除呼吸道分泌物、胃内容物反流或出血，随时有误吸危险者。

4）下呼吸道分泌物过多或出血需反复吸引者。

5）存在上呼吸道损伤、狭窄、阻塞、气管食管瘘等影响通气者。

（2）气管插管术常见并发症的预防是本节的难点

1）机械性损伤：插管动作粗暴及喉镜操作不当，可导致牙齿脱落或损伤口腔内黏膜，因此操作过程中应动作轻柔，避免使用蛮力插管，如病情允许，可尽早拔管。

2）误入食道：充分暴露声门后再行置管，置管过程中观察患者是否存在呼吸困难、发绀、烦躁不安、血氧饱和度改变等情况。

3）心律失常：插管时导管会刺激会厌，反射性引起迷走神经及交感神经系统过度兴奋，进而出现心动过缓或心脏骤停，插管时严密检测心率、心律的变化，如有异常随时报告医生进行抢救。

4）导管堵塞：协助医生插管成功后，迅速将气管插管内的痰液吸出，以免痰液黏稠堵塞导管；遵医嘱给予雾化吸入，加强湿化，有痰液时及时吸出。

第三十四节 气管切开术的护理配合技术

一、操作流程（表 3-34-1）

表 3-34-1 气管切开术的护理配合技术操作流程

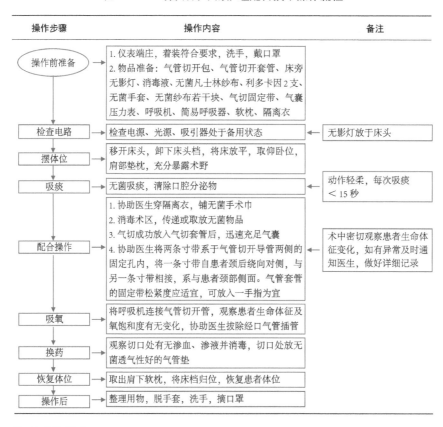

操作步骤	操作内容	备注
操作前准备	1. 仪表端庄，着装符合要求，洗手，戴口罩 2. 物品准备：气管切开包、气管切开套管、床旁无影灯、消毒液、无菌凡士林纱布、利多卡因 2 支、无菌手套、无菌纱布若干块、气切固定带、气囊压力表、呼吸机、简易呼吸器、软枕、隔离衣	
检查电路	检查电源、光源、吸引器处于备用状态	无影灯放于床头
摆体位	移开床头，卸下床头档，将床放平，取仰卧位，肩部垫枕，充分暴露术野	
吸痰	无菌吸痰，清除口腔分泌物	动作轻柔，每次吸痰 < 15 秒
配合操作	1. 协助医生穿隔离衣，铺无菌手术巾 2. 消毒术区，传递或取放无菌物品 3. 气切成功放入气切套管后，迅速充足气囊 4. 协助医生将两条寸带系于气管切开导管两侧的固定孔内，将一条寸带自患者颈后绕向对侧，与另一条寸带相接，系与患者颈部侧面。气管套管的固定带松紧度应适宜，可放入一手指为宜	术中密切观察患者生命体征变化，如有异常及时通知医生，做好详细记录
吸氧	将呼吸机连接气管切开管，观察患者生命体征及氧饱和度有无变化，协助医生拔除经口气管插管	
换药	观察切口处有无渗血、渗液并消毒，切口处放无菌透气性好的气管垫	
恢复体位	取出肩下软枕，将床档归位，恢复患者体位	
操作后	整理用物，脱手套，洗手，摘口罩	

注：1. 总分 100 分。

2. 重点项目：寸带固定方法不正确或操作不成功，扣 20 分。

3. 计时从病情判断起至整理用物止，完成时间为 15 分钟。

二、操作评分标准（表 3-34-2）

表 3-34-2 气管切开术的护理配合技术操作评分

单位：		姓名：	成绩：		
项目	总分	操作要点	评分等级		
			A	B	C
仪表	5	仪表端庄，衣帽整洁	5	3	1
操作前准备	15	用物准备齐全	5	3	1
		病房环境整洁、安静、舒适	2	1	0
		检查各个装置处于备用状态	4	3	0
		洗手符合要求，戴口罩	4	3	1
操作过程	60	移开床头桌，卸下床头	2	1	0
		床放平，取仰卧位，肩部垫枕，充分暴露术野	2	1	0
		无菌吸痰，清理口腔及咽部分泌物	5	3	1
		无菌操作传递物品	8	5	3
		观察生命体征及血氧饱和度的变化	7	4	2
		充足气囊	6	4	2
		正确固定寸带	10	6	4
		正确连接呼吸机	5	3	1
		切口处换药	10	5	0
		恢复体位	5	3	1
操作后	10	洗手，取下口罩符合要求	5	3	1
		操作在 15 分钟内完成	5	3	1
提问	10	怎样固定气切套管	10	5	0
总分	100	实际得分合计			
考核人员：		考核日期： 年 月 日			

理论提问

怎样固定气切套管？

答：协助医生将两条寸带系于气管切开导管两侧的固定孔内，将一侧寸带自患者颈后绕向对侧，与另一条寸带相接，系与患者颈部侧面（系死结），剪掉多余的部分。气管套管的固定带松紧度应适宜，以可放入一手指为宜。

三、教学分析

（一）基础知识分析

（1）气管切开解剖结构：学习了解气管切开解剖结构是本操作的基础理论要求（图 3-34-1）。

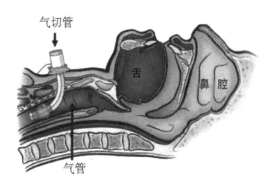

图 3-34-1 气管切开示意

（2）气管切开术的定义：是抢救危重患者的常用手术，系切开颈段气管，放入气管导管。其目的是解除喉源性呼吸困难、呼吸功能失常或下呼吸道分泌物潴留。

（3）气管切开套管的种类

1）气囊式套管：①普通套管。②可吸痰式气切套管：气囊上方有侧孔。③可调式气切套管：可通过固定翼调整导管进入气管的长度。④附内管的气切套管：更换内管以避免套管阻塞。⑤带孔式气切套管：导管弯曲处有五个小孔，可让气流通过喉部、口咽、鼻咽，可协助拔管，或配合发音训练发音。

2）无气囊气切套管：用于不需要呼吸机或不再有吸入性肺炎的患者。可配合内套管使用。

（二）重点难点分析

（1）气切套管的固定是此项操作重点内容，可以现场实操的方式向学员进行示范、讲解，同时让学员进行操作练习，对不正确的地方加以指导。

（2）固定方法：备好两条置于橡胶管内的寸带，协助医生将两条寸带系于气管切开导管两侧的固定孔内，将一条寸带自患者颈后绕向对侧，与另一条寸带相接，系与患者颈部侧面（系死结），剪掉多余的部分。

（3）气管切开术后并发症的预防是本节的难点

1）出血：①术后早期易出现切口处出血，早期应严密观察切口处有无出血倾向。②选择合适的气管套管，患者烦躁时，适当给予镇静，以防气管套管旋转损伤气管壁及血管。③采用正确的吸痰方式，动作轻柔，避免损伤患者气道黏膜。④一旦发生大出血，及时报告医生，协助医生立即进行气管切开或局部压迫止血。

2）导管意外脱出：导管意外脱出是非常紧急而严重的情况，如不能及时处理可发生窒息，致呼吸停止。术后 7 日内窦道尚未形成，导管意外脱出时立即通知耳鼻喉科医生处理，不可擅自插入。

3）皮下气肿：术中筋膜或软组织剥离过多、气管切开过大及伤口缝合太紧等，患者剧烈咳嗽导致胸腔压力过高等均可出现皮下气肿。护士应加强观察颈部皮肤是否有变粗的倾向，听诊有捻发音或小爆破音，如有异常及时报告医生，及早处理，以免影响呼吸和循环。

4）气管内套管堵塞：患者呼吸道分泌物过多、黏稠，气道湿化不到位，内套管清洗不彻底都可引起内套管堵塞。吸痰时动作轻柔，痰液黏稠时给予注水吸痰，尽可能地洗净痰液；加强气道的湿化，定时给予雾化吸入，保持呼吸道通畅；定时清洗内套管，用 75% 酒精浸泡消毒，并用灭菌注射用水冲洗干净及时插入，分泌物较多时，应随时清洗。

第三十五节 纤维支气管镜的护理配合技术

一、操作流程（表 3-35-1）

表 3-35-1 纤维支气管镜的护理配合技术操作流程

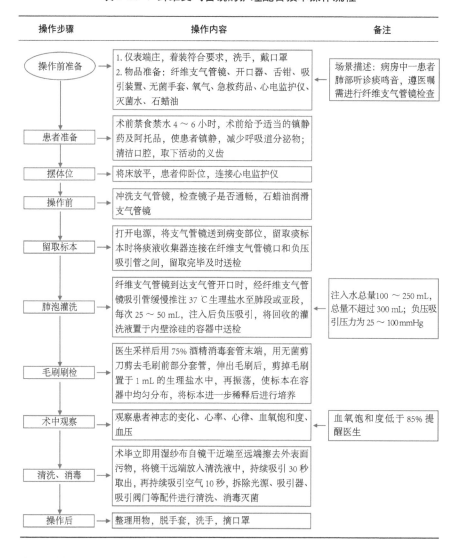

操作步骤	操作内容	备注
操作前准备	1. 仪表端庄，着装符合要求，洗手，戴口罩 2. 物品准备：纤维支气管镜、开口器、舌钳、吸引装置、无菌手套、氧气、急救药品、心电监护仪、灭菌水、石蜡油	场景描述：病房中一患者肺部听诊痰鸣音，遵医嘱需进行纤维支气管镜检查
患者准备	术前禁食禁水 4～6 小时，术前给予适当的镇静药及阿托品，使患者镇静，减少呼吸道分泌物；清洁口腔，取下活动的义齿	
摆体位	将床放平，患者仰卧位，连接心电监护仪	
操作前	冲洗支气管镜，检查镜子是否通畅，石蜡油润滑支气管镜	
留取标本	打开电源，将支气管镜送到病变部位，留取痰标本时将痰液收集器连接在纤维支气管镜口和负压吸引管之间，留取完毕及时送检	
肺泡灌洗	纤维支气管镜到达支气管开口时，经纤维支气管镜吸引管缓慢推注 37℃生理盐水至肺段或亚段，每次 25～50 mL，注入后负压吸引，将回收的灌洗液置于内壁涂硅的容器中送检	注入水总量100～250 mL，总量不超过 300 mL；负压吸引压力为25～100 mmHg
毛刷刷检	医生采样后用 75% 酒精消毒套管末端，用无菌剪刀剪去毛刷前部分套管，伸出毛刷后，剪掉毛刷置于 1 mL 的生理盐水中，再振荡，使标本在容器中均匀分布，将标本进一步稀释后进行培养	
术中观察	观察患者神志的变化、心率、心律、血氧饱和度、血压	血氧饱和度低于 85% 提醒医生
清洗、消毒	术毕立即用湿纱布自镜干近端至远端擦去外表面污物，将镜干远端放入清洗液中，持续吸引 30 秒取出，再持续吸引空气 10 秒，拆除光源、吸引器、吸引阀门等配件进行清洗、消毒灭菌	
操作后	整理用物，脱手套，洗手，摘口罩	

注：1. 总分 100 分。

2. 重点项目：术中配合方法不正确或操作不成功，扣 20 分。

3. 计时从病情判断起至整理用物止，完成时间为 15 分钟。

二、操作评分标准（表 3-35-2）

表 3-35-2 纤维支气管镜的护理配合技术操作评分

单位：		姓名：		成绩：		
项目	总分	操作要点	评分等级			
			A	B	C	
仪表	5	仪表端庄，衣帽整洁	5	3	1	
操作前准备	15	用物准备齐全	5	3	1	
		患者准备完成	5	3	1	
		洗手符合要求，戴口罩，戴手套	5	3	1	
操作过程	60	将床放平，患者仰卧位	5	3	1	
		连接心电监护仪	7	3	0	
		清除口腔分泌物	5	2	0	
		冲洗支气管镜，检查镜子是否通畅	8	2	1	
		石蜡油润滑支气管镜	5	3	2	
		打开电源，正确留取标本	3	2	1	
		肺泡灌洗方法正确	4	3	2	
		毛刷刷检留取标本方法正确	3	2	1	
		操作过程中观察患者病情	10	6	4	
		支气管镜清洗、消毒灭菌	10	3	1	
操作后	10	洗手，取下口罩符合要求	5	3	1	
		操作在15分钟内完成	5	3	1	
提问	10	选择其中1项： 1.支气管的组成及特点 2.纤维支气管镜怎样清洗	10	5	0	
总分	100	实际得分合计				
考核人员：		考核日期：　　年　　月　　日				

理论提问

1. 支气管的组成及特点？

答：支气管是由气管分出的一级支气管，即左、右主支气管。左主支气管细而长，平均长 4～5 cm，走行较倾斜，经左肺门入左肺；右主支气管粗而短，平均长 2～3 cm，走行较陡直，经右肺门入右肺。

2. 纤维支气管镜怎样清洗？

答：术毕立即用湿纱布自镜干近端至远端擦去外表面污物，将镜干远端放入清洗液中，持续吸引 30 秒取出，再持续吸引空气 10 秒，拆除光源、吸引器、吸引阀门等配件进行清洗。

三、教学分析

（一）基础知识分析

（1）支气管解剖结构：学习了解支气管解剖结构是本操作的基础理论要求。

（2）纤维支气管镜结构：学习认识气管镜各个部位的名称是本项操作的基础。包括目镜部、操作部、插入部、前端部、导光软管、导光连接部（图 3-35-1）。

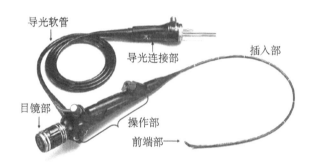

图 3-35-1 纤维支气管镜构造

（二）重点难点分析

（1）纤维支气管镜的清洗是此项操作重点内容，可以现场实操的方式向学员进行示范、讲解，同时让学员进行操作练习，对不正确的地方加以指导。

（2）纤维支气管镜检查常见的并发症及预防措施：

1）麻醉药物过敏：使用药物表面麻醉前应询问患者有无麻醉药过敏史，可先向患者鼻腔或咽部用药后观察 2 ~ 3 分钟，如无过敏反应再继续麻醉。

2）出血：术前完善患者血常规、凝血功能、生化分析等检查。

3）低氧血症：应严格控制使用纤维支气管镜检查的适应证，对检查前血氧饱和度较低的患者，应尽可能缩短检查时间，做好心电监护，期间给予吸氧。

4）吸入性肺炎：检查后 2 个小时内，因局部麻醉药药效未退，应避免进食饮水，以免造成呛咳。

第三十六节 全肺灌洗检查的护理配合技术

一、操作流程（表 3-36-1）

表 3-36-1 全肺灌洗检查的护理配合技术操作流程

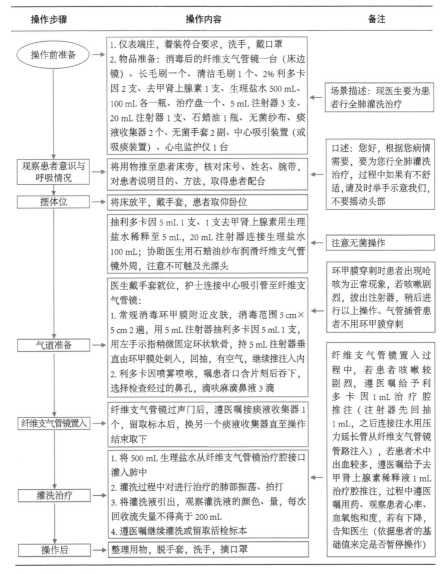

操作步骤	操作内容	备注
操作前准备	1. 仪表端庄，着装符合要求，洗手，戴口罩 2. 物品准备：消毒后的纤维支气管镜一台（床边镜）、长毛刷一个、清洁毛刷 1 个、2% 利多卡因 2 支、去甲肾上腺素 1 支、生理盐水 500 mL、100 mL 各一瓶、治疗盘一个、5 mL 注射器 3 支、20 mL 注射器 1 支、石蜡油 1 瓶、无菌纱布、痰液收集器 2 个、无菌手套 2 副、中心吸引装置（或吸痰装置）、心电监护仪 1 台	场景描述：现医生要为患者行全肺灌洗治疗
观察患者意识与呼吸情况	将用物推至患者床旁，核对床号、姓名、腕带，对患者说明目的、方法，取得患者配合	口述：您好，根据您病情需要，要为您行全肺灌洗治疗，过程中如果有不舒适，请及时举手示意我们，不要摇动头部
摆体位	将床放平，戴手套，患者取仰卧位	
	抽利多卡因 5 mL 1 支、1 支去甲肾上腺素用生理盐水稀释至 5 mL，20 mL 注射器连接生理盐水 100 mL；协助医生用石蜡油纱布润滑纤维支气管镜外周，注意不可触及光源头	注意无菌操作
气道准备	医生戴手套就位，护士连接中心吸引管至纤维支气管镜： 1. 常规消毒环甲膜附近皮肤，消毒范围 5 cm×5 cm 2 遍，用 5 mL 注射器抽利多卡因 5 mL 1 支，用左手示指稍微固定环状软骨，持 5 mL 注射器垂直由环甲膜处刺入，回抽，有空气，继续推注入内 2. 利多卡因喷雾喷喉，嘱患者口含片刻后吞下，选择检查经过的鼻孔，滴呋麻滴鼻液 3 滴	环甲膜穿刺时患者出现呛咳为正常现象，若咳嗽剧烈，拔出注射器，稍后进行以上操作。气管插管患者不用环甲膜穿刺
纤维支气管镜置入	纤维支气管镜过声门后，遵医嘱接痰液收集器 1 个，留取标本后，换另一个痰液收集器直至操作结束取下	纤维支气管镜置入过程中，若患者咳嗽较剧烈，遵医嘱给予利多卡因 1 mL 治疗腔推注（注射器先回抽 1 mL，之后连接注水用压力延长管从纤维支气管镜管路注入），若患者术中出血较多，遵医嘱给予去甲肾上腺素稀释液 1 mL 治疗腔推注，过程中遵医嘱用药、观察患者心率、血氧饱和度，若有下降，告知医生（依据患者的基础值来定是否暂停操作）
灌洗治疗	1. 将 500 mL 生理盐水从纤维支气管镜治疗腔接口灌入肺中 2. 灌洗过程中对进行治疗的肺部振荡、拍打 3. 将灌洗液引出，观察灌洗液的颜色、量，每次回收流失量不得高于 200 mL 4. 遵医嘱继续灌洗或留取活检标本	
操作后	整理用物，脱手套，洗手，摘口罩	

注：1. 总分 100 分。

2. 重点项目：如造成患者严重缺氧，扣 20 分。

3. 计时从病情判断起至整理用物止，完成时间为 20 分钟。

二、操作评分标准（表 3-36-2）

表 3-36-2 全肺灌洗检查的护理配合技术操作评分

单位：		姓名：	成绩：		
项目	总分	操作要点	评分等级		
			A	B	C
仪表	5	仪表端庄，衣帽整洁	5	3	1
操作前准备	15	快速判断患者意识和呼吸	5	3	1
		及时通知医生	4	3	1
		用物准备齐全	2	1	0
		洗手符合要求，戴口罩	4	3	1
操作过程	60	患者取仰卧位	5	3	1
		消毒人工气道接口或环甲膜	2	1	0
		穿刺、喷喉及滴鼻	8	5	3
		准备药品，润滑纤维支气管镜	3	2	1
		纤维支气管镜过声门后留取痰培养标本	6	4	2
		更换痰培养瓶	5	3	1
		操作中注意观察患者生命体征	10	6	4
		患者呛咳给予对应处理	6	3	1
		患者出血给予对应处理	6	3	1
		根据医生医嘱进行活检	5	3	1
		根据医生医嘱进行灌洗	4	3	1
操作后	10	洗手，取下口罩符合要求	5	3	1
		操作在 20 分钟内完成	5	3	1
提问	10	选择其中 1 项： 1. 患者剧烈呛咳如何处理 2. 全肺灌洗回收流失量不超过多少毫升	10	5	0
总分	100	实际得分合计			
考核人员：		考核日期： 年 月 日			

理论提问

1. **患者剧烈呛咳如何处理？**

答：遵医嘱予利多卡因经纤维支气管镜气道推入。

2. **全肺灌洗回收流失量不超过多少毫升？**

答：每次不可超过 200 mL。

三、教学分析

（一）基础知识分析

（1）纤维支气管镜的构造：学习了解纤维支气管镜的构造是理解此项操作的基础（图 3-36-1，图 3-36-2）。

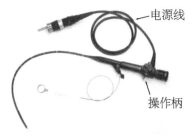

电源线

操作柄

图 3-36-1　纤维支气管镜构造

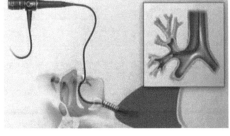

图 3-36-2　纤维支气管镜检查示意

（2）肺灌洗的定义：将双腔导管置于患者气管与支气管内，一侧肺纯氧通气，一侧肺灌洗液反复灌洗，直到灌洗液从浑浊变为澄清。肺灌洗的适应证：①肺泡蛋白沉积症等肺泡填充性疾病。②尘肺。③肺部多重耐药菌感染。④职业性哮喘等难治性肺过敏性疾病。⑤异物吸入，如煤油肺、柴油肺及吸入有害气体等所致的急性肺损伤。

（3）全肺灌洗检查的治疗过程：学员需要掌握灌洗负压的压力、灌洗液温度、每次灌洗量及回收流失量原则（图 3-36-3）。

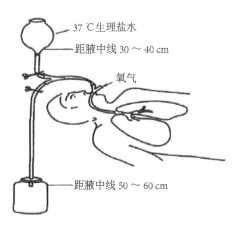

37 ℃生理盐水

距腋中线 30 ～ 40 cm

氧气

距腋中线 50 ～ 60 cm

图 3-36-3　肺灌洗示意

（二）重点难点分析

（1）灌洗和引流是此项操作重点内容，在灌洗过程中，要保证灌洗顺利，同时患者不能缺氧，如发生剧烈呛咳，应及时处理。

（2）无人工气道患者的局部麻醉：无人工气道的患者，要进行环甲膜穿刺和局部麻醉。

（3）灌洗过程中，注意观察回收流失量：每次灌洗的回收流失量不能超过200 mL。

（4）此操作的难点是灌洗过程中并发症的预防和处理：

1）出血：经纤维支气管镜推入去甲肾上腺素溶液，配置方法是 1 mg 去甲肾上腺素注射液加生理盐水配置 5 mL。

2）剧烈呛咳：经纤维支气管镜推入利多卡因注射液。

第三十七节 气道内支架置入技术

一、操作流程（表 3-37-1）

表 3-37-1 气道内支架置入技术操作流程

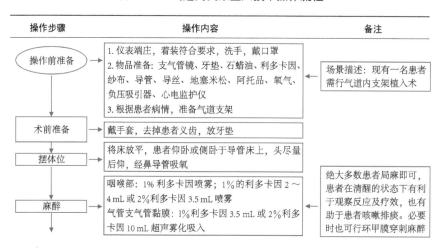

操作步骤	操作内容	备注
操作前准备	1.仪表端庄，着装符合要求，洗手，戴口罩 2.物品准备：支气管镜、牙垫、石蜡油、利多卡因、纱布、导管、导丝、地塞米松、阿托品、氧气、负压吸引器、心电监护仪 3.根据患者病情，准备气道支架	场景描述：现有一名患者需行气道内支架植入术
术前准备	戴手套，去掉患者义齿，放牙垫	
摆体位	将床放平，患者仰卧或侧卧于导管床上，头尽量后仰，经鼻导管吸氧	
麻醉	咽喉部：1% 利多卡因喷雾；1%的利多卡因 2～4 mL 或 2%利多卡因 3.5 mL 喷雾 气管支气管黏膜：1%利多卡因 3.5 mL 或 2%利多卡因 10 mL 超声雾化吸入	绝大多数患者局麻即可，患者在清醒的状态下有利于观察反应及疗效，也有助于患者咳嗽排痰。必要时也可行环甲膜穿刺麻醉

（续表）

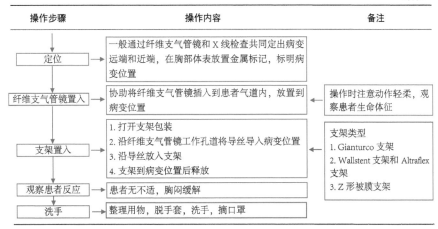

注：1. 总分100分。

2. 重点项目：如支架方法不正确或操作不成功，扣20分。

3. 计时从病情判断起至整理用物止，完成时间为15分钟。

二、操作评分标准（表3-37-2）

表3-37-2 气道内支架置入技术操作评分

单位：　　　　　　姓名：　　　　　　成绩：

项目	总分	操作要点	评分等级 A	B	C
仪表	5	仪表端庄，衣帽整洁	5	3	1
操作前准备	15	快速判断患者意识和呼吸	5	3	1
		向患者解释操作目的和注意事项	4	3	1
		用物准备齐全	2	1	0
		洗手符合要求，戴口罩	4	3	1
操作过程	60	检查患者口腔，去掉义齿，放牙垫	5	3	1
		摆操作体位	2	1	0
		经鼻导管吸氧	3	2	1
		麻醉准备	8	5	3
		配合医生进行定位	6	4	2
		配合医生置入支架	10	6	4
		动作轻柔	5	3	1
		出血的处理	2	1	0
		注意观察患者生命体征和主诉	10	6	4
		遵医嘱给予患者药物	5	3	1
		并发症的观察和处理	4	3	1
操作后	10	洗手，取下口罩符合要求	5	3	1
		操作在15分钟内完成	5	3	1
提问	10	气管支架术置入效果观察包括哪些	10	5	0
总分	100	实际得分合计			
考核人员：	考核日期：　　年　月　日				

理论提问

气管支架术置入效果观察包括哪些？

答：①呼吸困难症状缓解，唇部紫绀改善，痰液能够咳出，患者由烦躁转为平静。

②血气分析结果示血氧分压升高，二氧化碳分压下降，听诊肺部呼吸音增强，喘鸣音消失，肺功能检查有不同程度的改善。

③X线检查显示支架于24～48小时扩展到位。

④支架用于封闭支气管胸膜瘘时，平静呼吸时负压瓶内无气体逸出，咳嗽时有少量气体逸出。

⑤支架用于封闭气管食管瘘时，饮水时呛咳症状明显好转。

三、教学分析

（一）基础知识分析

（1）气道支架置入术的适应证和禁忌证。

1）适应证

◆ 气管、支气管内良、恶性肿瘤或外压性病变引起的气管、支气管狭窄。

◆ 外科手术后气管吻合口狭窄，气管切开后或长期留置金属气管套管后组织增生性狭窄，各种原因导致的气管软化症，气管物理化学性损伤后、放疗后狭窄，炎症或结核性狭窄等。

◆ 各种原因造成的气管、主支气管瘘，以及某些部位的肺叶或肺段支气管胸膜瘘等。

2）禁忌证

◆ 气管出血。

◆ 严重的凝血功能障碍。

◆ 心肺功能严重损害者。

◆ 肿瘤累及声门引起声门及声门下狭窄、支架规格与病灶情况不符等应为相对禁忌证。

（2）气道狭窄的病理生理改变：学员需要掌握气道狭窄的病理生理改变，

将以图片的方式展示给学员（图 3-37-1）。

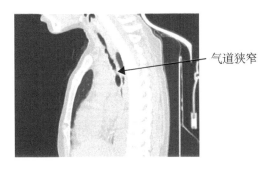

气道狭窄

图 3-37-1 气道狭窄示意

（3）不同的支架，其功能和特点不同，置入方法不同，要向学员讲解不同支架的置入方法。

1）支架种类：Gianturco 支架、Altraflex 支架和 Wallstent 支架、Z 形被膜支架。

2）放置方法

◆ Gianturco 支架：采用硬质气管镜或纤维支气管镜结合 X 线监视放置。

◆ Altraflex 支架和 Wallstent 支架：将硬质气管镜经口通过声门进入气管内，在 X 线监视下放置导丝，通过狭窄段，将带扩张器的 12 ~ 16 F 输送鞘经导丝引导通过狭窄段，退出输送器内芯，将支架放入输送鞘管内，用平头推送器将支架迅速送至气管狭窄段，支架中点位于狭窄段中间，固定推送器，后退输送鞘管，支架即释放在气管的指定位置。

◆ Z 形被膜支架：向气管内插入导丝，引进气管支架输送鞘，抽出内芯，保留鞘管维持呼吸通畅，将已装有支架的内管送进鞘管内，在 X 线监视下定位，固定顶推管，后退鞘管，支架即释放于气管内。

（4）不同病变选择的支架种类不同，要根据患者的病情选择合适的支架。

1）良性气管狭窄患者主要放置可回收支架（Z 形被膜支架），近期内即予取出，慎用 Wallstent 支架或 Altraflex 支架。

2）恶性病变，如生存期较长的患者首选放置 Z 形被膜支架，生存期较短的患者可用 Altraflex 支架或 Wallstent 支架，慎用 Gianturco 支架。

3）气管软化患者，永久性支架可选用 Wallstent 支架或 Altraflex 支架，代替气管软骨；临时性支架采用 Z 形被膜支架，3～6 个月后取出，必要时可再置入。

4）气管、支气管瘘患者使用 Z 形被膜支架。

（二）重点难点分析

（1）放置支架的并发症是此项操作重点内容。

1）窒息：反复器械操作易引起气管、支气管及声门水肿，加重呼吸道狭窄，甚至窒息死亡。缩短手术时间、避免反复操作、尽可能使手术一次成功是减少该并发症的关键。

2）出血：对症处理，注意体位引流，避免引起窒息。术前气管内给予 4% 去甲肾上腺素溶液可减少出血的可能性。

3）支架靠声门或隆突引起失声或阻挡支气管通气，选择 Wallstent 支架前须充分考虑病变段对支架的压迫导致支架延长的长度，避免支架过长造成上述情况。

4）支架移位：Wallstent 支架放置初期尚可向上调准或取出重放，但需注意避免支架网格拉动黏膜组织时引起出血，Z 形被膜支架可使用支架回收器进行调整或取出重新放置。

5）气管、支气管破裂，引起纵隔、皮下气肿或气胸，为严重并发症，处理方式为以粗针头插入皮下排气，必要时可取出支架。

6）痰液阻塞支架，超声雾化吸入结合补液，湿化痰液，使痰液易于咳出。严重时可行纤维支气管镜冲洗吸痰。支架置入后扩张不良或在放置直径小而长的被膜支架时需注意观察。

（2）此操作的难点是置入后效果观察：观察患者缺氧、呼吸困难状况是否有所好转，也可辅助动脉血气分析结果，判断患者缺氧状况是否改善。

1）呼吸困难症状缓解，唇部发绀改善，痰液能够咳出，患者由烦躁转为平静。

2）血氧分压升高，二氧化碳分压下降，肺部呼吸音增强，喘鸣音消失，肺功能检查有不同程度的改善。

3）X线检查显示支架于24～48小时扩展到位。

4）支架用于封闭支气管胸膜瘘时，平静呼吸时负压瓶内无气体逸出，咳嗽时有少量气体逸出。

5）支架用于封闭气管食管瘘时，饮水时呛咳症状明显好转。

第三十八节　气道球囊扩张技术

一、操作流程（表 3-38-1）

表 3-38-1　气道球囊扩张技术操作流程

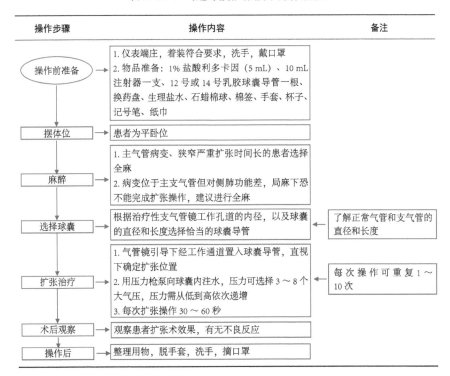

操作步骤	操作内容	备注
操作前准备	1. 仪表端庄，着装符合要求，洗手，戴口罩 2. 物品准备：1% 盐酸利多卡因（5 mL）、10 mL 注射器一支、12 号或 14 号乳胶球囊导管一根、换药盘、生理盐水、石蜡棉球、棉签、手套、杯子、记号笔、纸巾	
摆体位	患者为平卧位	
麻醉	1. 主气管病变、狭窄严重扩张时间长的患者选择全麻 2. 病变位于主支气管但对侧肺功能差，局麻下恐不能完成扩张操作，建议进行全麻	
选择球囊	根据治疗性支气管镜工作孔道的内径，以及球囊的直径和长度选择恰当的球囊导管	了解正常气管和支气管的直径和长度
扩张治疗	1. 气管镜引导下经工作通道置入球囊导管，直视下确定扩张位置 2. 用压力枪泵向球囊内注水，压力可选择 3～8 个大气压，压力需从低到高依次递增 3. 每次扩张操作 30～60 秒	每次操作可重复 1～10 次
术后观察	观察患者扩张术效果，有无不良反应	
操作后	整理用物，脱手套，洗手，摘口罩	

注：1. 总分 100 分。

2. 重点项目：如口咽通气管放置方法不正确或操作不成功，扣 20 分。

3. 计时从病情判断起至整理用物止，完成时间为 20 分钟。

二、操作评分标准（表 3-38-2）

表 3-38-2 气道球囊扩张技术操作评分

单位：		姓名：	成绩：		
项目	总分	操作要点	评分等级		
			A	B	C
仪表	5	仪表端庄，衣帽整洁	5	3	1
操作前准备	15	快速判断患者意识和呼吸	5	3	1
		及时通知医生	4	3	1
		准备用物齐全	2	1	0
		洗手符合要求，戴口罩	4	3	1
操作过程	60	将患者置于平卧位	5	3	1
		根据医嘱选择适当的球囊导管	2	1	0
		置入球囊导管	3	2	1
		放入需扩张的位置	8	5	3
		用压力枪泵向球囊注水	6	4	2
		压力在 3~8 个大气压范围内	10	6	4
		压力从低到高	5	3	1
		每次操作 30~60 秒	2	1	0
		如无效用冷冻处理病变后再扩张	10	6	4
		每次操作可重复 1~10 次	5	3	1
		患者出血的观察	4	3	1
操作后	10	洗手，取下口罩符合要求	5	3	1
		操作在 20 分钟内完成	5	3	1
提问	10	选择其中 1 项： 1. 球囊扩张技术用压力枪泵注水的原则 2. 每次扩张操作时间是多久？根据扩张程度，每次操作可重复多少次	10	5	0
总分	100	实际得分合计			
考核人员：		考核日期： 年 月 日			

理论提问

1. 球囊扩张时用压力枪泵注水的原则？

答：压力可选择 3～8 个大气压，压力需从低到高依次递增。

2. 每次扩张操作时间是多久？根据扩张程度，每次操作可重复多少次？

答：每次扩张操作 30～60 s，操作可重复 1～10 次。

三、教学分析

（一）基础知识分析

（1）球囊扩张术的原理：学习了解球囊扩张术的原理，是理解此项操作的基础（图 3-38-1）。

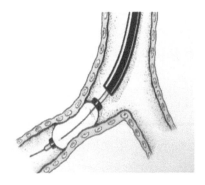

图 3-38-1　球囊扩张术示意

（2）气道狭窄的病理生理改变：学员需要掌握气道狭窄患者的病理生理改变，可以图片的方式展示给学员。

（3）球囊扩张术的适应证和禁忌证。

1）适应证

◆ 气管、支气管结核性狭窄：主要是支气管结核治愈以后因瘢痕收缩引起的支气管狭窄。

◆ 医源性气道狭窄：气管切开后、长期气管插管后、放射治疗后、肺部手术后吻合口狭窄（如肺移植、袖状切除和气管切除后）。

◆ 炎性疾病累及气道，如结节病、Wegner 肉芽肿病。

◆ 外伤后气道狭窄。

◆ 先天性气道狭窄。

◆ 恶性气道狭窄：用于恶性肿瘤导致的气道狭窄、辅助扩张气道、协助置入治疗性气道导管。

2）禁忌证

◆ 狭窄远端丧失肺功能，气管虽然通畅，但肺功能没有任何好转。

◆ 严重的出凝血功能障碍。

◆ 严重心肺功能不全，患者不能耐受，失去治疗机会；但因主气管狭窄引起心肺功能不全时，应积极治疗争取早日解决病因，达到治疗的目的。

◆ 外科袖状吻合术后，气管的张力已经不一致，在进行扩张治疗时易造成吻合口的撕裂伤，扩张治疗需慎重。

◆ 气管软化不是球囊扩张治疗的适应证，支气管软骨被破坏导致气管壁的支撑作用消失，球囊扩张治疗时管腔可扩开，但球囊一放松管腔又会马上回缩。

（二）重点难点分析

（1）球囊扩张术并发症的观察与处理是此项操作重点内容，可结合病例向学员进行示范、讲解。

1）管壁出血：出血是最常见的并发症。但一般情况下出血不多，无须处理；出血多时可予凝血酶或肾上腺素稀释后（1 : 10 000）局部应用，明确出血点可予 APC 局部电凝治疗。

2）支气管破裂：治疗后患者出现纵隔或颈部皮下气肿，是扩张时气管破裂引起的。一般休息后绝大部分可以自愈。此时要注意让患者尽量减少咳嗽并给予预防感染治疗。

3）狭窄再复发：要区别是因结核感染未能控制引起的复发，还是因患者是瘢痕体质造成瘢痕的增生、挛缩引起的再狭窄。第一种情况予积极抗结核治疗；第二种情况需要反复扩张、冷冻，部分患者可采用放射治疗，抑制瘢痕的增生，即使经过上述治疗仍有部分患者狭窄不能控制，需要采取其他治疗手段。

（2）球囊压力的控制是此项操作的难点内容，可选择 3 ～ 8 个大气压以达到不同的扩张直径，压力需从低到高依次递增。每次扩张操作 30 ～ 60 秒，观察效果，如无效可用冷冻处理病变再扩张，如仍无效可予高频电针切断瘢痕再扩张，注意勿切气管膜部。根据扩张的程度，每次操作可重复 1 ～ 10 次。

第三十九节 经支气管镜单向活瓣肺减容术

一、操作流程（表 3-39-1）

表 3-39-1 经支气管镜单向活瓣肺减容术操作流程

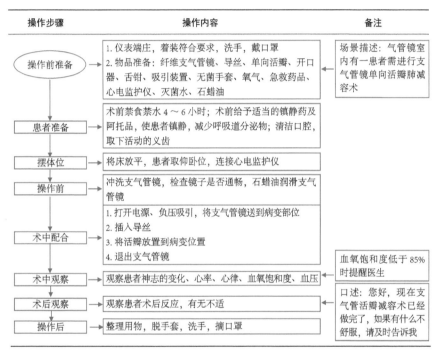

操作步骤	操作内容	备注
操作前准备	1. 仪表端庄，着装符合要求，洗手，戴口罩 2. 物品准备：纤维支气管镜、导丝、单向活瓣、开口器、舌钳、吸引装置、无菌手套、氧气、急救药品、心电监护仪、灭菌水、石蜡油	场景描述：气管镜室内有一患者需进行支气管镜单向活瓣肺减容术
患者准备	术前禁食禁水 4～6 小时；术前给予适当的镇静药及阿托品，使患者镇静，减少呼吸道分泌物；清洁口腔，取下活动的义齿	
摆体位	将床放平，患者取仰卧位，连接心电监护仪	
操作前	冲洗支气管镜，检查镜子是否通畅，石蜡油润滑支气管镜	
术中配合	1. 打开电源、负压吸引，将支气管镜送到病变部位 2. 插入导丝 3. 将活瓣放置到病变位置 4. 退出支气管镜	
术中观察	观察患者神志的变化、心率、心律、血氧饱和度、血压	血氧饱和度低于85%时提醒医生
术后观察	观察患者术后反应，有无不适	口述：您好，现在支气管活瓣减容术已经做完了，如果有什么不舒服，请及时告诉我
操作后	整理用物，脱手套，洗手，摘口罩	

注：1. 总分100分。
　　2. 重点项目：术中配合方法不正确或操作不成功，扣20分。
　　3. 计时从病情判断起至整理用物止，完成时间为20分钟。

二、操作评分标准（表 3-39-2）

表 3-39-2 经支气管镜单向活瓣肺减容术操作评分

单位：		姓名：	成绩：			
项目	总分	操作要点		评分等级		
				A	B	C
仪表	5	仪表端庄，衣帽整洁		5	3	1
操作前准备	15	快速判断患者意识和呼吸		5	3	1
		及时通知医生		4	3	1
		准备用物齐全		2	1	0
		洗手符合要求，戴口罩		4	3	1

（续表）

项目	总分	操作要点	评分等级		
			A	B	C
操作过程	60	将患者置于平卧位	5	3	1
		喉部局部麻醉	2	1	0
		配合医生选择合适的支架及活瓣	3	2	1
		嘱患者张口，如有义齿取出，放牙垫	8	5	3
		配合医生行支气管镜下检查	6	4	2
		配合医生放支架导丝	10	6	4
		配合医生置入支架及活瓣	5	3	1
		配合医生退出导丝	2	1	0
		观察患者呼吸	10	6	4
		擦拭、送消支气管镜	5	3	1
		患者出血、呛咳的观察	4	3	1
操作后	10	洗手，取下口罩符合要求	5	3	1
		操作在20分钟内完成	5	3	1
提问	10	单向肺活瓣减容术主要用于治疗什么疾病	10	5	0
总分	100	实际得分合计			
考核人员：	考核日期： 年 月 日				

理论提问

单向肺活瓣减容术主要用于治疗什么疾病？

答：主要用于治疗肺气肿、肺大疱及支气管胸膜瘘。

三、教学分析

（一）基础知识分析

（1）活瓣的构造和作用：学习了解活瓣的构造和作用是本操作的基础（图3-39-1）。

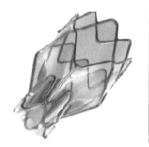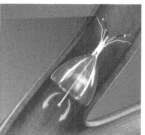

图3-39-1 支气管单向活瓣示意

（2）肺气肿、肺大疱的病理生理改变：学员需要掌握肺气肿、肺大疱的病理生理改变，可以图片的方式展示给学员（图 3-39-2）。

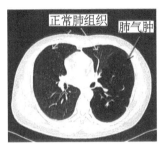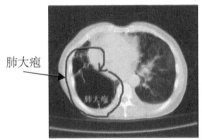

图 3-39-2 肺气肿和肺大疱的影像学检查

（3）经支气管镜单向活瓣肺减容术的适应证和禁忌证。

1）适应证

◆ 中晚期非均质局限性肺气肿。

◆ 无法手术的肺功能重度减退的肺大疱。

◆ 无法手术的顽固性支气管胸膜瘘。

◆ 气胸：自发性气胸、外伤所致气胸、疾病所致气胸、手术所致支气管胸膜瘘。

2）禁忌证

◆ 存在支气管镜操作禁忌证。

◆ 多发的非均质性肺气肿。

◆ 患有巨大肺大疱。

◆ COPD 伴有支气管扩张。

◆ 肺气肿伴间质纤维化。

◆ 具有发热、白细胞升高等急性感染表现或分泌物明显增多等症状。

（二）重点难点分析

（1）治疗过程中并发症是此项操作重点内容，可结合病例向学员进行示范、讲解。

1）出血：从支气管镜治疗通道内推入稀释的肾上腺素。

2）剧烈呛咳：暂缓操作，待患者平静、氧饱和度上升后再继续操作。

（2）单向活瓣放置位置是此项操作的难点内容，可结合病例向患者讲解单向活瓣放置到病变亚段支气管。

（3）单向活瓣的治疗原理：通过对目标肺叶植入单向活瓣，阻塞肺叶／段支气管，吸气时阻挡气体进入目标肺叶，呼气时开放呼出残气，使过度充气的肺叶逐步萎陷至不张，从而达到肺减容的效果。

第四十节 个人防护装备穿脱

扫码观看操作视频
观看方法见本书配套学习卡

一、操作流程（表 3-40-1）

表 3-40-1 个人防护装备穿脱操作流程

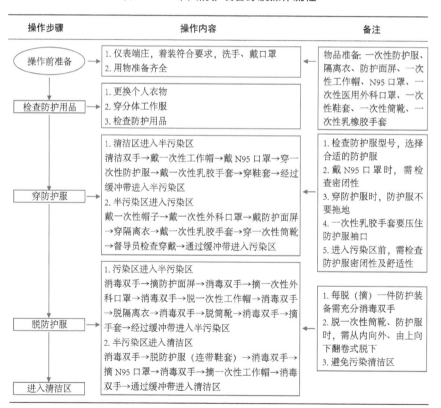

操作步骤	操作内容	备注
操作前准备	1. 仪表端庄，着装符合要求，洗手、戴口罩 2. 用物准备齐全	物品准备：一次性防护服、隔离衣、防护面屏、一次性工作帽、N95 口罩、一次性医用外科口罩、一次性鞋套、一次性筒靴、一次性乳橡胶手套
检查防护用品	1. 更换个人衣物 2. 穿分体工作服 3. 检查防护用品	
穿防护服	1. 清洁区进入半污染区 清洁双手→戴一次性工作帽→戴 N95 口罩→穿一次性防护服→戴一次性乳胶手套→穿鞋套→经过缓冲带进入半污染区 2. 半污染区进入污染区 戴一次性帽子→戴一次性外科口罩→戴防护面屏→穿隔离衣→戴一次性乳胶手套→穿一次性筒靴→督导员检查穿戴→通过缓冲带进入污染区	1. 检查防护服型号，选择合适的防护服 2. 戴 N95 口罩时，需检查密闭性 3. 穿防护服时，防护服不要拖地 4. 一次性乳胶手套要压住防护服袖口 5. 进入污染区前，需检查防护服密闭性及舒适性
脱防护服	1. 污染区进入半污染区 消毒双手→摘防护面屏→消毒双手→摘一次性外科口罩→消毒双手→脱一次性工作帽→消毒双手→脱隔离衣→消毒双手→脱筒靴→消毒双手→摘手套→经过缓冲带进入半污染区 2. 半污染区进入清洁区 消毒双手→脱防护服（连带鞋套）→消毒双手→摘 N95 口罩→消毒双手→摘一次性工作帽→消毒双手→通过缓冲带进入清洁区	1. 每脱（摘）一件防护装备需充分消毒双手 2. 脱一次性筒靴、防护服时，需从内向外、由上向下翻卷式脱下 3. 避免污染清洁区
进入清洁区		

注：1. 总分 100 分。
　　2. 重点项目如防护服未完全覆盖里面或脱防护服时污染，则考核不合格。
　　3. 计时从洗手起至整理用物止，无时间限制。

二、操作评分标准（表3-40-2）

表3-40-2 个人防护装备穿脱操作评分

单位：			姓名：	成绩：		
项目	总分	操作要点	评分等级			
			A	B	C	

项目	总分	操作要点	A	B	C
仪表	5	仪表端庄，衣帽整洁	5	3	1
操作前准备	5	穿分体工作服	1	0	0
		物品准备齐全	1	0	0
		检查防护用品	3	2	1
穿防护服	40	充分消毒双手	5	3	0
		戴N95口罩方法正确，检查密闭性	5	3	1
		一次性防护服穿戴正确	5	2	1
		一次性乳胶手套包住防护服袖口	5	1	0
		防护面屏压住帽檐及口罩	5	3	1
		隔离衣穿戴正确	5	3	1
		一次性乳胶手套包住隔离衣袖口	5	3	1
		一次性筒靴穿戴正确	5	3	1
脱防护服	40	摘防护面屏方法正确	5	5	2
		脱隔离衣方法正确	5	3	1
		脱一次性筒靴方法正确	5	3	1
		脱手套方法正确	5	3	1
		脱防护服及鞋套方法正确	5	1	0
		摘N95口罩方法正确	5	1	0
		脱防护服顺序正确	5	3	1
		每脱（摘）一件防护装备均消毒双手	5	3	1
提问	10	选择其中1项： 1. 简述穿防护装备的原则 2. 简述脱防护装备的原则	10	5	0
总分	100	实际得分合计			
考核人员：		考核日期： 年 月 日			

理论提问

1. 简述穿防护服的原则？

答：①检查防护服型号，选择合适的防护服。

②戴N95口罩时，需检查密闭性。

③穿防护服时，防护服不要拖地。

④一次性乳胶手套要压住防护服袖口。

扫码观看操作视频
观看方法见本书配套学习卡

⑤进入污染区前，需检查防护服密闭性及舒适性。

2. 简述脱防护服的原则？

答：①每脱（摘）一件防护装备需充分消毒双手。

②脱一次性筒靴、防护服时，需从内向外、由上向下翻卷式脱下。

③避免污染清洁区。

三、教学分析

（一）基础知识分析

（1）防护服的定义：医用防护服是医护人员工作的着装，是隔离病菌、有害超细粉尘、酸性溶液、盐溶液，保持环境清洁的有效工具，正确穿脱防护服的方法是保护医务工作者不受病原体等的侵害和阻断病原体传播的有力保证。

（2）防护装备适用于隔离重症监护病区（房）等有严格微生物指标控制的场所。

（二）重点难点分析

（1）检查防护服密闭性、脱防护服的顺序是此项操作的重点内容，可以现场实操的方式向学员进行示范、讲解，同时进行操作练习，对不正确的地方加以指导。

（2）脱防护服顺序：将拉链拉到底；向上提拉帽子，使帽子脱离头部；脱袖子，由上向下边脱边卷，污染面向里直至全部脱下后放入医疗废物袋内（图3-40-1）。

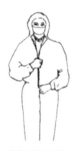 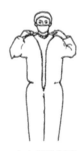 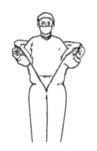

将拉链拉到底　　　向上提拉帽子　　　从上往下边脱边卷

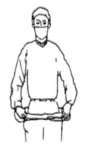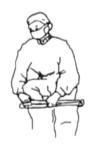

污染面向里脱下防护服

图 3-40-1 脱防护服示意

（3）脱防护服时防止污染是此项操作的难点内容，因此在脱防护服时应注意：①移除每一件防护装备后立即洗手。②保持身体平衡，避免拖地。③反复练习并评估防污染效果。

参考文献

[1] 中华医学会临床药学分会 . 雾化吸入疗法合理用药专家共识（2019 年版）[J]. 医药导报，2019，38（2）：135-146.

[2] Groves N，Tobin A. High flow nasal oxygen generates positive airway pressure in adult volunteers[J]. Aust Crit Care，2007，20（4）：126-131.

[3] 成人经鼻高流量湿化氧疗临床规范应用专家共识 [J]. 中华结核和呼吸杂志，2019（2）：83-91.

[4] 李洁，詹庆元 . 无创正压通气的原理与特点 [J]. 中国实用内科杂志，2009，29（2）：194-196.

第四章 肺康复技术

第一节 概 述

2013 年美国胸科学会（American Thoracic Society，ATS）和欧洲呼吸学会（European Respiratory Society，ERS）发表了"肺康复循证医学指南"的联合声明，将肺康复定义为基于患者充分、全面评估后给予的一种个体化综合干预，包括运动训练、呼吸训练、教育、营养干预、心理支持及行为干预等。新指南强调，肺康复适用于所有稳定期慢性呼吸系统疾病患者，如慢性阻塞性肺疾病（chronic obstructive pulmonary disease，COPD）。肺康复主要解决了患者的生存质量问题，而胸肺物理治疗（chest physiotherapy，CPT）主要解决了危及患者的生命问题，二者完美结合，才能使患者获益最大化。

CPT 是指通过叩击、振荡胸部体表及调整体位，由传导作用促进大小气道分泌物排出，并予以及时清除的一种呼吸道管理手段。作为一种较为有效的气道管理方法，已被广泛应用于呼吸科、胸外科、重症医学科及相关领域，并取得良好效果。CPT 能显著提升肺容量和促进气道分泌物的排出，传统的 CPT 包括叩拍、振动、体位引流、主动循环呼吸、持续正压通气（continuous positive airway pressure，CPAP）、间断呼气末正压、膨肺练习和行走训练等。在临床护理工作中护士采用规范的护理程序通过对患者的胸肺情况进行评估、雾化吸入、叩拍、振肺、咳嗽运动、体位引流、吸痰等物理措施来维持机体正常的肺通气和肺换气功能。

一般认为，传统的 CPT 治疗包括体位引流、叩击、振动、深呼吸和指导性咳嗽 5 个部分。随着医学技术的发展，CPT 的方法已不仅限于传统的胸肺物理治疗技术，根据 CPT 技术的原理，目前一些机械及电子设备能够达到传统 CPT 治疗的效果，并因其稳定、易操作等，故显示出了更大的优越性，这类技术包括呼气末正压（positive end expiratory pressure，PEEP）、振荡呼气正压阀（oscillating positive expiratory pressurevalve，OPEPV）、高频胸壁振荡（high frequency chest wall oscillation，HFCWO）、肺内叩击通气（intrapulmonary pressure ventilation，IPV）等。因此，根据具体实施方式的不同可将现有的 CPT 技术归纳为人工方法和机械方法两类。胸肺物理治疗是一项规范的临床操作技术，是预防和治疗危重症患者肺部并发症的有效手段。大量的肺部护理工作由护士承担，临床护士可通过系统、规范的培训，来提高胸肺护理技术水平。为了帮助临床护士更好地掌握和使用胸肺物理治疗技术，现将胸肺物理治疗的相关操作整理如下。

第二节　有效咳嗽训练

一、定义

有效咳嗽训练是由医务人员指导患者掌握有效咳嗽的正确方法，有助于气道远端分泌物、痰液排出，从而有利于改善肺通气，保持呼吸通畅，减少反复感染，改善患者肺功能。临床常用哈气咳嗽、泵式咳嗽、主动辅助咳嗽、连续咳嗽等技术。哈气咳嗽技术指深吸气后快速强力收缩腹肌并使劲将气呼出，呼气时配合发出"哈、哈"的声音。该法可以减轻疲劳，减少支气管痉挛，提高咳嗽、排痰的有效性。

二、目的

（1）保持呼吸道通畅，避免痰液淤积。

（2）有效排出气道分泌物，促进病情恢复。

（3）预防感染，减少术后并发症。

三、适应证与禁忌证

（一）适应证

神志清醒、能够配合、痰多黏稠不易咳出和手术患者。

（二）禁忌证

（1）咯血、年老体弱不能耐受者。

（2）脑出血急性期（7～10天），颅内动脉瘤或动静脉畸形，颅内手术后7天以内。

（3）有活动性出血、咯血、低血压、肺水肿、心血管功能不稳定、近期有急性心肌梗死、心绞痛史。

（4）未引流的气胸、近期有肋骨骨折或严重骨质疏松、脊柱损伤或脊柱不稳者。

四、操作方法及注意事项

（一）操作流程（表4-2-1）

表4-2-1 有效咳嗽训练操作流程

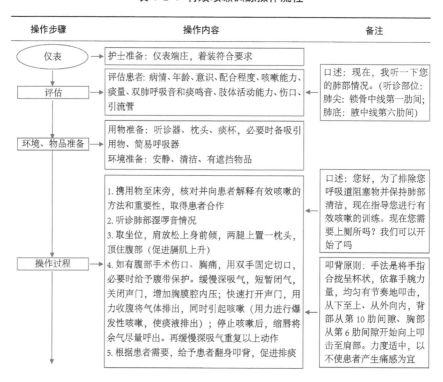

操作步骤	操作内容	备注
仪表	护士准备：仪表端庄，着装符合要求	
评估	评估患者：病情、年龄、意识、配合程度、咳嗽能力、痰量、双肺呼吸音和痰鸣音、肢体活动能力、伤口、引流管	口述：现在，我听一下您的肺部情况。（听诊部位：肺尖：锁骨中线第一肋间；肺底：腋中线第六肋间）
环境、物品准备	用物准备：听诊器、枕头、痰杯，必要时备吸引用物、简易呼吸器 环境准备：安静、清洁、有遮挡物品	
操作过程	1.携用物至床旁，核对并向患者解释有效咳嗽的方法和重要性，取得患者合作 2.听诊肺部湿啰音情况 3.取坐位，肩放松上身前倾，两腿上置一枕头，顶住腹部（促进膈肌上升） 4.如有腹部手术伤口、胸痛，用双手固定切口，必要时给予腹带保护。缓慢深吸气，短暂闭气，关闭声门，增加胸膜腔内压；快速打开声门，用力收腹将气体排出，同时引起咳嗽（用力进行爆发性咳嗽，使痰液排出）；停止咳嗽后，缩唇将余气尽量呼出。再缓慢深吸气重复以上动作 5.根据患者需要，给予患者翻身叩背，促进排痰	口述：您好，为了排除您呼吸道阻塞物并保持肺部清洁，现在指导您进行有效咳嗽的训练。现在您需要上厕所吗？我们可以开始了吗 叩背原则：手法是将手指合拢呈杯状，依靠手腕力量，均匀有节奏地叩击，从下至上、从外向内，背部从第10肋间隙、胸部从第6肋间隙开始向上叩击至肩部。力度适中，以不使患者产生痛感为宜

（续表）

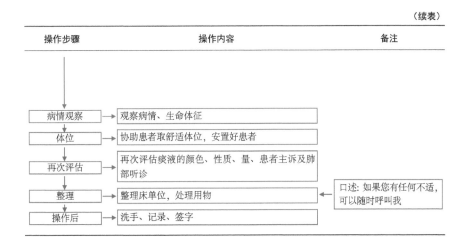

操作步骤	操作内容	备注
病情观察	观察病情、生命体征	
体位	协助患者取舒适体位，安置好患者	
再次评估	再次评估痰液的颜色、性质、量、患者主诉及肺部听诊	
整理	整理床单位，处理用物	口述：如果您有任何不适，可以随时呼叫我
操作后	洗手、记录、签字	

（二）注意事项

（1）患者教育与配合

1）健康教育：有效咳嗽训练前要做好健康教育，讲解有效咳嗽训练的意义、目的；训练时避免患者情绪紧张，做好解释工作，取得患者的配合。告知患者，做好准备。痰液黏稠不易咳出者，可先用雾化吸入祛痰药（沐舒坦、糜蛋白酶）稀释痰液，或应用支气管舒张剂，必要时先吸痰再雾化。

2）饮食指导：无心肾功能不全者每日饮水 1500 mL 以上，避免甜食。

（2）有效咳嗽训练注意事项

1）咳嗽指导：避免阵发性咳嗽，连续咳嗽 3 声后应注意平静呼吸片刻。有脑血管破裂、栓塞或血管瘤病史者应避免用力剧烈咳嗽。若深吸气可能诱发咳嗽，可尝试断续分次吸气，争取肺泡充分膨胀，增加咳嗽频率。

2）时机选择：根据患者体型、营养状况、咳嗽的耐受程度，合理选择有效咳嗽训练的方式、时间和频率。咳嗽训练宜在晨起、餐前 1 ～ 2 小时或餐后 2 小时、晚间睡觉前进行，持续鼻饲患者操作前 30 分钟应停止鼻饲。

3）辅助疗法：痰液黏稠不易咳出者，可先用雾化吸入剂稀释痰液或应用支气管舒张剂，必要时先吸痰再雾化。

4）评价指标：痰量减少，每日＜ 25 mL，病变部位呼吸音改善，无湿啰音，患者对治疗反应良好，血氧饱和度好转，胸片改善。

五、教学分析

（一）重点分析

（1）教学方法：本次有效咳嗽训练以现场实操徒手方式向学员进行示范、讲解，让学员进行操作训练，对不正确的地方加以指导，技术操作要点是核心重点，注意事项是训练中的难点。

（2）操作要点

1）指导患者根据病情调整能够成功咳嗽的体位，尤其需保持躯干直立，身体前倾，颈部稍微屈曲。患者取坐位时，两腿上置一枕头，顶住腹部（促进膈肌上升），咳嗽时身体前倾，头颈屈曲，张口咳嗽将痰液排出。患者取侧卧深屈膝位时，有利于膈肌、腹肌收缩和增加腹压。经常变换体位有利于痰液咳出。

2）指导患者行5～6次缓慢深吸气（吸气时腹肌上抬），深吸气末屏气3秒。

3）迅速打开声门，用力收缩腹肌做爆破性咳嗽2～3声将气体排出，或用自己的手按压上腹部，帮助痰液咳出。

4）停止咳嗽，并缩唇将余气尽量呼出。

5）重复以上动作2～3次后，正常呼吸几分钟再重新开始，必要时结合叩击。

（3）听诊部位：了解肺部听诊的具体位置是本操作的基础理论要求。肺尖：锁骨中线第一肋间；肺底：腋中线第六肋间。

（4）患者评估：病情、年龄、意识、配合程度、咳嗽能力、痰量、双肺呼吸音和痰鸣音、肢体活动能力、伤口、引流管等情况。若患者胸腹部有伤口，应采取相应的措施，避免或减轻因咳嗽而加重伤口的疼痛。嘱患者轻轻按压伤口部位，亦可用枕头按住伤口，以抵消或抵抗咳嗽引起伤口局部的牵拉和疼痛。

（二）难点分析

（1）有伤口的患者训练时指导患者双手或枕头轻轻按压伤口两侧以减轻疼痛，必要时使用止疼药。可让患者取屈膝仰卧位，以借助腹肌、膈肌力量咳嗽，当患者咳嗽有剧痛时，可让患者深吸气，张口并保持声门开放，偶尔再哈气咳嗽。

（2）颈椎损伤者训练时，护士双手重叠置于患者剑突远端上腹区，嘱患者深吸气后，向内、向上施加压力以替代腹肌力量，帮助患者咳嗽，促进排痰。若出现发绀、气促、痰液梗阻，立即吸痰、吸氧。

（3）对于有痰而咳嗽刺激不明显者，在训练时可用拇指和中指按压总气管，以刺激气管引起咳嗽。

（三）理论提问

问题1：简述有效咳嗽训练的适应证及禁忌证？

答：（1）适应证：神志清醒、能够配合、痰多黏稠不易咳出和手术患者。

（2）禁忌证：①咯血、年老体弱不能耐受者。②脑出血急性期（7～10天），颅内动脉瘤或动静脉畸形，颅内手术后7天以内。③有活动性出血、咯血、低血压、肺水肿，心血管功能不稳定、近期有急性心肌梗死、心绞痛史。④未引流的气胸、近期有肋骨骨折或严重骨质疏松、脊柱损伤或脊柱不稳者。

问题2：有效咳嗽训练时有什么注意事项？

答：（1）咳嗽指导：避免阵发性咳嗽，连续咳嗽3声后应注意平静呼吸片刻。有脑血管破裂、栓塞或血管瘤病史者应避免用力剧烈咳嗽。如深吸气可能诱发咳嗽，可尝试断续分次吸气，争取肺泡充分膨胀，增加咳嗽频率。

（2）时机选择：根据患者体型、营养状况、咳嗽的耐受程度，合理选择有效咳嗽训练的方式、时间和频率。咳嗽训练宜在晨起、餐前1～2小时或餐后2小时、晚间睡觉前进行，持续鼻饲患者操作前30分钟应停止鼻饲。

（3）辅助疗法：痰液黏稠不易咳出者，可先用雾化吸入稀释痰液或应用支气管舒张剂，必要时先吸痰再雾化。

（4）评价指标：痰量减少，每日＜25 mL，病变部位呼吸音改善，无湿啰音，患者对治疗反应良好，血氧饱和度好转，胸片改善。

第三节 缩唇呼吸训练

一、定义

缩唇呼吸（pursed lips breathing，PLB）指的是吸气时用鼻子，呼气时嘴呈缩唇状施加一些抵抗，慢慢呼气的方法。对抗阻力呼吸训练，可以延缓呼气，使气流下降，提高气管内压，防止支气管和小支气管过早塌陷。

二、目的

增加每分通气量，减少呼吸次数，减少每分钟换气量，增加呼吸功率，增加动脉血氧分压，降低动脉血二氧化碳分压，可改善患者气喘及呼吸困难症状，减少呼气末肺容积，改善肺功能及提高血氧浓度，并且有利于缓解呼吸肌疲劳。

三、适应证与禁忌证

（一）适应证

（1）肺部胸部扩张受限者。

（2）胸腹部术前锻炼及术后恢复者。

（3）重症肌无力、格林－巴利综合征等造成的呼吸肌肌力下降者。

（4）用于哮喘、肺囊性纤维化、COPD、急性呼吸衰竭等疾病的呼吸功能康复训练者。

（二）禁忌证

（1）意识障碍、无法配合者。

（2）支气管痉挛、气道不稳定者。

（3）自感疲劳、呼吸困难的重症患者。

四、操作方法及注意事项

（一）操作流程（表4-3-1）

表4-3-1 缩唇呼吸技术操作流程

操作步骤	操作内容	备注
物品准备	1.护士准备：仪表端庄，着装符合要求 2.环境准备：温湿度适宜	口述：您好，为了提高您的呼吸功能和体力活动能力，现在指导您进行呼吸运动的控制和调节，现在您需要上厕所吗？我们可以开始吗
患者准备	患者穿宽松衣物，取端坐位，双手扶膝盖，双脚自然分开着地，体弱者可取半坐位或平卧位	
解释	洗手，核对，向患者解释	
吸气	吸气时舌尖轻顶上颚，用鼻子缓慢吸气，由1默数到3	口述：现在指导您进行缩唇呼吸
呼气	呼气时舌尖自然放松，将嘴唇噘起缩成如吹口哨样或口含吸管状，慢慢向前吹气，由1默数到6，维持呼气时间是吸气时间的2倍	口述：今天的训练项目结束了，您有什么不适吗？动作要领您都掌握了吗？您可以自己反复训练，但要注意每次训练次数不宜过多，3～4次后休息片刻，训练要坚持，也要循序渐进。请您好好休息，如有不适请按呼叫器，我会及时来看您的
重复以上动作	如此反复训练，吸呼时间比为1：2或1：3。每次训练15～20分钟，每天3～4次	
整理床单位	锻炼结束后，整理衣物、床单位，协助患者休息	

（二）注意事项

（1）患者教育：训练前要做好健康教育，告知缩唇呼吸整个过程需要患者的主动配合，需要时可由医护人员演示、协助。告知患者当存在支气管痉挛或气道不稳定时，或患者虚弱而容易疲劳时，可暂停或暂缓至症状缓解后再进行。告知患者在运动时或运动后，导致呼吸困难和呼吸急促时均应该进行缩唇呼吸。

（2）体位选择：多数患者采用端坐位，双手扶膝盖，能配合轻度弯腰收腹的动作，这样更有利于膈肌抬高，呼出更多的气体。

（3）吸气训练：吸气时让气体从鼻孔进入，这样吸入肺部的空气经鼻腔黏膜吸附、过滤、湿润、加温可以减少对咽喉、气道的刺激，并有防止感染的作用。

（4）呼气训练：吹口哨状呼气能使呼吸道保持通畅，防止过多气体潴留在肺内，从而提高呼吸效率。

（5）呼吸方法：每次吸气后不要急于呼出，宜稍屏气片刻再行缩唇呼气。

吸气和呼气时间比为 1 ∶ 2。训练开始时不要让患者长呼气，这是导致呼吸急促的原因。吸气初期不要让呼吸辅助肌收缩。重症患者应该在出现疲劳、呼吸困难前终止缩唇呼吸。

五、教学分析

（一）重点分析

（1）教学方法：缩唇呼吸训练法是建立有效呼吸方式、提高通气效率与有效肺容量、改善氧合、减少呼吸做功、缓解呼吸困难、预防因卧床引起的各种并发症、提升呼吸功能恢复、改善预后的有效方法。重点掌握缩唇呼吸技术操作要点及难点，理解训练指导中的注意事项和要领。此方法简单易学，护士向患者讲解时，可采用亲身示范的教学方式，在临床运用时，先告知患者缩唇呼吸的优点，如增加肺活量、避免气道塌陷且帮助控制呼气、无创无痛、不需要任何额外的花费等，这样患者可能会更容易也更快的去接受。在静息时学会本法后，也可在运动和惊恐时应用。

（2）操作指导要点

1）评估患者病情、意识状态、生命体征、配合能力及需要选择的体位，制订个性化呼吸训练计划。

2）体位：取端坐位，双手扶膝盖，舌尖轻顶上颚，用鼻子慢慢吸气，由 1 默数到 3。

3）舌尖自然放松，嘴唇噘起如吹口哨状，使气体轻轻吹出，由 1 默数到 6，维持吐气时间是吸气时的 2 倍。

4）每天练习 3 ～ 4 次，每次 15 ～ 30 分钟。

（二）难点分析

采用亲身示范的方式，边示教边讲解，教会患者掌握缩唇呼吸技巧，呼气时缩唇大小程度由患者自行选择调整，不要过大或过小，以呼出气流能使距口唇 15 ～ 20 cm 处的蜡烛火焰倾斜而不熄灭为适度。教患者进行缩唇呼吸时，应当强调放松、缓慢、延长、有控制地呼气，要放松头部、颈部和嘴唇，不要用力呼气，若用力呼气，易引起气管内的气流紊乱，增加气道阻塞，诱发支气管痉挛。如果难以放松嘴唇，可以尝试发出"sss"或者"嘶嘶"的声音。

（三）理论提问

问题 1：简述缩唇呼吸训练目的是什么？

答：增加每分通气量，减少呼吸次数，减少每分钟换气量，增加呼吸功率，增加动脉血氧分压，降低动脉血二氧化碳分压。可改善患者气喘及呼吸困难症状，减少呼气末肺容积，改善肺功能及提高血氧，并且有利于缓解呼吸肌疲劳。

问题 2：缩唇呼吸训练适宜时机有哪些？

答：（1）肺部胸部扩张受限者。

（2）胸腹部术前锻炼及术后恢复者。

（3）重症肌无力、格林－巴利综合征等造成的呼吸肌肌力下降者。

（4）用于哮喘、肺囊性纤维化、COPD、急性呼吸衰竭等疾病的呼吸功能锻炼者。

第四节　腹式呼吸训练

一、定义

腹式呼吸训练是指呼吸时通过膈肌运动使胸腔纵向延伸扩大，增加有效潮气量，有利于改善通气的呼吸运动锻炼方法，腹式呼吸是让横膈膜上下移动，故又称为膈式呼吸。由于吸气时横膈膜会下降把脏器挤到下方，肚子会膨胀，而非胸部膨胀。吐气时横膈膜将会比平常上升，因而可以进行深度呼吸，吐出较多易停滞在肺底部的二氧化碳。

二、目的

能增大横膈肌活动幅度，增加潮气量，改善肺通气，长期锻炼有助于延缓病情进展。

三、适应证与禁忌证

（一）适应证

（1）肺部胸部扩张受限者。

（2）胸腹部术前锻炼及术后恢复者。

（3）重症肌无力、格林－巴利综合征等造成的呼吸肌肌力下降者。

（4）用于哮喘、肺囊性纤维化、COPD、急性呼吸衰竭等疾病的呼吸功能锻炼者。

（二）禁忌证

（1）临床病情不稳定、感染未控制者。

（2）使用呼吸机辅助呼吸，无法脱机者。

（3）严重缺氧，不能自主控制呼吸者。

（4）训练时可导致病情恶化的其他临床情况。

四、操作方法及注意事项

（一）操作流程（表 4-4-1）

表 4-4-1 腹式呼吸训练操作流程

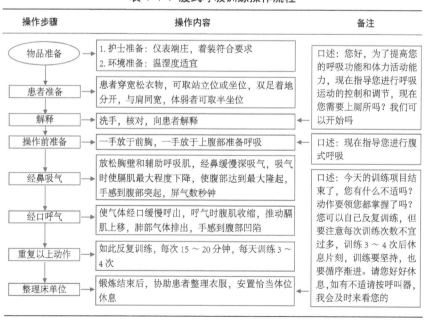

（二）注意事项

（1）健康指导：告知患者腹式呼吸锻炼的重要意义及注意事项，鼓励其坚持长期锻炼。

（2）操作要点：吸气时伴随腹肌放松，膈肌下降，腹部凸起；呼气时腹肌收缩，膈肌上抬，腹部凹陷。

（3）训练方法：指导患者卧位训练时可在腹部放置小枕头、杂志或书本，以帮助训练腹式呼吸。观察到吸气时放置的物体抬升，证明腹式呼吸方法正确。

（4）训练时机：告知患者腹式呼吸训练宜在疾病恢复期和稳定期进行，循序渐进，如感到不适可以暂停锻炼。

（5）时间及频率：锻炼时间、频率视患者病情及体力情况而定，一般初期训练 1 分钟，休息 2 分钟，逐渐延长至每次 15～20 分钟，每日 4 次。

五、教学分析

（一）重点分析

（1）腹式呼吸的认知：腹式呼吸是一种比较简单方便且较容易掌握的放松法。人的一呼一吸承载着生命的能量。美国健康学家的一项最新调查显示，不论在发达国家还是在发展中国家，城市人口中至少有一半以上的人呼吸方式不正确。因此，认识腹式呼吸的目的和重要性，并掌握腹式呼吸的规范动作要领是极其重要的。腹式呼吸简单易学，站、立、坐、卧皆可，随时可行，但以躺在床上为好。仰卧于床上，松开腰带，放松肢体，思想集中，排除杂念，由鼻慢慢吸气，鼓起肚皮，每口气坚持 10～15 秒，再徐徐呼出，每分钟呼吸 4 次。

（2）重点操作技巧指导要求

1）教会患者取仰卧位或坐位，一手置于胸部（两乳间），一手置于上腹部，呼气时腹部的手随之下沉，逐渐向腹部加压，促进膈肌上移，吸气时腹部对抗此加压的手，使之缓缓隆起。

2）教会患者呼吸过程中胸部的手基本不动，锻炼时取仰卧位，也可取坐位或站位，身体稍向前倾。

3）告知患者在练习时注意观察自己的病情，一旦出现呼吸困难等症状，则立即停止。

（二）难点分析

（1）腹式呼吸训练法是建立有效呼吸方式、提高通气效率与有效肺容量、改善氧合、减少呼吸做功、缓解呼吸困难的有效方法，重点掌握腹式呼吸双手分置胸腹的技巧，理解训练指导中的注意事项。

（2）严格掌握腹式呼吸的适应证及禁忌证。通过腹式呼吸训练的原理，了解在呼吸过程中，整个肺的运动方式。

（3）腹式呼吸的关键在于无论是吸还是呼都要尽量达到"极限量"，即以吸到不能再吸，呼到不能再呼为度；同理，腹部也要相应收缩与膨大到极点，如果每口气直达下丹田则更好。

（4）学会交替运动。做腹式呼吸时间长短由个人掌握，也可与胸式呼吸结合，这便是呼吸系统的交替运动。

（三）理论提问

问题 1：简述腹式呼吸训练时注意事项？

答：（1）健康指导：告知患者腹式呼吸锻炼的重要意义及注意事项，鼓励其坚持长期锻炼。

（2）操作要点：是吸气伴随腹肌放松，使膈肌下降，腹部凸起；呼气时腹肌收缩，膈肌上抬，腹部凹陷。

（3）训练方法：指导患者卧位训练时可在腹部放置小枕头、杂志或书本，帮助训练腹式呼吸，观察到吸气时放置的物体抬升，证明腹式呼吸方法正确。

（4）训练时机：告知患者腹式呼吸训练宜在疾病恢复期和稳定期进行，循序渐进，如感到不适可以暂停锻炼。

（5）时间及频率：锻炼时间、频率视患者病情及体力情况而定，一般初期训练 1 分钟，休息 2 分钟，逐渐延长至每次 15 ~ 20 分钟，每日 4 次。

问题 2：腹式呼吸有哪些适应证及禁忌证？

答：（1）适应证：①肺部胸部扩张受限者。②胸腹部术前锻炼及术后恢复者。③重症肌无力、格林－巴利综合征等造成的呼吸肌肌力下降者。④用于哮喘、肺囊性纤维化、COPD、急性呼吸衰竭等疾病的呼吸功能锻炼者。

（2）禁忌证：①临床病情不稳定、感染未控制者。②使用呼吸机辅助呼吸，无法脱机者。③严重缺氧，不能自主控制呼吸者。④训练时可导致病情恶化的其他临床情况。

第五节　吸气肌训练

一、定义

吸气肌训练是锻炼以膈肌为主的具有吸气功能的肌肉，以增强其肌力和耐力，改善心肺功能，促进运动能力的恢复，减少呼吸困难，从而提高患者的生活质量。

二、目的

可以显著增加吸气肌肌力和耐力，提高运动能力，减少呼吸困难，改善临床预后（减少呼吸困难的严重程度）并提高个人的日常活动能力。

三、适应证与禁忌证

（一）适应证

（1）运动时重度呼吸困难者。

（2）吸气肌肌力下降者。

（3）中至重度的呼吸功能损害，但不是终末期COPD（重度肺气肿和膈肌扁平）者。

（二）禁忌证

（1）临床病情不稳定者。

（2）呼吸衰竭，训练时可导致病情恶化的其他临床情况。

（3）严重的认知缺陷者等。

四、操作方法及注意事项

（一）操作流程（表 4-5-1）

表 4-5-1 吸气肌训练操作流程

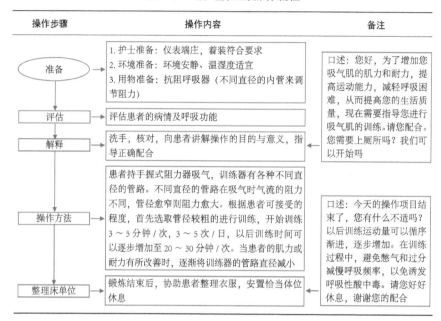

操作步骤	操作内容	备注
准备	1. 护士准备：仪表端庄，着装符合要求 2. 环境准备：环境安静、温湿度适宜 3. 用物准备：抗阻呼吸器（不同直径的内管来调节阻力）	口述：您好，为了增加您吸气肌的肌力和耐力，提高运动能力，减轻呼吸困难，从而提高您的生活质量，现在需要指导您进行吸气肌的训练。请您配合。您需要上厕所吗？我们可以开始吗
评估	评估患者的病情及呼吸功能	
解释	洗手，核对，向患者讲解操作的目的与意义，指导正确配合	
操作方法	患者持手握式阻力器吸气，训练器有各种不同直径的管路。不同直径的管路在吸气时气流的阻力不同，管径愈窄则阻力愈大。根据患者可接受的程度，首先选取管径较粗的进行训练，开始训练3～5分钟/次，3～5次/日，以后训练时间可以逐步增加至20～30分钟/次。当患者的肌力或耐力有所改善时，逐渐将训练器的管路直径减小	口述：今天的操作项目结束了，您有什么不适吗？以后训练运动量可以循序渐进，逐步增加。在训练过程中，避免憋气和过分减慢呼吸频率，以免诱发呼吸性酸中毒。请您好好休息，谢谢您的配合
整理床单位	锻炼结束后，协助患者整理衣服，安置恰当体位休息	

（二）注意事项

（1）使用中感觉头晕或者疲惫，则暂停训练，休息一下。

（2）若不能有效地深呼吸则需呼吸治疗师协助进行。

（3）若无法有效排痰，及时咨询医生。

（4）抗阻呼吸器专人专用，防止交叉感染。

五、教学分析

（一）重点分析

当吸气肌无力或者萎缩时，血流量就会减少，在运动时，我们身体的总血流量供给呼吸肌的比例从正常的 2% 上升到 16%，而供给其他骨骼肌的血流量相对减少，导致运动耐力下降。由此可见，吸气肌的训练尤为重要。而什么人需要训练吸气肌呢？这就要求大家严格掌握吸气肌训练的适应证及禁忌证。适应证不仅仅包括有呼吸系统疾病的患者，还包括部分普通人和运动员。

（二）难点分析

吸气肌的训练对于慢性阻塞性肺疾病、慢性心力衰竭、胸外科手术患者及哮喘儿童患者的治疗具有意义。通过吸气肌训练，可使呼吸频率下降、潮气量增加、肺泡通气量增加，减少了炎症刺激和并发症。研究和实践表明：通过吸气肌的训练，能够增加吸气肌力量 34%，减少呼吸急促 28%，改善生活质量 19%，改善运动耐受性 22%，减少使用医疗资源 25%。另外训练吸气肌还有助于减肥、美容、缓解疲劳、对抗感染、减少术后并发症。吸气肌如此重要，如何评定与训练呢？这就需要呼吸评定器来评定，需要呼吸训练器来训练。在使用呼吸训练器训练时，若感觉头晕或者疲惫，则暂停训练，进行休息；若不能有效的深呼吸则由呼吸治疗师协助进行；若无法有效排痰，及时咨询医生。为防止交叉感染，呼吸训练器要专人专用。

（三）理论提问

问题 1：进行吸气肌训练时有什么要点？

答：训练器有各种不同直径的管路，不同直径的管路在吸气时气流的阻力不同，管径愈窄则阻力愈大。根据患者可接受的前提下，首先选取管径较粗的进行训练，开始训练 3～5 分钟 / 次，3～5 次 / 天，以后训练时间可以逐步增加至 20～30 分钟 / 次。当患者的肌力或耐力有所改善时，逐渐将训练器的管路直径减小。

问题 2：吸气肌训练技术中有什么注意事项？

答：（1）使用中感觉头晕或者疲惫，则暂停训练，进行休息。

（2）若不能有效地深呼吸则请呼吸治疗师协助进行。

（3）若无法有效排痰，及时咨询医生。

（4）抗阻呼吸器专人专用，防止交叉感染。

第六节 呼气肌训练

一、定义

呼气肌训练常使用缩唇呼吸、等长收缩训练、腹肌训练和吹蜡烛等方法来增加潮气量和肺泡通气量，提高血气交换率。

二、目的

改善肺功能，提高生活质量。

三、适应证与禁忌证

（一）适应证

呼吸肌力量及耐力弱者。

（二）禁忌证

临床病情不稳定，呼吸衰竭者，训练时可导致病情恶化的其他临床情况，严重认知缺陷者等。

四、操作方法及注意事项

（一）操作流程（表 4-6-1）

表 4-6-1 呼气肌训练操作流程

操作步骤	操作内容	备注
仪表	护士准备：仪表端庄，着装符合要求洗手	
评估	评估患者：病情、年龄、意识、配合程度	
环境、物品准备	用物准备：蜡烛、火柴、吸管、水杯（盛有水） 环境：安静、清洁	

（续表）

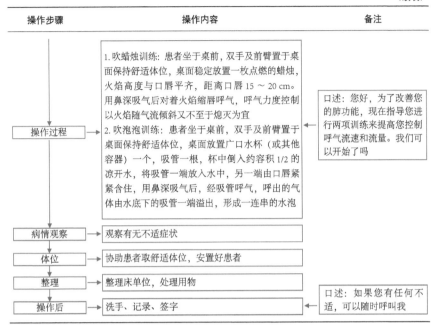

操作步骤	操作内容	备注
操作过程	1. 吹蜡烛训练：患者坐于桌前，双手及前臂置于桌面保持舒适体位，桌面稳定放置一枚点燃的蜡烛，火焰高度与口唇平齐，距离口唇 15～20 cm。用鼻深吸气后对着火焰缩唇呼气，呼气力度控制以火焰随气流倾斜又不至于熄灭为宜 2. 吹泡泡训练：患者坐于桌前，双手及前臂置于桌面保持舒适体位，桌面放置广口水杯（或其他容器）一个，吸管一根，杯中倒入约容积 1/2 的凉开水，将吸管一端放入水中，另一端由口唇紧紧含住，用鼻深吸气后，经吸管呼气，呼出的气体由水底下的吸管一端溢出，形成一连串的水泡	口述：您好，为了改善您的肺功能，现在指导您进行两项训练来提高您控制呼气流速和流量。我们可以开始了吗
病情观察	观察有无不适症状	
体位	协助患者取舒适体位，安置好患者	
整理	整理床单位，处理用物	
操作后	洗手、记录、签字	口述：如果您有任何不适，可以随时呼叫我

（二）注意事项

（1）训练时环境要安静，避免患者受到过多的干扰。

（2）患者穿宽松衣物，采取舒适放松的体位。

（3）避免憋气和过分减慢呼吸频率，以免诱发呼吸性酸中毒。

（4）持之以恒、循序渐进。运动量因人而异、逐步增加，以不引起明显疲劳感为度。

（5）除呼吸运动外，患者还可以进行适量的体力训练，如散步、打太极拳等，注意营养，戒烟。

五、教学分析

（一）重点分析

操作前，向患者讲解呼气肌训练的目的及原理，告知患者必须长期锻炼，持之以恒，才能看到呼吸锻炼的效果。

（二）难点分析

目前关于呼气肌的研究较少，但已有西班牙学者研究呼气肌训练在严重COPD 患者的肺功能、运动耐力、症状、健康相关生活质量方面的作用。结果显示，训练后肺功能没有改变，但运动容量、症状、生活质量的改善有统计学意义，步行距离的改善与最大呼气压相关。所以，呼气肌的训练是很有必要的。

（三）理论提问

问题 1：进行呼气肌训练时有什么要点？

答：（1）进行吹蜡烛训练时，火焰高度要与口唇平齐，距离口唇 15 ~ 20 cm 处，用鼻深吸气后对着火焰缩唇呼吸，呼气力度控制以火焰随气流倾斜又不至于熄火为宜。

（2）进行吹泡泡训练时，将吸管一端放入水中，另一端由口唇紧紧含住，用鼻深吸气后，经吸管呼气，呼出气体由水底下的吸管一端溢出，形成一连串的水泡。

问题 2：呼吸肌训练技术中的注意事项有哪些？

答：（1）训练时环境要安静，避免患者受到过多的干扰。

（2）患者穿宽松衣物，采取舒适放松的体位。

（3）避免憋气和过分减慢呼吸频率，以免诱发呼吸性酸中毒。

（4）持之以恒、循序渐进。运动量因人而异、逐步增加，以不引起明显疲劳感为度。

（5）除呼吸运动外，患者还可以进行适量的体力训练，如散步、太极拳等，注意营养，戒烟。

第七节 肺扩张训练

一、定义

肺扩张训练又称胸廓侧向扩张训练，通过吸气时轻轻压迫下胸廓正面或侧面，鼓励患者在吸气时抬起压迫的部位，使下胸部肋间肌及膈肌在吸气时承受压力负荷，以达到强化肌力、促进胸廓运动、增加肺底部扩张和改善通气的效果。

二、目的

强化肌力、促进胸廓运动、增加肺底部扩张和改善通气。

三、肺扩张治疗工具

（一）诱导式肺量计

（1）诱导式肺量计治疗的生理学基础：诱导式肺量计（incentive spirometer，IS）是治疗肺不张的首选方法，该方法鼓励患者进行持续最大吸气动作来激发其最大的跨肺压，从而使肺泡得到最佳充盈。持续最大吸气动作分为最大吸气和吸气末屏气两部分。治疗过程中关注的不仅是肺内吸入气量，吸气末屏气甚至比增加肺吸入气量更为重要。吸气末屏气可以尽量使胸廓保持在最大肺容积位置，以使胸膜腔内压维持在最低水平，从而使通气不良的肺泡受负压的影响时间延长，更有利于其充盈。

（2）诱导式肺量计的分类和使用：持续最大吸气的效果取决于患者自身努力程度，我们必须重视对患者的宣教与示范，并要求患者能对治疗做自我评价。诱导式肺量计可显示患者的深吸气容积或流量，患者在操作练习时可进行监测。目前市场上的诱导式肺量计分为容积型和流量型两种。容积型诱导式肺量计可直接测量并显示吸入容积，以了解预期的目标是否达到。流量型诱导式肺量计则测量吸入的气流量，其容量可通过公式计算，即容量 = 流量 × 时间。无论是流量型还是容积型装置，其目的均为鼓励患者进行持续最大量吸气来预防或矫正肺扩张不全，到目前为止并无证据显示何种类型的诱导式肺量计更优良。

（3）适应证与禁忌证：根据美国呼吸治疗协会（American Association for Respiratory Care，AARC）关于诱导式肺量计的临床使用指南建议，适应证包括有肺扩张不全的表现；预防肺扩张不全（如接受上腹部手术、胸腔手术及COPD 患者施行手术时）；原有限制性肺部疾病合并四肢麻痹和（或）膈肌功能障碍。禁忌证包括无法接受教导或无法正确使用诱导式肺量计者；无法执行有效的深呼吸者 [如肺活量（vital capacity，VC）≤ 10 mL/kg，深吸气容积（inspiratory capacity，IC）< 1/3 预测值]。有气管切开造瘘者非禁忌证，但需有合适的结合管与诱导式肺量计结合使用。

（4）诱导式肺量计治疗的实施：治疗技术上应强调持续最大吸气的要领：吸气尽可能缓慢深大，吸气末屏气 3 ～ 5 秒，然后缓慢放松的呼气。患者清醒时，每小时做 8 ～ 10 次，每次最大吸气后应休息 1 分钟左右。实施治疗的同时应对患者做好充分的镇痛。持续最大吸气在本质上属于生理性的主动呼吸，故其并发症相对较少，其主要并发症包括由不正确的呼吸动作导致的过度通气、支气管痉挛加重，以及执行时因脱离氧气面罩而引起的低血氧、气胸（原有肺气肿）、疲乏等。

（二）间歇正压呼吸

（1）定义：间歇正压呼吸（intermittent positive-pressure breathing，IPPB）是一种由患者的吸气动作激发机器送气，在气道开口形成正压，从而将高于潮气量的气流送入气道内的辅助通气方法。间歇正压呼吸与呼吸机正压通气原则上并无差别，但二者在治疗目的与具体实施上各有特点。呼吸机的正压呼吸是一种持续性的呼吸支持；而间歇正压呼吸只是间断提高患者潮气量的辅助措施，患者与机器连接，每天数次，每次不超过 15 ～ 20 分钟。

（2）适应证和禁忌证：根据美国呼吸治疗协会关于间歇正压呼吸的临床使用指南推荐。

1）适应证：①需要改善肺不张的情况：出现明显肺不张且无法成功地使用诱导式肺量计治疗或无法合作的患者；因疾病造成通气严重受限或不能有效咳嗽，导致痰液清除能力不佳且对其他治疗无效的患者；需使用短期非侵袭通气治疗的高碳酸血症。②需施行气雾药物给药治疗：虽然有些学者反对在重度支气管痉挛（如急性气喘）时使用间歇正压呼吸给药，但在其他治疗无效时（如定量喷雾器 MDI 给药）可以在小心、谨慎的监督下使用间歇正压呼吸。当患者因呼吸肌肉软弱疲乏或因慢性疾病使用间歇性非侵袭通气支持时，间歇正压呼吸可用来运送气雾药物进行给药治疗。

2）禁忌证：虽然间歇正压呼吸除张力性气胸外并无绝对的禁忌证，但对于下列情况，在决定使用间歇正压呼吸前需小心谨慎的评估：颅内压 > 15 mmHg；血流动力学不稳定；近期接受面部、口腔或头颅手术者；气管食管瘘；近期接受食管手术者；急性咯血；恶心反胃；吞食气体；未治疗的活动性肺结核；打嗝。

（3）间歇正压呼吸的实施：治疗可使用口含嘴或者面罩，但必须先解决气道漏气问题。口咬器需放置妥当，指导患者咬紧以防漏气，一开始可以使用鼻夹来训练，熟练后可移除鼻夹。间歇正压呼吸治疗仪的敏感度可设在 $1 \sim 2\,cmH_2O$，起始系统压力设在 $10 \sim 15\,cmH_2O$；紧接着应监测所得到的肺容积，然后依据患者具体情况，再做压力调节。若机器属于流量型，最初可采用低至中度流量值，再根据患者呼吸形态调整流量。呼吸频率约 6 次 / 分，吸呼比 $1：3 \sim 1：4$，每次治疗时间为 $15 \sim 20$ 分钟。

（三）呼吸道正压治疗

与间歇正压呼吸一样，呼吸道正压系统用正压来增加跨肺压以加强肺扩张。不同于间歇正压呼吸的是呼吸道正压系统不需要复杂的机器。下面介绍呼气末正压（PEEP）和持续气道正压（CPAP）治疗技术。

（1）PEEP 治疗

1）适应证和禁忌证：①适应证：降低气喘和 COPD 患者的气体潴留；帮助排出滞留的分泌物；预防或改善肺扩张不全；在患者接受支气管净化治疗时，使支气管舒张剂的传送更有效。②禁忌证：虽然目前尚无使用 PEEP 治疗的绝对禁忌证报道，但在开始执行此类治疗前，仍须针对下列因素进行仔细评估：患者无法承受呼吸功的增加（急性气喘、COPD）；颅内压＞ 20 mmHg，血流动力学不稳定；急性鼻窦炎；活动性咯血；未经治疗的气胸；已知或疑似鼓膜破损或其他中耳症状；最近接受面部、口腔、头骨手术或有外伤；鼻出血；食管手术；恶心。

2）PEEP 治疗的实施：PEEP 的一般治疗策略通常为 $2 \sim 4$ 次 / 日，治疗频率则以患者的治疗反应而定。在急性恶化期间应缩短治疗的间隔，而非延长治疗的时间。喷雾药物治疗可与 PEEP 疗程合并。具体方法：①采用舒适坐姿。②若使用面罩，将其舒适且紧密的罩住口鼻；若使用咬嘴，以双唇密合住咬嘴并通过口呼吸。③做一个深大吸气，但不要吸满整个肺部。④做主动呼气，但不要太用力，在呼气期产生一个 $10 \sim 20\,cmH_2O$ 的呼气正压，初期治疗阶段时，需以压力表来确定压力。吸气时间约占整个呼吸周期的1/3（吸呼比 $1：3 \sim$

1：4）。⑤完成10～20次的呼吸。⑥拿下面罩或咬嘴，做2～3次的哈气动作，视情况稍作休息。⑦重复以上循环4～8次，但不超过20分钟。

（2）CPAP 治疗

1）适应证和禁忌证：①适应证：虽有证据支持 CPAP 治疗可有效治疗术后肺扩张不全，但也有人认为真正符合增加功能残气量的情形可能在结束治疗后10分钟即消失；因此部分学者曾建议 CPAP 应持续而非间歇性使用。CPAP 面罩也曾用于治疗心源性肺水肿患者，CPAP 可减少静脉回流与心脏充盈压，当然也改善了肺顺应性并降低其呼吸功。②禁忌证：血流动力学不稳定，较长时间都无法忍受 CPAP 者；通气过低，由于无法确保通气量，也不适用于 CPAP 装置；恶心、颜面创伤、未治疗的气胸及高颅内压者。

2）CPAP 的实施：治疗师必须确保 CPAP 系统内气体流速符合患者的需求。通常初始的流速设定为分钟通气量的2～3倍；之后应密切观察呼吸道压力变化再做调整，最佳的流速吸气期间系统压力下降程度不超过1～2 cmH$_2$O。使用 CPAP 治疗的缺点主要与压力增加或装置有关。因装置而引发的呼吸功增加可能导致低通气和高碳酸血症；气压伤也是使用 CPAP 时潜在的危险且好发于有肺气肿和肺大疱患者；CPAP 压力使用大于15 cmH$_2$O 时易产生胃胀气，此情况对吞咽反射欠佳的患者来说易导致呕吐与误吸。

第八节 肺复张训练

一、定义

肺复张是指机械通气时通气压力高于常规并持续一定时间，以尽可能多地复张萎陷的肺单位。它不仅能充分打开萎陷的肺泡，还能减轻剪切伤，减少肺表面活性物质的损失，减少炎症介质的产生，改善氧合和呼吸力学情况，降低死亡率。

二、目的

（1）提高患者的肺泡功能，增加肺部容积，改善肺萎缩状况。

（2）减轻肺水肿，有助于血流动力学的稳定。

（3）改善氧合，提高肺顺应性，减少肺损伤。

三、适应证

机械通气达到 60%，患者血流动力学状况稳定，动脉血氧饱和度不足 90%，经过气道治疗和纤维支气管镜治疗疗效不明显的患者。

四、操作方法及注意事项

（一）操作方法

（1）肺复张前准备：肺复张前，给予患者静脉注射咪达唑仑注射液 5 mg + 注射用维库溴铵 2 mg，对患者进行镇静和抑制自主呼吸处理，有助于肺复张前呼吸道清理。

（2）肺复张治疗：肺复张采用 PEEP 递增法，将呼吸机调到压力支持模式，设定气道压上限 35 ～ 40 cmH$_2$O，然后将 PEEP 每 30 秒递增 5 cmH$_2$O，直到 PEEP 为 25 cmH$_2$O，同时调整潮气量使气道平台压≤ 35 ～ 40 cmH$_2$O，维持 30 秒，随后每 30 秒递减 5 cmH$_2$O，直到最佳 PEEP，肺复张后将呼吸机模式及参数调回原状。每 8 小时重复一次，连续治疗 3 天。

（二）注意事项

最佳 PEEP 水平，即呼吸机氧浓度（FiO$_2$）＜ 60%，而动脉血氧分压（PaO$_2$）＞ 60 mmHg 时的最小 PEEP，确保治疗过程中 PaO$_2$ 水平在 60 ～ 80 mmHg 或脉搏氧饱和度（SpO$_2$）在 90% ～ 95%；pH 值 7.30 ～ 7.45；平台压≤ 30 cmH$_2$O。

五、教学分析

（一）重点分析

掌握肺复张的适应证并掌握肺复张治疗过程，在整个治疗过程中，要密切观察患者的基础指标、血流动力学及氧合指标的变化情况，基础指标及氧合指标包括 HR、MAP、SpO$_2$、PaO$_2$/FiO$_2$；血流动力学包括心排血指数、中心静脉压、每搏指数及全心射血分数、全身血管阻力五项指标。

（二）难点分析

国内外学者在对肺复张的治疗研究中发现肺复张治疗患者体位的选取对其血流动力学及氧合状况有一定的影响。结果显示：采用俯卧位肺复张治疗的重症肺部感染合并低氧血症的患者，不良反应发生率明显低于仰卧位肺复张。所以，我们要了解俯卧位肺复张的原理，这样更有助于我们在临床上正确实施。

第九节 自主呼吸循环技术

一、定义

自主呼吸循环技术（active circle of breathing techniques，ACBT）是一种自主的呼吸道管理技术，由呼吸控制（breathing control，BC）、胸廓扩张运动（thoracic expansion exercises，TEE）和用力呼气技术（forced expiration technique，FET）三个部分反复循环构成，具有可变性。使用交替节律或 BC、TEE 来松动分泌物，并结合 FET 促进分泌物排出。

二、目的

呼吸控制可帮助患者防止血氧饱和度下降，预防气管痉挛；胸廓扩张运动能够减少肺组织的塌陷、增加患者的肺通气量从而松动患者气道分泌物；用力呼气技术可以促进分泌物的排出。

三、适应证与禁忌证

（一）适应证

（1）需要将蓄积分泌物从中央气道移除或留取痰标本。

（2）肺不张的患者。

（3）预防术后肺部并发症的发生。

（4）用于哮喘病、肺囊性纤维化、COPD、急性呼吸衰竭等疾病的气道廓清治疗。

（5）用于胃食管反流、支气管痉挛、肺疾病急性发作的患者，避免因胸部叩击而引起血氧饱和度下降。

（二）禁忌证

ACBT没有绝对的禁忌证。对于年幼无法配合的儿童及病情危重的成人，需要医护人员协助。

四、操作方法及注意事项

（一）操作流程（表4-9-1）

表4-9-1　主动循环呼吸技术训练操作流程

操作步骤	操作内容	备注
仪表	护士准备：仪表端庄，着装符合要求	
评估	评估患者：病情、年龄、意识、配合程度	
环境、物品准备	用物准备：听诊器、医嘱本、纸巾 环境准备：安静、清洁	
操作过程	1. 取合适体位、取得患者配合：①让患者取舒适坐位，放松上胸部和肩部。②患者一手置于胸骨柄处以限制胸部运动，另一手置于肚脐处以感受腹部起伏。③吸气，胸部保持不动，腹部鼓起。④缓慢呼气，呼出所有气体 2. 胸廓扩张运动：①患者将一只手放于胸部。②深吸气，在吸气末屏气3s。③然后缓慢呼气 3. 用力呼气技术：①进行1～2次呵气动作以开放声门，然后以中等肺活量持续呵气至低肺活量。②正常吸气，然后憋气1～3s。③随时胸腔和腹肌收缩，同时声门和嘴巴开。④用力、快速将气体呼出	口述：您好，为了改善您的肺功能，使呼吸控制更有利于提高血氧，促进胸廓运动以增加肺通气量，促进分泌物的排出，现在指导您进行训练来提高您的主动循环呼吸。现在您需要上厕所吗？我们可以开始了吗
病情观察	观察有无不适症状	
体位	协助患者取舒适体位，安置好患者	
整理	整理床单位，处理用物	
操作后	洗手、记录（效果评价）、签字	口述：如果您有任何不适，可以随时呼叫我

（二）注意事项

（1）多数患者行 ACBT 时可采取坐位，但是肺脓肿患者建议采取重力辅助体位。囊性纤维化支气管扩张症和不动纤毛综合征患者，行 ACBT 采取水平侧卧位比头低脚高位的不利影响更少。

（2）胸部扩张阶段应配合叩击或振动。

（3）重症患者应该在出现疲劳前终止 ACBT。

（4）ACBT 应根据每个患者和每个治疗周期进行调整。

（5）掌握主动循环呼吸技术，按照 BC → TEE → BC → FET 进行循环，每个循环包括呼吸控制和胸廓扩张各 3～4 次，用力呵气 2～3 次。

（6）告知患者 1～2 次用力呵气后需要暂停 5～10 秒，同时进行呼吸控制，以防止气流阻塞的加重。当患者存在支气管痉挛、气道不稳定时或患者虚弱而且容易疲劳时，暂停训练 10～20 秒。

五、教学分析

（一）重点分析

（1）重点：掌握主动循环呼吸技术的控制指导训练。

（2）评估：患者病情、意识状态、生命体征及配合能力，评估患者需要选择的体位，制订个体化呼吸训练计划。

（3）健康教育：告知患者主动循环呼吸的目的和方法、主动循环呼吸中的配合要点。主动循环呼吸中观察患者状态及有无不适等。

（二）难点分析

（1）呼吸控制（breath control，BC）

1）让患者取舒适坐位，放松上胸部和肩部。

2）患者一手放置于胸骨柄处以限制胸部运动，另一手置于肚脐处以感受腹部起伏。

3）吸气，胸部保持不动，腹部鼓起。

4）缓慢呼气，呼出所有气体。

（2）胸廓扩张运动（thoracic expansion exercise，TEE）：TEE 是指患者的

主动吸气，包括深吸气，同时可配合叩击或振动。患者将一只手放于胸部。深吸气，在吸气末屏气3秒，然后缓慢呼气。

（3）用力呼气技术（forced expiratory technique，FET）

1）进行1～2次呵气动作以开放声门，然后以中等肺活量持续呵气至低肺活量。

2）正常吸气，然后憋气1～3秒。

3）随后胸腔和腹肌收缩，同时声门和嘴打开。

4）用力、快速将气体呼出。

3种呼吸训练的顺序和次数可根据患者的病情进行动态调整。例如：呼吸控制→3～4次胸廓扩张→呼吸控制→3～4次胸廓扩张→呼吸控制→1～2次用力呼气

（三）理论提问

问题1：进行自主呼吸循环技术训练指导有什么要点？

答：3种呼吸训练的顺序和次数可根据患者的病情进行动态调整，主要有以下几点。

（1）进行呼吸控制训练的要点：①让患者取舒适坐位，放松上胸部和肩部。②患者一手放置于胸骨柄限制胸部运动，另一手置于肚脐以感受腹部起伏。③吸气，胸部保持不动，腹部鼓起。④缓慢呼气，呼出所有气体。

（2）胸廓扩张运动训练的要点：一只手放于胸部，深吸气，在吸气末屏气3秒，然后缓慢呼气。

（3）用力呼气技术训练的要点：①1～2次呵气动作开放声门、然后以中等肺活量持续呵气至低肺活量。②正常吸气，然后憋气1～3秒。③随后胸腔和腹肌收缩，同时声门和嘴打开。④用力、快速将气体呼出。

问题2：进行自主呼吸循环技术训练有什么注意事项？

答：（1）体位方面：多数患者训练时可采取坐位，但是肺脓肿患者建议采取重力辅助体位。囊性纤维化支气管扩张症和不动纤毛综合征患者，训练时采取水平侧卧位比头低脚高位的不利影响更少。

（2）胸部扩张阶段应配合叩击或振动。

（3）重症患者应该在出现疲劳前终止训练。

（4）应根据每个患者和每个治疗周期进行调整训练。

（5）每个循环包括呼吸控制和胸廓扩张各 3 ~ 4 次，用力呵气 2 ~ 3 次。

（6）告知患者 1 ~ 2 次用力呵气后需要暂停 5 ~ 10 秒，同时进行呼吸控制，以防止气流阻塞的加重。若患者存在支气管痉挛、气道不稳定或疲劳时，暂停训练 10 ~ 20 秒。

第十节 自主引流

一、定义

自主引流（autogenic drainage，AD）是一种气道清除技术，该技术由 1967 年 Jean Chevalier 发明。通过三个不同肺容积水平控制呼吸，目的是增大呼气流速，利于呼气气流产生剪切力，从而促进痰液排出。在低肺容积位松动外周的分泌物，潮气容积位集聚分泌物于中心气道，高肺容积位使呼出气流达到最大，并帮助分泌物从中心气道排出，或者通过咳嗽动作排出。

二、目的

最大限度地增大气道内的气流，以改善通气功能并清除黏液。在实施自主引流时，患者应在不同肺容积位进行平静呼吸，以松解、移除和清除支气管分泌物。

三、禁忌证

肺功能严重损害或者大咯血的患者慎用。

四、操作流程及注意事项

（一）操作流程（表 4-10-1）

表 4-10-1　自主引流技术操作流程

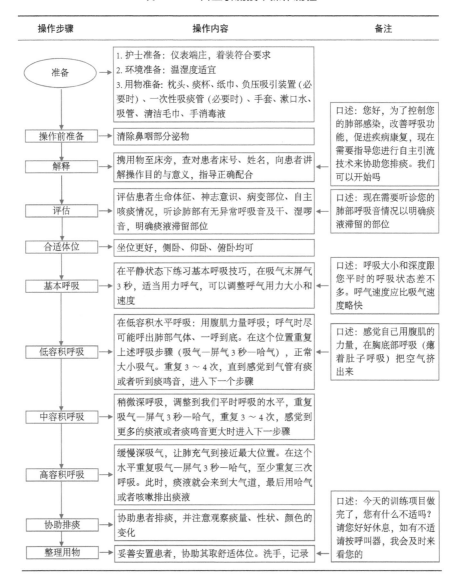

操作步骤	操作内容	备注
准备	1. 护士准备：仪表端庄，着装符合要求 2. 环境准备：温湿度适宜 3. 用物准备：枕头、痰杯、纸巾、负压吸引装置（必要时）、一次性吸痰管（必要时）、手套、漱口水、吸管、清洁毛巾、手消毒液	口述：您好，为了控制您的肺部感染，改善呼吸功能，促进疾病康复，现在需要指导您进行自主引流技术来协助您排痰。我们可以开始吗
操作前准备	清除鼻咽部分泌物	
解释	携用物至床旁，查对患者床号、姓名，向患者讲解操作目的与意义，指导正确配合	
评估	评估患者生命体征、神志意识、病变部位、自主咳痰情况，听诊肺部有无异常呼吸音及干、湿啰音，明确痰液滞留部位	口述：现在需要听诊您的肺部呼吸音情况以明确痰液滞留的部位
合适体位	坐位更好，侧卧、仰卧、俯卧均可	
基本呼吸	在平静状态下练习基本呼吸技巧，在吸气末屏气3秒，适当用力呼气，可以调整呼气用力大小和速度	口述：呼吸大小和深度跟您平时的呼吸状态差不多。呼气速度应比吸气速度略快
低容积呼吸	在低容积水平呼吸：用腹肌力量呼吸；呼气时尽可能呼出肺部气体，一呼到底。在这个位置重复上述呼吸步骤（吸气—屏气3秒—哈气），正常大小吸气。重复3～4次，直到感觉到气管有痰或者听到痰鸣音，进入下一个步骤	口述：感觉自己用腹肌的力量，在胸底部呼吸（瘪着肚子呼吸）把空气挤出来
中容积呼吸	稍微深呼吸，调整到我们平时呼吸的水平，重复吸气—屏气3秒—哈气，重复3～4次，感觉到更多的痰液或者痰鸣音更大时进入下一步骤	
高容积呼吸	缓慢深吸气，让肺充气到接近最大位置。在这个水平重复吸气—屏气3秒—哈气，至少重复三次呼吸。此时，痰液就会来到大气道，最后用哈气或者咳嗽排出痰液	
协助排痰	协助患者排痰，并注意观察痰量、性状、颜色的变化	口述：今天的训练项目做完了，您有什么不适吗？请您好好休息，如有不适请按呼叫器，我会及时来看您的
整理用物	妥善安置患者，协助其取舒适体位。洗手，记录	

（二）注意事项

（1）需要患者理解且集中注意力配合，一般适用于＞8岁的青少年和成人。

（2）肺功能严重损害或者大咯血的患者慎用。

五、教学分析

（一）重点分析

（1）自主引流主要分为 3 个阶段。

1）松动：低潮气量下呼吸，300 ~ 400 mL，移除外周分泌物。

2）聚集：潮气容积位呼吸，500 ~ 800 mL，聚集中间气道的分泌物。

3）排出：高肺容积位呼吸，1000 ~ 2500 mL，分泌物从中心气道排出。

（2）可被动或主动完成。

（二）难点分析

（1）学习难度大。

（2）在 3 个阶段尽量抑制咳嗽，直到痰液收集到大气道，再用咳嗽或者哈气动作排出痰液。每次需要重复几个循环取决于痰量和痰液性质。痰量中等或者大量的患者，一天至少需要做 2 次。

第十一节 体位引流

一、定义

体位引流（postural drainage，PD）是指对分泌物的重力引流，配合使用一些胸部手法治疗，如拍背、震颤等，多能获得明显的临床效果。治疗者可参照胸部 X 线片跟踪肺内分泌物的方法，并通过血气分析监测肺内分泌物清除效果，提供血氧饱和度的客观数据。

二、目的

利用重力原理，改变患者的体位有利于分泌物排出，从而有利于改善肺通气，提高通气血流比值，防止或减轻肺部感染，维持呼吸道通畅，减少反复感染，改善患者肺功能。

三、适应证与禁忌证

（一）适应证

（1）身体虚弱、高度疲劳、麻痹或有术后并发症不能咳出肺内分泌物者。

（2）慢性气道阻塞、发生急性呼吸道感染及急性肺水肿者。

（3）长期不能清除肺内分泌物者，如支气管扩张、肺囊性纤维化。

（二）禁忌证

（1）年迈及一般情况极度虚弱、无法耐受所需的体位、无力排除分泌物者。

（2）抗凝治疗中的患者。

（3）胸廓或脊柱骨折、近期大咯血和严重骨质疏松、急性心肌梗死者。

（4）胃液反流者。

（5）肺水肿、气胸患者。

（6）有严重心脑血管问题者。

四、操作方法及注意事项

（一）操作流程（表 4-11-1）

表 4-11-1　体位引流技术操作流程

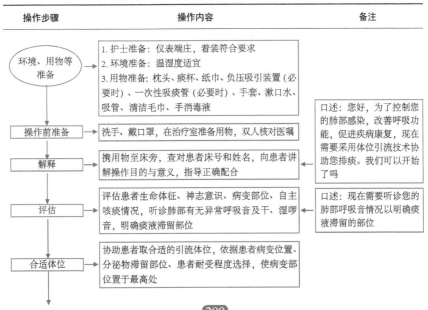

操作步骤	操作内容	备注
环境、用物等准备	1.护士准备：仪表端庄，着装符合要求 2.环境准备：温湿度适宜 3.用物准备：枕头、痰杯、纸巾、负压吸引装置（必要时）、一次性吸痰管（必要时）、手套、漱口水、吸管、清洁毛巾、手消毒液	
操作前准备	洗手、戴口罩，在治疗室准备用物，双人核对医嘱	口述：您好，为了控制您的肺部感染，改善呼吸功能，促进疾病康复，现在需要采用体位引流技术协助您排痰。我们可以开始了吗
解释	携用物至床旁，查对患者床号和姓名，向患者讲解操作目的与意义，指导正确配合	
评估	评估患者生命体征、神志意识、病变部位、自主咳痰情况，听诊肺部有无异常呼吸音及干、湿啰音，明确痰滞留部位	口述：现在需要听诊您的肺部呼吸音情况以明确痰液滞留的部位
合适体位	协助患者取合适的引流体位，依据患者病变位置、分泌物滞留部位、患者耐受程度选择，使病变部位置于最高处	

（续表）

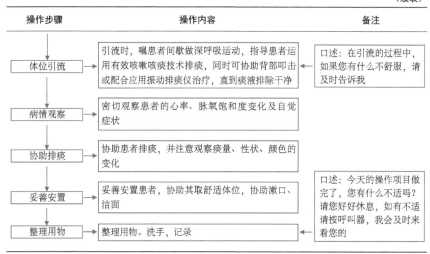

操作步骤	操作内容	备注
体位引流	引流时，嘱患者间歇做深呼吸运动，指导患者运用有效咳嗽咳痰技术排痰，同时可协助背部叩击或配合应用振动排痰仪治疗，直到痰液排除干净	口述：在引流的过程中，如果您有什么不舒服，请及时告诉我
病情观察	密切观察患者的心率、脉氧饱和度变化及自觉症状	
协助排痰	协助患者排痰，并注意观察痰量、性状、颜色的变化	
妥善安置	妥善安置患者，协助其取舒适体位，协助漱口、洁面	口述：今天的操作项目做完了，您有什么不适吗？请您好好休息，如有不适请按呼叫器，我会及时来看您的
整理用物	整理用物。洗手，记录	

（二）注意事项

（1）患者教育与配合

1）排痰前讲解体位引流的目的、方法以消除患者紧张情绪，使患者能很好地配合。

2）体位排痰期间认真做好宣教，使患者认识到即使未引流出痰液，未必无效，松动的痰液可能需要 30 ~ 60 分钟才能咳出，坚持训练非常重要。

3）认真做好康复教育，告诉患者体位排痰期间应配合饮温水、雾化吸入，使痰液稀释，利于排出。

4）看胸部 X 线片确定病灶部位、胸部听诊确定病灶集中部位，判断患者哪一段肺部需要体位排痰引流。

（2）体位引流的注意事项

1）体位引流排痰适用于支气管 – 肺疾病有大量痰液的患者。原则是抬高患肺位置，使引流支气管开口向下。根据病变部位及患者自身体验，采取相应体位，先引流痰液较多的部位，然后引流其他部位。引流过程中鼓励患者做深呼吸及有效咳嗽，并辅以叩击震颤，每次引流 15 分钟，每天 1 ~ 3 次；引流过程中应有护士或家人协助，防坠床；引流中注意观察患者反应，若出现咯血、头昏、发绀、呼吸困难、出汗、脉搏细速、疲劳等情况应立即停止引流。

2）体位引流时，尽可能让患者舒适放松，轻松呼吸，不能过度换气或呼吸急促；引流体位不宜刻板执行，采用患者既能接受，又易于排痰的体位；随时观察患者面色及表情，患者不适时注意随时调整姿势或停止引流；引流过程中专人守护，备齐吸痰用物，防窒息，防坠床；引流结束后让患者缓慢坐起并休息一会儿，防止出现体位性低血压。

3）训练过程中避免阵发性咳嗽，连续咳嗽 3 声后应注意平静呼吸片刻。有脑血管破裂、栓塞或血管瘤病史者应避免用力咳嗽。

4）引流时间应安排在早晨清醒后进行，因为夜间支气管纤毛运动减弱，气道分泌物易于睡眠时潴留。

5）体位引流前配合超声雾化吸入，或治疗时辅以叩击等技术，可以更好地促进痰液排出。

五、教学分析

（一）重点分析

（1）体位：根据不同病变部位，明确排痰的部位，从而采取相应的体位引流方法。

1）病变部位在右 / 左上肺叶尖段，可采用半坐卧位。

2）病变部位在左 / 右上肺叶前段，可采用仰卧位，膝下垫枕。

3）病变部位在右上肺叶后段，可采用左斜俯卧位。

4）病变部位在左上叶肺尖后段，可采用床头抬高 30°，患者从左向右侧 1/4，背后垫枕头支撑。

5）病变部位在肺部上叶上舌段、下舌段，可采用 1/4 的右 / 左侧卧位使患肺侧肢体抬高，抬高床尾 15°。

6）病变部位在右中叶的内、外侧段，可采用仰卧位，右侧后背垫高 45°，抬高床尾 15°。

7）病变部位在两肺下叶前基底段，可采用屈膝卧位，抬高床尾 20°。

8）病变部位在右肺下叶内基底段，可采用左斜俯卧位，右前胸距床面 30°～60°，抬高床尾 20°。

9）病变部位在两肺下叶侧基底段，可采用健侧卧位，健侧腰部垫高，或抬高床尾 20°。

10）病变部位在两下肺叶后基底段，可采用俯卧位枕头垫高腹部，抬高床尾20°。

（2）引流时间：引流宜在饭前1小时或饭后1～2小时进行，以免引起呕吐。每次引流10～15分钟，每日1～3次。一般安排在早晨起床时、晚餐前及睡前。

（3）观察：引流中注意观察患者反应，若心率超过120次/分，出现咯血、头昏、发绀、呼吸困难、出汗、脉搏细速、疲劳等情况应立即停止引流。注意观察体位引流出痰液的颜色、量、性质，以及静置后是否分为三层。

（4）排痰：引流过程中鼓励患者做深呼吸及有效咳嗽，在呼气时配合叩击，应在一次呼气期中快速多次叩击，叩击总时间一般持续2～3分钟，避免吸气期叩击。咳嗽时配合振动、摇动等使痰咳出。

（5）引流完毕：嘱患者休息，并用漱口水彻底漱口，以保持口腔清洁，以增进食欲，减少呼吸道感染机会。记录排出的痰量和性质，必要时将痰液送检。痰液用漂白粉等消毒剂清毒后再弃去。

（6）评估与记录：①评估引流效果：引流后通过听诊评估呼吸音的变化。②记录：引流出痰液的颜色、量、性质、气味，以及患者血压、心率情况。

（二）难点分析

患者的配合程度、理解重力辅助引流方法的程度，以及观察操作中的并发症、评估引流技术的有效性等是整个过程中的难点。

（三）理论提问

问题1：体位引流排痰有什么禁忌证？

答：（1）年迈及一般情况极度虚弱、无法耐受所需的体位、无力排除分泌物者。

（2）抗凝治疗中的患者。

（3）胸廓或脊柱骨折、近期大咯血、严重骨质疏松和急性心肌梗死者。

（4）胃液反流者。

（5）肺水肿、气胸患者。

（6）严重心脑血管问题者。

问题2：体位引流排痰训练有什么注意事项？

答：（1）摆放体位：原则是抬高患肺位置，使引流支气管开口向下，引流体位不宜刻板执行，必须采用患者既能接受，又易于排痰的体位。

（2）引流时间：应安排在早晨清醒后进行，因为夜间支气管纤毛运动减弱，气道分泌物易于睡眠时潴留。

（3）病情观察：训练过程中避免阵发性咳嗽，连续咳嗽3声后应注意平静呼吸片刻；有脑血管破裂、栓塞或血管瘤病史者应避免用力咳嗽；引流中注意观察患者反应，若出现咯血、头昏、发绀、呼吸困难、出汗、脉搏细速、疲劳等情况应立即停止引流；备齐吸痰用物，防窒息，防坠床。

（4）辅助疗法：体位引流前配合超声雾化吸入，或治疗时辅以叩击等技术，可以更好地促进痰液排出。

第十二节　胸部叩击

一、定义

胸部叩击是通过叩击胸背部，借助外力振动促使附着在气管、支气管、肺内的分泌物松动，以利于其排出的方法。

二、目的

促使黏附于肺、支气管、细支气管内的分泌物松动或脱落，有利于分泌物向外移动，通过患者咳嗽排出体外。

三、适应证与禁忌证

（一）适应证

（1）痰液黏稠、咳嗽无力、排痰困难者。

（2）久病体弱、长期卧床需要协助排痰者。

（二）禁忌证

（1）未经引流的气胸患者。

（2）肋骨骨折者。

（3）有病理性骨折史者。

（4）咯血。

（5）低血压、肺水肿。

四、操作方法及注意事项

（一）操作流程（表4-12-1）

表4-12-1 胸部叩击技术操作流程

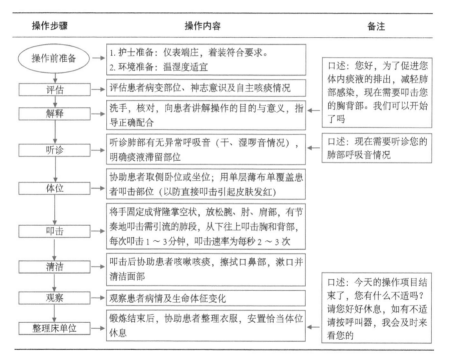

操作步骤	操作内容	备注
操作前准备	1. 护士准备：仪表端庄，着装符合要求。 2. 环境准备：温湿度适宜	口述：您好，为了促进您体内痰液的排出，减轻肺部感染，现在需要叩击您的胸背部。我们可以开始了吗
评估	评估患者病变部位、神志意识及自主咳痰情况	
解释	洗手，核对，向患者讲解操作的目的与意义，指导正确配合	
听诊	听诊肺部有无异常呼吸音（干、湿啰音情况），明确痰液滞留部位	口述：现在需要听诊您的肺部呼吸音情况
体位	协助患者取侧卧位或坐位；用单层薄布单覆盖患者叩击部位（以防直接叩击引起皮肤发红）	
叩击	将手固定成背隆掌空状，放松腕、肘、肩部，有节奏地叩击需引流的肺段，从下往上叩击胸和背部，每次叩击1～3分钟，叩击速率为每秒2～3次	
清洁	叩击后协助患者咳嗽咳痰，擦拭口鼻部，漱口并清洁面部	口述：今天的操作项目结束了，您有什么不适吗？请您好好休息，如有不适请按呼叫器，我会及时来看您的
观察	观察患者病情及生命体征变化	
整理床单位	锻炼结束后，协助患者整理衣服，安置恰当体位休息	

（二）注意事项

（1）咯血、低血压、肺水肿、未经引流的气胸、肋骨骨折及有病理性骨折者，禁用胸部叩击。

（2）叩击时避开乳房和心脏，勿在骨突起部位进行，如胸骨、肩胛骨及脊柱，应避开纽扣、拉链部位。

（3）叩击处可覆盖薄布单以防直接叩击引起皮肤发红，但覆盖物不宜过厚，以免影响叩击效果。

五、教学分析

（一）重点分析

（1）全面评估患者，了解叩击前、中、后的操作步骤，胸部叩击体位的选择及禁忌证等都是本次教学的重点内容。

（2）确保叩击治疗安全

1）掌握叩击的禁忌证（如咯血、未引流的气胸、肋骨骨折等）。

2）叩击治疗时间由短及长，初次治疗从30秒逐渐延长，使患者逐渐适应。

3）选择餐后2小时或餐前30～60分钟，以避免治疗中引发呕吐。

4）叩击治疗过程中密切观察患者生命体征及治疗反应，如有不适应停止治疗，酌情处理，待稳定后再行叩击。

5）操作后协助患者做好口腔护理，祛除痰液，询问患者感受，观察痰液情况，监测生命体征、肺部呼吸音及啰音变化。

（二）难点分析

（1）在训练中叩击胸部的频率、每一肺叶叩击的时间及叩击时的注意事项是本节操作练习中的难点，确保达到胸部叩击的实效性。

（2）确保叩击治疗效果。

1）熟知叩击部位的选择，应在肺野范围内进行，肺部炎症区域为重点叩击部位。

2）掌握正确的操作手法及方法。操作者应站在患者后方或侧后方，运用手腕力量，自下而上、由外向内、由周围向主气道方向依次进行。叩击力量要均匀，叩击时以可听见空洞声但不使患者感到疼痛为宜。

3）每天于雾化治疗后、体位变动后及时进行叩击，每日至少叩击3～4次，每一叶肺每次叩击30～60秒，每次叩击时间为5～10分钟。对于病情较重、耐受力较差的老年患者，可酌情减少单次叩击时间，增加每日叩击次数。

4）叩击时注意观察患者的反应，叩击后询问患者感受，观察咳痰情况，及时协助排痰，定期复查肺部呼吸音及啰音变化。

（三）理论提问

问题 1：哪些人群禁用胸部叩击排痰法？

答：未经引流的气胸者、肋骨骨折者、有病理性骨折史者、咯血者、低血压者和肺水肿者。

问题 2：胸部叩击训练时有哪些注意事项？

答：叩击时避开乳房和心脏，勿在骨突起部位进行，如胸骨、肩胛骨及脊柱，宜应避开纽扣、拉链部位；叩击处可覆盖薄布单以防直接叩击引起皮肤发红，但覆盖物不宜过厚，以免影响叩击效果。

第十三节 胸部摇振

一、定义

胸部摇振是一种可有效清除呼吸道系统分泌物、增强和促进咳嗽反射、保证呼吸道通畅、有利于肺康复的排痰方法。

二、目的

（1）打开萎陷的肺泡，保持肺泡复张，促进肺泡换气。

（2）改善通气／血流灌注。

（3）通过体位变化，最大限度地增加心肺功能。

（4）清除痰液，利于肺内分泌物的引流。

（5）治疗及预防肺部并发症。

三、适应证与禁忌证

（一）适应证

（1）肺部器质性病变：慢性阻塞性肺部疾病、支气管扩张、肺炎等。

（2）应用辅助通气：人工气道或机械通气。

（3）呼吸肌动力障碍：上腹部手术后、低蛋白血症。

（4）肺通气/换气功能障碍：呼吸道分泌物产生增加。

（5）中枢性的排痰障碍：因昏迷或瘫痪导致咳嗽反射减弱。

（二）禁忌证

（1）生命体征不平稳、严重心律失常者。

（2）高颅压、严重癫痫、气胸、急性肺水肿、咯血、高危出血者、哮喘持续状态等。

（3）严重代谢性酸中毒未纠正、急性呼吸窘迫综合征、肺栓塞、肺脓肿患者要酌情考虑。

四、操作方法及注意事项

（一）操作流程（表4-13-1）

表4-13-1　胸部摇振技术操作流程

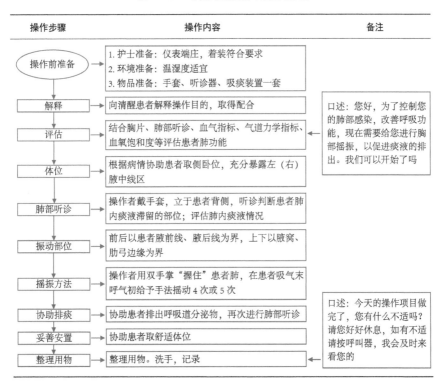

（二）注意事项

（1）手法振肺操作时，对自主呼吸的患者要鼓励其深呼吸，对机械通气患者可提高潮气量 50～100 mL，以利于打开肺泡，增加通气 / 换气面积。

（2）操作过程中要密切观察患者反应和生命体征。

（3）应注意时机的选择，应在支气管镜检查前、气管插管拔管前、气管切开实施前应用，或在呼吸肌参数调校前后 1 小时应用，腹膜透析患者应在出水后实施。

五、教学分析

（一）重点分析

本次胸部摇振训练法的重点是掌握手法的力度、力量、频率、节律，以及配合者的掌握情况。

（二）难点分析

掌握操作过程中的注意事项是整个操作的难点部分。

（三）理论提问

问题 1：胸部摇振训练技术的目的是什么？

答：打开萎陷的肺泡，保持肺泡复张，促进肺泡换气；改善通气 / 血流灌注；通过体位变化，最大限度地增加心肺功能；清除痰液，利于肺内分泌物的引流；治疗及预防肺部并发症。

问题 2：实施胸部摇振操作时有什么注意事项？

答：对自主呼吸的患者要鼓励其深呼吸，对机械通气患者可提高潮气量 50～100 mL，以利于打开肺泡，增加通气 / 换气面积；操作过程中要密切观察患者反应和生命体征；应在支气管镜检查前、气管插管拔管前、气管切开实施前应用，或在呼吸机参数调校前后 1 小时应用，腹膜透析患者应在出水后实施。

第十四节　机械装置

一、振荡呼气正压技术

振荡呼气正压技术（oscillatory positive expiratory pressure，OPEP）治疗是用一种机械的方式打断气流，通过呼气阻力阀门反复关闭造成呼气气流的短暂连续中断，从而产生振动。使用时患者如同缩唇呼气一样，在呼气时需对抗一个固定出口的阻力器，从而在气道内形成一定的呼气正压，可维持气道在整个呼气相开放，理论上有助于恢复肺不张。

振荡气流可以降低黏液的黏弹性，更有利于黏液的排出。OPEP 技术是通过正压呼气和气流振动方式促进痰液排出，研究发现，OPEP 与传统胸部物理治疗相比，能降低 COPD 患者急性加重入院频率；OPEP 对存在慢性气道疾病的患者（如 COPD、支气管哮喘、支气管扩张等）在短期内改善其临床喘息症状和肺功能具有显著优势。

呼气正压（positive expiratory pressure，PEP）装置由面罩（或口嘴）和一个连接呼气阻力器的单向阀组成。有的还包括一个压力计，用于监测治疗过程中的压力。潮气呼吸或轻微主动呼气通过一个阻力器在呼气中段产生 $10 \sim 20$ cmH$_2$O 的压力以维持气道开放，或通过增加远端胸腔内压力以提高功能残气量或侧支通气来促进分泌物排出。操作流程见表 4-14-1。

表 4-14-1　呼气正压装置操作流程

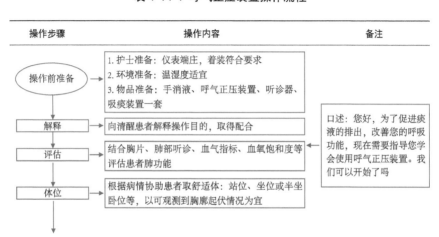

（续表）

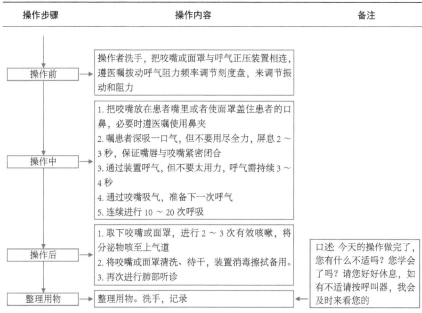

操作步骤	操作内容	备注
操作前	操作者洗手，把咬嘴或面罩与呼气正压装置相连，遵医嘱拨动呼气阻力频率调节刻度盘，来调节振动和阻力	
操作中	1. 把咬嘴放在患者嘴里或者使面罩盖住患者的口鼻，必要时遵医嘱使用鼻夹 2. 嘱患者深吸一口气，但不要用尽全力，屏息2～3秒，保证嘴唇与咬嘴紧密闭合 3. 通过装置呼气，但不要太用力，呼气需持续3～4秒 4. 通过咬嘴吸气，准备下一次呼气 5. 连续进行10～20次呼吸	
操作后	1. 取下咬嘴或面罩，进行2～3次有效咳嗽，将分泌物咳至上气道 2. 将咬嘴或面罩清洗、待干，装置消毒擦拭备用。 3. 再次进行肺部听诊	口述 今天的操作做完了，您有什么不适吗？您学会了吗？请您好好休息，如有不适请按呼叫器，我会及时来看您的
整理用物	整理用物。洗手，记录	

二、高频振荡技术

高频振荡技术（high frequency chest wall compression，HFCWC）是使患者产生一个类似咳嗽的呼气相流速，使分泌物脱离气道壁，改变分泌物的流变学特性，加快纤毛系统的移动速度，使分泌物加速向大气道转移并排出。现有的高频胸壁振荡装置多由气动脉冲发生器、空气软管、充气背心和紧急停止开关等部分组成，用于给外胸壁提供高频和小容量的呼气脉冲。短而快速的呼气脉冲（频率为2～25 Hz）会产生一个经呼吸道的负压，以松动、聚集和排出分泌物。有胸部外伤的患者禁用。操作流程见表4-14-2。

表4-14-2 高频振荡技术排痰仪操作流程

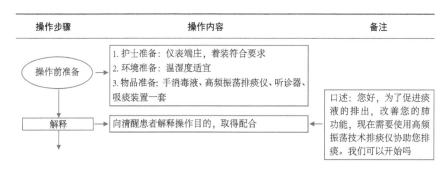

操作步骤	操作内容	备注
操作前准备	1. 护士准备：仪表端庄，着装符合要求 2. 环境准备：温湿度适宜 3. 物品准备：手消毒液、高频振荡排痰仪、听诊器、吸痰装置一套	口述：您好，为了促进痰液的排出，改善您的肺功能，现在需要使用高频振荡技术排痰仪协助您排痰。我们可以开始吗
解释	向清醒患者解释操作目的，取得配合	

（续表）

操作步骤	操作内容	备注

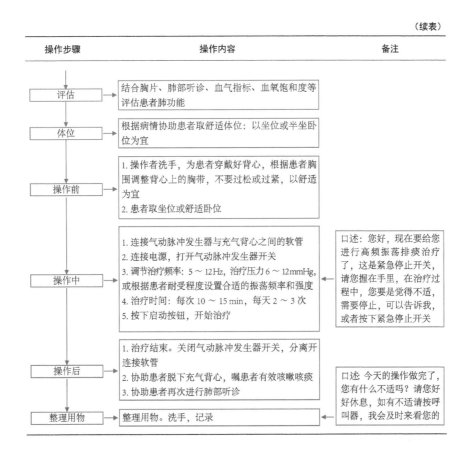

评估：结合胸片、肺部听诊、血气指标、血氧饱和度等评估患者肺功能

体位：根据病情协助患者取舒适体位：以坐位或半坐卧位为宜

操作前：
1. 操作者洗手，为患者穿戴好背心，根据患者胸围调整背心上的胸带，不要过松或过紧，以舒适为宜
2. 患者取坐位或舒适卧位

操作中：
1. 连接气动脉冲发生器与充气背心之间的软管
2. 连接电源，打开气动脉冲发生器开关
3. 调节治疗频率：5～12Hz，治疗压力6～12mmHg，或根据患者耐受程度设置合适的振荡频率和强度
4. 治疗时间：每次10～15min，每天2～3次
5. 按下启动按钮，开始治疗

口述：您好，现在要给您进行高频振荡排痰治疗了，这是紧急停止开关，请您握在手里，在治疗过程中，您要是觉得不适，需要停止，可以告诉我，或者按下紧急停止开关

操作后：
1. 治疗结束。关闭气动脉冲发生器开关，分离开连接软管
2. 协助患者脱下充气背心，嘱患者有效咳嗽咳痰
3. 协助患者再次进行肺部听诊

口述：今天的操作做完了，您有什么不适吗？请您好好休息，如有不适请按呼叫器，我会及时来看您的

整理用物：整理用物。洗手，记录

三、肺内叩击通气

肺内叩击通气（intrapulmonary percussive ventilation，IPV）是指吸气时，注入短而快速的脉冲气流，进入开放气道以产生一个经呼吸道的正压，依赖于胸壁的弹性回缩力引起被动呼气。这种方法利于增加纤毛的清理能力。

四、机械辅助咳嗽

机械辅助咳嗽（mechanical cough assist，MCA）是指吸气时提供正压使潮气量有轻微的增加，接着给予负压以排出气道分泌物。经典做法是，5个正压（吸气）、负压（呼气）呼吸循环接着一段时间的正常呼吸或20～30秒的通气，以避免过度通气。这个过程一直重复，直到没有其余痰液排出时停止。

第十五节 运动训练

一、训练目的

改善关节活动，增强肌肉力量，牵伸软组织，放松肌肉和精神，增加耐力。

二、训练原则

（一）下肢训练

（1）2007年的指南将下肢运动训练作为"COPD患者肺康复的强制性内容，推荐级别为1A级"，证据来源于15个随机对照研究，病例数到达1225例，进一步支持并强化了下肢运动训练是肺康复关键核心内容的观点。

（2）下肢训练可以明显增加活动耐量，减轻呼吸困难症状，改善精神状态，如快走、划船、骑车、登山等。运动后不应该出现明显气促、气短（仅有轻度至中度气短、气急为宜）或剧烈咳嗽。每次活动后心率至少增加20%～30%，停止后5～10分钟恢复。

（3）运动频率为每周2次逐渐增加至每天1次，每次20分钟左右，4～10周为1个周期。

（4）高强度比低强度产生更大的生理获益，用运动时的"呼吸困难程度"作为决定运动强度的替代指标。

（5）监测血氧饱和度、心电图。

（二）上肢训练

可以运动辅助呼吸肌群，如胸大肌、胸小肌、背阔肌、前锯肌、斜方肌。运动方法包括手摇车及提重物训练，手摇车训练以无阻力开始，后以5 W增量，运动时间为20～30分钟，速度为50 r/min，以运动时出现轻度气急、气促为宜。提重物训练：患者手持重物，开始以0.5 kg，以后逐渐增至2～3 kg，做高于肩部的各个方向的活动，每活动1～2分钟，休息2～3分钟，每天2次，以出现轻微的呼吸急促及上臂疲劳为度。

（三）呼吸肌训练

可以改善呼吸肌耐力，缓解呼吸困难症状。增强吸气肌练习：使用抗阻呼吸器（具有不同粗细直径的内管），在吸气时产生阻力，呼气时没有阻力。开始练习 3 ～ 5 分钟，一天 3 ～ 5 次，以后练习时间可增加至 20 ～ 30 分钟，以增加吸气肌耐力，还可以不断减少吸气管直径以增强吸气肌肌力。增加腹肌练习：取仰卧位，腹部放置沙袋做挺腹练习，开始为 1.5 ～ 2.5 kg，以后可逐步增加至 5 ～ 10 kg，每次腹肌练习 5 分钟，也可仰卧位做两下肢屈髋屈膝，两膝尽量贴近胸壁的练习，以增强腹肌。

三、COPD 患者的运动疗法

2007 年版肺康复指南再次强调运动锻炼的基础性作用，运动耐力降低和活动受限是 COPD 患者的显著临床特征，运动疗法，对于减轻 COPD 患者呼吸困难、提高有效呼吸和改善生活质量起到了至关重要的作用。

（一）运动疗法

运动疗法主要从运动方式、强度、时间、频率、运动周期及运动方法等方面进行计划。

（二）力量训练

力量训练是通过多次、多组有节奏的负重练习达到改善肌肉群力量、耐力和形状的运动方式，不同的次数、组数，以及负重都会产生不同效果，主要包括各种循环抗阻力训练和负重训练。

（三）耐力训练

耐力训练是指在一定强度下，在相当的时间内（15 ～ 20 分钟）重复同一运动周期的运动，是一种增强呼吸、心血管功能和改善新陈代谢的锻炼方法。

近 20 余年来广泛用于促进健康、预防慢性疾病方面，主要包括快步行走、爬楼梯、慢跑和骑自行车等，根据 COPD 患者不同的心肺功能选择采取相应的运动方式。心肺功能试验是确定患者运动强度的标准方法，运动强度的客观指标包括最大摄氧量（VO_2max）、代谢当量、靶心率、患者疲劳程度及症状等。目前临床多以 VO_2max 和靶心率作为运动强度的重要检测指标：> 70% VO_2max 为高强度运动，50% ～ 70% VO_2max 为中等强度运动，< 50% VO_2max 为低强度运动。研究证实，高强度与低强度训练均可使 COPD 患者从中获益。ATS 建议 COPD 患者执行运动方案 8～12 周，每周 2～5 次，每次 20～30 分钟，但重度老年患者因自身耐受情况和依从性较差，可酌情减轻运动时间和降低运动强度。研究证实，持续 12 周肺康复训练后，患者的活动耐力、呼吸困难情况均得到显著改善。

第十六节 营养评估与支持

有研究表明，体重减轻与 COPD 的生存率呈负相关，体重下降和肌肉萎缩与 COPD 的不良预后有关，而营养干预是改善慢性肺疾病患者心理和生理健康的有效手段之一，需借助评估工具实施。

一、评估工具的应用

营养风险筛查 2002（NRS 2002）是欧洲肠内肠外营养学会推荐使用的住院患者营养风险筛查方法，总评分包括三个部分的总和，即疾病严重程度评分 + 营养受损评分 + 年龄评分（70 岁以上加 1 分），总分值 ≥ 3 分需要制订营养计划，< 3 分需要定期筛查（表 4-16-1）。

表4-16-1 住院患者营养风险筛查（NRS 2002）

病区：　　　床号：　　　住院号：　　　姓名：　　　性别：　　　年龄：

（一）营养受损评分　　　小结：　　　分

项目	是	否	评分	评分标准
BMI				＜18.5（3分）若严重胸腹水、水肿得不到准确BMI时，用白蛋白替代（按ESPEN 2006），即＜30 g/L（3分）
在最近3个月内是否有体重减轻?				体重下降＞5%是在：3个月内（1分） 2个月内（2分） 1个月内（3分）
在最近1周内有膳食摄入减少?				较从前减少：25%～50%（1分） 50%～75%（2分） 75%～100%（3分）

注：小结得分只选择评分最高的分数，如以上项目均不符合评分标准者，小结得分为0分。

（二）疾病严重程度评分　　　小结：　　　分

营养需要量	有文献支持的疾病诊断（NRS 2002列出）	否	是	评分
轻度增加	髋骨骨折，慢性疾病有急性并发症，肝硬化，COPD，血液透析，糖尿病			1
中度增加	腹部大手术，脑卒中，严重肺炎，血液恶性疾病			2
重度增加	颅脑损伤，骨髓移植，ICU住院患者（APACHE＞10分）			3

注：（1）对于符合上述列出的明确诊断者，则无须评价下表。
（2）对于不符合上述列出的明确诊断者，请参考下表标准，依照调查者的理解进行分析。

疾病严重程度	内容	否	是	评分
轻度	慢性疾病患者因出现并发症而住院治疗。患者虚弱但不需卧床。蛋白质需要量略有增加，但可以通过口服补充剂来弥补			1
中度	患者需要卧床，如大手术后，蛋白质需要量相应增加，但大多数人仍可以通过人工营养得到恢复			2
重度	患者在加强病房中靠机械通气支持，蛋白质需要量增加而且不能被肠外或肠内营养支持所弥补，但是通过肠外或肠内营养支持可使蛋白质分解和氮丢失明显减少			3

注：小结得分取表中相应的评分值，若以上项目均不符合疾病营养需要量程度者，小结得分为0分。

（三）年龄评分

评分标准：年龄＜70岁（0分）；年龄≥70岁（1分）。

（四）营养风险总评分：＿＿＿分（营养受损评分＋疾病严重程度评分＋年龄评分）

结果判断：
（1）营养风险总评分≥3分：患者有营养不良风险，制订一般性营养支持计划。
（2）营养风险总评分＜3分：每2周复查营养风险筛查。

调查者：　　　　　调查日期：

二、COPD 患者的营养支持

研究表明，COPD 患者多因呼吸肌疲劳、精神压抑、组织缺氧、长期能量摄入不足、消化吸收功能差等原因造成消耗增多及代谢降低，最终导致患者存在不同程度的营养不良。COPD 患者常常存在营养不良风险，导致患者急性期加重入院，且患者营养缺乏程度越明显，越易发生呼吸道感染并发呼吸衰竭，导致住院时间延长。

在国外，约 50% 的 COPD 住院患者和 25% 的门诊患者都存在营养不良，我国住院中老年患者的营养不良发生率更是高达 60%，且病情越重发生率越高，而营养不良被认为是 COPD 患者急性加重、30 天再住院率和病死率增加的独立危险因素。欧洲肠外肠内营养学会发表的新的营养不良诊断标准的专家共识指出，营养风险的筛查与评估便于及早发现存在营养风险的患者，新的营养指南推荐 NRS 2002 作为评估患者营养状态的有效评分工具。然而不同严重程度 COPD 患者的营养干预措施目前没有确切而统一的认识。研究表明，通过每日补充 30 g 蛋白，能显著降低 COPD 患者的营养风险，是 COPD 治疗不可忽视的重要措施。

COPD 患者一般给予低脂、复合碳水化合物、易消化、富含蛋白质、高热量、富含维生素饮食，应避免过多的液体量，食欲未恢复前可少食多餐，食欲差的患者应补充营养。肥胖患者应设法减轻体重以减少呼吸功。患者血钾、镁、磷水平应维持正常，以保证肌肉的强度和耐力。早期给予肠内营养，尽量减少深静脉营养。

第十七节 肺康复与行为医学：心理、认知和社会因素

随着生物 – 心理 – 社会医学模式的转变，对患者进行有效的心理行为干预已成为现代医学模式对医护人员的基本要求，COPD 患者由于病程较长、呼吸困难等因素，普遍存在焦虑、抑郁等负面心理情绪，有些患者伴有各种神经精神症状，如失眠、多梦、记忆力减退、识别不能、谵妄等，这也许与低氧血症导致脑缺氧有关。因此，医护人员必须加强对患者的关注及心理疏导。研究表

明 COPD 患者焦虑发生率在 13% ~ 51%，抑郁症发生率在 6% ~ 42%，且病情越重发生率越高。

新版肺康复指南对心理行为干预进行了更加细致的描述，干预内容与旧版基本一致。已有研究表明，对 COPD 患者进行早期积极的心理干预，可以有效地提高患者的生活质量，促进患者康复。

一、干预措施

关心、同情、帮助患者，鼓励患者与疾病斗争，增强患者和疾病做斗争的信心，支持其参加力所能及的各种社会活动和正常的交往，并动员患者的家属、朋友一起来做工作。除以上心理治疗外，也可考虑给予必要的神经精神药物。

二、职业康复

康复的基本目标是让 COPD 患者作为自立的和有用的一员返回社会。当患者的活动能力在康复方案实施后已恢复至理想水平时，应评价患者恢复工作的潜在能力。有些 COPD 患者不可能达到职业康复。影响职业康复成功的因素包括患者呼吸功能受损使康复锻炼受限、疾病的进行性发展、临床症状的恶化、高龄、智力因素等。对患者职业康复可能性的评价一定要客观和实事求是。

第十八节 居家肺康复锻炼计划

目前呼吸康复的研究目标是提高全社会和医学界对呼吸康复的认识度，制定呼吸康复规范流程、共识、指南、行业标准，尤其是符合中国国情的社会-心理-生物医学模式的行业标准，推进呼吸康复的教育和研究。但由于康复本身的特殊性，很多患者不能、不方便或者不愿意去大型综合医院的康复科或者在康复专科医院进行专业的康复训练。为了提高患者呼吸康复的依从性，家庭康复是未来的发展方向。有研究结果表明，居家康复有和康复中心康复近似的效果，而且居家康复可以省时、省力，减少总体费用并提高患者满意度。所以，对于不能前往康复中心进行康复治疗的患者，建议居家康复，将运动锻炼融入日常生活中。

目前国外已开展信息自动化反馈系统研究，将 COPD 患者居家的生命体征情况、每日运动锻炼依从情况及患者自身健康情况进行检测，医护人员通过信息反馈系统及时评估并调整干预措施。

Lange 等鼓励患者进行家庭运动而不仅仅局限在康复机构治疗，如果在家庭综合计划中遇到困难，可以向治疗师咨询或在指导课上讨论解决。进行家庭康复时，指导患者在体质虚弱（感冒、COPD 急性加重期或肺部感染）时暂停运动锻炼，饭后 1 小时内不要剧烈运动。如患者出现呼吸急促、胸痛等症状不能缓解时，应及时就诊。

参考文献

[1] 姜安丽，段志光．护理教育学 [M]．北京：人民卫生出版社，2019.

[2] 梁涛，郭爱敏．临床护理情景模拟教学应用指南及典型病例荟萃 [M]．北京：人民卫生出版社，2014.

[3] 毛靖，曾铁英，陈军华．护理专业教学法 [M]．北京：高等教育出版社，2012.

[4] 曹慧，徐亚楠，庄妍．以问题为导向的教学方法在普外科护理教学中的应用 [J]．护理实践与研究，2019，16（6）：135-137.

[5] 沈以．问题式学习教学法联合案例分析在骨科护理带教中的应用 [J]．护理实践与研究，2017，14（22）：134-136.

[6] 郑良芬，陈英．不同角色扮演法在儿科护理实训教学中的应用效果观察 [J]．护理研究，2017，31（30）：3881-3883.

[7] 刘敦，姜小鹰，宋继红．综合情境教学法及演示实验教学法在本科护理教学中的应用比较 [J]．中华护理教育，2014，11（11）：827-830.

[8] 刘王，靖凯．微课结合情景模拟在高职外科护理教学中的应用 [J]．卫生职业教育，2017，35（23）：59-60.

[9] 陈英．以学生为主体的高仿真情景模拟教学在外科护理教学中的应用 [J]．中医临床研究，2016，8（3）：125-126.

[10] 高薇，孙静，卢玉仙．基于云课堂的翻转课堂教学法在高职护理学生《外科护理学》教学中的应用 [J]．护理研究，2017，31（23）：2904-2905.

[11] 宋丽绅，海川，杨祎．基于思维导图的双轨教学对静脉用药调配中心规范护士岗位胜任力与教学满意度的影响 [J]．护理实践与研究，2020，17（2）：141-143.

[12] 周丽荣．项目教学法在护理专业教学中的研究现状 [J]．全科护理，2012，10（5）：1323-1324.

[13] 李增宁，秦振河，张雷，等．临床教学查房 [J]．河北医科大学学报，2005，26（6）：

577-578.

[14] 尤黎明，吴瑛.内科护理学 [M].6 版.北京：人民卫生出版社，2017.

[15] 王丽芹，付春华，张浙岩.内科患者健康教育 [M].北京：科学出版社，2017.

[16] 武淑萍，杨晶，杨阳.老年呼吸专科护理技术 [M].北京：科学出版社，2019.

[17] 新型冠状病毒肺炎诊疗方案（试行第七版）.[EB/OL].（2020-3-3）[2021-11-30].http://www.
gov.cn/zhengceceku/2020-03/04/5486705/files/ae61004f930d47598711aod4cbf874a9.polf.

[18] 王晶.支气管扩张合并大咯血护理体会 [J].临床医药文献杂志，2018，5（34）：141-142.

[19] 刘虎，陈一萍，祝贺，等.外周血嗜酸性粒细胞与哮喘 - 慢性阻塞性肺气肿重叠急性加重
风险的相关研究 [J].中国现代医学杂志，2019，29（7）：66-71.

[20] 叶晓尧，刘海英.精细护理干预在纤维支气管镜检查中的应用 [J].护理实践与研究，
2018，15（7）：61-63.

[21] 李菁，王浩，石永珍，等.超声引导下目标导向性胸部物理治疗在护理老年重症肺炎患者
中的应用效果 [J].现代中西医结合杂志，2021，30（12）：1344-1347.

[22] 孙烯辉，杨丽，黄德斌，等.胸部综合物理治疗对机械通气患者脱机趋势的影响 [J].护理
学杂志，2019，34（15）：25-28.

[23] 罗晶，王爱民，许丽辉.排痰困难患者排痰方法的研究进展 [J].上海护理，2014，14（4）：
63-65.

[24] 潘丽萍，韩丽红.新式叩击手法促进 COPD 合并感染患者排痰的效果 [J].解放军护理杂志，
2010，27（24）：1873-1874，1877.

[25] 刘元生.心肺复苏 2015 年指南与解读 [J].临床心电血杂志，2015，24（6）：401-409.

[26] 中华医学会重症医学分会.机械通气临床应用指南（2006）[J].中国危重病急救医学，
2007，19（2）：65-72.

[27] 李晔，蔡冉，陆烨.应对新型冠状病毒肺炎防护服的选择和使用 [J].中国感染控制杂志，
2020，19（2）：117-121.

[28] 陈敬芳.穿脱防护服的流程解读 [J].新发传染病电子杂志，2016，1（1）：63.

[29] 孙延娟，杨宗强，孙延龙，等.肺复张治疗对重症肺部感染患者血流动力学及氧合水平的
影响分析 [J].中华医院感染杂志，2017，27（22）：5079-5082.

[30] 王鸿，侯洪.不同肺复张方法在重症肺炎引起的急性呼吸窘迫综合征患者中的临床应用比
较 [J].当代医学，2020，26（7）：104-106.

[31] 孔霖，申彪.肺复张对肺外源性 ARDS 患者肺顺应性及血流动力学的影响 [J].中国现代医
药杂志，2020，22（1）：28-31.

[32] 孙晓辉，贺庆军，梁国鹏，等.肺扩张治疗研究进展 [J].中国呼吸与危重监护杂志，
2009，8（1）：95-98.

[33] 郭佳宝，朱毅.吸气肌训练的临床研究进展 [J].中国康复医学杂志，2014（9）：888-892.

[34] 孟申.呼吸肌训练在慢性阻塞性肺疾病治疗中的地位 [J].中国康复理论与实践，2009，15（5）：
403-404.

[35] 李俊，冷虎.呼吸康复临床研究进展 [J].齐齐哈尔医学院学报，2018，39（20）：2435-2437.

[36] 熊佰如，沈美芳，陈梦霞.气道廓清技术在气道黏液高分泌相关疾病中的应用现状 [J].中

国临床护理，2020，12（4）：383-385.

[37] 吴文芳，杨洁.胸肺物理治疗的临床应用现状及护理 [J].全科护理，2019，17（2）：181-184.

[38] 李望，李晓玲.主动呼吸循环技术在呼吸系统疾病康复中的研究进展 [J].护士进修杂志，2009，24（20）：1874-1875.

[39] 王丽，张文博，毕冰茜，等.基于跨理论模型的居家肺康复方案在慢性阻塞性肺疾病患者中的可行性和有效性研究 [J].实用心脑肺血管病杂志，2020，28（1）：116-120.

[40] 许诺，钮美娥，韩燕霞，等.远程康复技术辅助慢性阻塞性肺疾病患者居家肺康复的研究进展 [J].中国护理管理，2020，20（6）：906-908.

[41] 王秀秀，蒋玉宇，王姗姗，等.慢性阻塞性肺疾病患者肺康复体验的质性研究 [J].中华护理杂志，2020，55（5）：696-702.

[42] 常虹.呼吸肌训练在慢性阻塞性肺疾病治疗中的作用 [J].中国医药导报，2013，10（10）：38-42.

[43] 蓝宇涛，李亚洁，王娟.肺复张干预对急性呼吸窘迫综合征犬吸痰后血流动力学的影响 [J].解放军护理杂志，2011，28（1A）：1-2.

[44] ANTONELLO, NICOLINI, VALENTINA, et al. Comparison of effectiveness of temporary positive expiratory pressure versus oscillatory positive expiratory pressure in severe COPD patients[J]. The clinical respiratory journal, 2018, 12（3）：1274-1282.

[45] SUN X J, ZENG H, AMRITA, et al. Constitutively expressed IFITM3 protein in human endothelial cells poses an early infection block to human influenza viruses[J]. Journal of virology, 2016, 90（24）：11157-11167.

[46] LAU B, SKINNER E H, LO K, et al. Experiences of Physical Therapists Working in the Acute Hospital Setting: Systematic Review[J]. Physical therapy, 2016, 96（9）：1317-1332.

[47] MUNOZ G, DE GRACIA J, BUXO M, et al. Long-term benefits of airway clearance in bronchiectasis: a randomised placebo-controlled trial[J]. The European respiratory journal, 2018, 51（1）：1701926.

[48] MOSCOVICE I S, CASEY M M, WU Z. Disparities in geographic access to hospital outpatient pulmonary rehabilitation programs in the United States[J].Chest, 2019, 156（2）：308-315.

[49] 吴文芳，杨洁.胸肺物理治疗的临床应用现状及护理 [J].全科护理，2019，17（2）：181-184.

[50] 董碧蓉.新概念老年医学 [M].北京：北京大学医学出版社，2017.

[51] 郑彩娥，李秀云.康复护理技术操作规程 [M].北京：人民卫生出版社，2019.

[52] 约翰 E.霍奇金.肺康复：成功指南.4 版.袁月华，解立新，葛慧青，等译.北京：人民卫生出版社，2019.

[53] 卢慕菊，邹文燕.振动正压呼气排痰设备在慢性阻塞性肺疾病康复护理中的应用 [J].中西医结合护理（中英文），2019，5（6）：78-80.

[54] 杨娟，陈敏，朱慕云.振动正压呼气排痰对慢阻肺急性加重患者肺康复影响的临床研究 [J].中国现代医药杂志，2018，20（5）：46-49.

[55] 张丽，甘秀妮.主动呼吸循环技术对急性加重期 COPD 患者能量消耗和排痰效果的干预研究 [J].护士进修杂志，2014，（17）：1560-1563.

[56] 钮美娥，钱红英.呼吸系统疾病护理实践手册 [M].北京：清华大学出版社，2015.